血液透析の
理論と実際

——— 編著 ———

富野康日己

医療法人社団松和会理事長
順天堂大学名誉教授

中外医学社

■執筆者（執筆順）

富野康日己	医療法人社団松和会理事長／順天堂大学名誉教授
秋澤忠男	昭和大学医学部内科学講座腎臓内科部門客員教授
横地章生	関東労災病院腎臓内科部長
濱田千江子	順天堂大学健康総合科学先端医療研究機構特任先任准教授
相川　厚	医療法人社団新友会常務理事／東邦大学名誉教授
花房規男	東京女子医科大学血液浄化療法科准教授
内田啓子	東京女子医科大学保健管理センター腎臓内科教授
清水芳男	順天堂大学医学部附属静岡病院腎臓内科先任准教授
金　学枠	聖路加国際病院臨床工学科マネジャー
井上芳博	聖路加国際病院臨床工学科アシスタントマネジャー
森谷しのぶ	聖路加国際病院臨床工学科
平山智之	聖路加国際病院臨床工学科
中山昌明	聖路加国際病院腎センター長／腎臓内科部長
種本史明	聖路加国際病院腎臓内科
中島大輔	聖路加国際病院腎臓内科
吉村和修	帝京大学ちば総合医療センター腎臓内科病院教授
寺脇博之	帝京大学ちば総合医療センター腎臓内科教授
菊地　勘	医療法人社団豊済会下落合クリニック理事長／院長
土谷　健	東京女子医科大学血液浄化療法科教授
深瀬　聡	池上総合病院臨床工学室室長
前田国見	医療法人社団前田記念会理事長／石神井公園じんクリニック院長
金井美香	医療法人社団松和会望星日無クリニック医療ソーシャルワーカー
中田純一郎	順天堂大学医学部附属順天堂医院准教授
大澤　勲	埼友草加病院院長
武田福治	医療法人社団松和会望星姉崎クリニック院長
西﨑祐史	順天堂大学医学部附属順天堂医院循環器内科准教授
本田大介	順天堂大学医学部附属浦安病院腎・高血圧内科助教
中塚真衣子	順天堂大学医学部附属順天堂医院薬剤部主任
内田広康	医療法人社団つばさ つばさクリニック透析室長
神田怜生	池上総合病院腎臓内科透析室室長
水野真理	池上総合病院腎臓内科
都川貴代	東海大学医学部付属八王子病院腎内分泌代謝内科助教
石田真理	東海大学医学部付属八王子病院腎内分泌代謝内科講師
角田隆俊	東海大学医学部付属八王子病院腎内分泌代謝内科教授
小俣百世	八王子東町クリニック院長
菅野靖司	北八王子クリニック院長
上月正博	東北大学大学院医学系研究科内部障害学分野教授
杉村紀子	医療法人社団松和会望星西新宿診療所
大山高史	医療法人社団つばさ つばさクリニック メディカルフィットネスティーズエナジートレーナー
渡邊有三	春日井市民病院統括顧問

はじめに

　私たち腎臓病の診療に携わっている医療スタッフは，患者さん・家族と連携して患者さんが末期腎不全透析療法に移行しないようにと努力しています．しかし，毎年約4万人が新規に透析導入され，現在わが国では33万人を超える方が透析療法を受けておられます．その大半の方は血液透析を導入されていますが，ほかは腹膜透析や腹膜透析と血液透析のハイブリッド透析療法がおこなわれています．わが国には現在4,000を超える透析施設があり，患者さんの住居や職場から比較的近い場所で透析療法を受けることができています．

　わが国の血液透析の予後・生存率は，ヨーロッパやアメリカのそれに比べ有意に良好であるとされています．その理由についてはよくわからないのですが，日本人の寿命の長さやきめ細かい透析医療，良好な栄養状態，薬剤や食事による貧血や高リン血症の改善，適切な運動指導，透析液の水質管理，適切な透析膜の使用などが関わっているといわれています．透析スタッフには，医師，看護師（透析ナース），臨床工学技士，管理栄養士，薬剤師，運動トレーナー，理学療法士，放射線技師，看護補助者，医療ソーシャルワーカー（MSW），医療事務員などが入り，一人一人の患者さんについて丁寧に透析医療を行っています．まさに，透析医療チームの真摯な取り組みにより国際的にみても有数の長寿透析国になっています．これは世界に誇るべき事実だと思います．しかし，透析にかかる医療費が高額になっていることも事実であり，透析スタッフは無駄を減らす努力を怠らず患者さん・家族のご理解とご協力を得ることが大切です．

　これまで，多くの先達が透析療法に関する教科書や解説書を上梓し私たち透析医療スタッフの学びの向上に貢献していただきました．そんななかで，今回「血液透析療法の理論と実際」をあえて刊行する意図は，〝患者さんが透析室に入室し透析を受け退室するまでの過程〟において大変素晴らしい進歩を遂げている透析設備・技術，水質管理，透析液成分，バスキュラー（シャント）の作成と管理，薬物療法，透析合併症の管理，栄養管理，運動指導，心のケアなどについてあらためて整理することにあります．まず「わが国の透析療法の現状」にふれ，「透析療法中止の最近の考え方・国際比較」を今後の課題として取り上げました．また，腎移植の最近のトピックスと透析療法における各職種の果たす役割をMEMOとして簡潔にまとめていただきました．どの項目にも最新の情報が網羅されていますので，読み進めていただき透析療法の新しい解説書として活用していただきたいと願っています．本書が，皆さまの日常診療のお役に立てれば望外の喜びです．

　お忙しいなか大変分かりやすくご執筆いただきました透析医療スタッフの皆さまに心からお礼申し上げます．しかし，なかには物足りない記載もあろうかと思いますので，読者の皆さんの忌憚のないご意見をお待ちしています．最後に本書の出版にご協力いただきました中外医学社の皆さまに厚くお礼申し上げます．

2019年　東京都庁を眺めつつ

富野康日己

目　次

第Ⅰ章　疾患概念・病態生理　　〈富野康日己〉　1

Ⅰ-1. 腎不全とは ……………………………………………………………… 1
Ⅰ-2. 急性腎障害（acute kidney injury：AKI）とは ……………………… 3
Ⅰ-3. 慢性腎臓病（chronic kidney disease：CKD）とは …………………… 13
Ⅰ-4. 末期腎不全 4 大原因疾患の病態生理：疾患の違い …………………… 17

第Ⅱ章　わが国の透析療法の現状　　〈秋澤忠男　横地章生〉　30

Ⅱ-1. わが国の透析患者の疫学 ………………………………………………… 30
Ⅱ-2. 世界からみた日本の透析患者 …………………………………………… 34

第Ⅲ章　腎代替療法　　〈濱田千江子〉　38

Ⅲ-1. 血液透析の原理・効果・限界 …………………………………………… 39
Ⅲ-2. 腹膜透析の原理・効果・限界 …………………………………………… 46
Ⅲ-3. ハイブリッド透析療法のメリット・デメリット …………………… 53
MEMO 1 腎移植：最近のトピックス，高齢ドナーの健康問題……〈相川　厚〉　56

第Ⅳ章　血液透析療法の理論と実際　　59

Ⅳ-A　血液透析療法ハード面の整備 ………………………………………… 59
Ⅳ-A-1. 透析設備 ………………………………〈花房規男　内田啓子〉　59
Ⅳ-A-2. 透析膜の種類と効果・限界 ……………………………〈清水芳男〉　66
Ⅳ-A-3. 透析液の特徴と使用上の注意
　　　　 …………〈金　学枠　井上芳博　森谷しのぶ　平山智之　中山昌明〉　77
Ⅳ-A-4. 透析様式による治療効果の違いと限界…………〈種本史明　中島大輔〉　91
Ⅳ-A-5. 透析時間による治療の効果の違いと限界………〈吉村和修　寺脇博之〉　103
Ⅳ-A-6. 感染症対策…………………………………………〈菊地　勘　土谷　健〉　114
MEMO 2 臨床工学技士による準備など……………………………〈深瀬　聡〉　126

IV-B　血液透析療法ソフト面の整備 ··· 128
　IV-B-1. 患者の心のケア ··〈前田国見〉 128
　MEMO 3　透析療法における医療ソーシャルワーカーの役割········〈金井美香〉 133
　IV-B-2. バスキュラーアクセス（シャント）の作製目的・種類と
　　　　　長期使用のための方策 ·······················〈中田純一郎〉 136
　IV-B-3. 穿刺技法（疼痛緩和など）··························〈大澤　勲〉 144
　IV-B-4. 透析中の問題と管理 ······························〈武田福治〉 152
　MEMO 4　透析療法患者にみられる心電図の見方・考え方··········〈西﨑祐史〉 159
　IV-B-5. 透析後の問題と管理（出血，感染，シャントの保護など）
　　　　　　　　　　　　　　　　　　　　　　　　　　〈本田大介〉 163
　MEMO 5　透析療法における薬剤師の役割（ポリファーマシー対策を中心に）
　　　　　　　　　　　　　　　　　　　　　·······〈中塚真衣子〉 176
　MEMO 6　透析療法における看護師の役割 ·················〈内田広康〉 178
　IV-B-6. シャント閉塞対策 ··················〈神田怜生　水野真理〉 180
　IV-B-7. 透析合併症とその管理 ··································· 191
　　A. 貧血 ·······························〈都川貴代　角田隆俊〉 191
　　B. CKD-MBD（chronic kidney disease and mineral bone disorder）
　　　　　　　　　　　　　　　　·············〈石田真理　角田隆俊〉 195
　　C. 心血管合併症 ································〈小俣百世〉 199
　　D. 末梢動脈疾患（PAD）・フットケア ·········〈菅野靖司　角田隆俊〉 203
　IV-B-8. 超高齢社会での血液透析療法 ·····················〈上月正博〉 208
　MEMO 7　透析療法における管理栄養士の役割 ·················〈杉村紀子〉 221
　MEMO 8　透析運動療法におけるトレーナーの役割 ···········〈大山高史〉 223

第V章　透析の中断を，どのように考えるのか 〈渡邊有三〉 226
（中止時期の最近の考え方・国際比較）

　V-1. 透析継続中止という議論はいつから始まったか ················ 226
　V-2. 透析非導入とした場合の治療選択ならびに用語の統一 ············ 227
　V-3. 透析治療を取り巻く環境変化と EOL/ACP キャンペーン ·········· 227
　V-4. 透析継続中止ということが意味するもの ··················· 227
　V-5. どのような状況で透析継続中止が行われるのか ··············· 229
　V-6. 世界の現状 ··· 229

索引 ··· 233

I

疾患概念・病態生理

I-1. 腎不全とは

　腎不全（renal failure）とは，腎機能の低下・不全の状態である．腎機能不全状態に多くの臓器病変によるさまざまな症状（中枢および末梢神経系，関節，胃腸，肺，心，皮膚，血液，骨，眼など）が加わったものを臨床的に尿毒症（uremia）といっている．症状としては，まさに頭のてっぺんから足の先まで，色々なものが認められる．尿毒症の原因物質（uremic toxin）として，グアニジン誘導体（メチルグアニジン，グアニジノコハク酸）（分子量 500D 程度の水溶性・蛋白結合性小分子物質）など多くのものが考えられている 表I-1．このメチルグアニジンの産生は尿毒症の発症に伴い亢進するが，その産生には活性酸素種（reactive oxygen species: ROS）が深く関与していると考えられている．また，わが国で盛んに研究がなされているインドキシル硫酸は，NADPH オキシダーゼや organic anion receptor（OAT），aryl hydrocarbon receptor（AHR）を介したフリーラジカル活性亢進により抗酸化（anti-oxidant）系を障害させ，腎（尿細管細胞，メサンギウム細胞）や心血管（血管平滑筋細胞，血管内皮細胞，心筋細胞），骨牙細胞などに障害を及ぼすとされている（J Ren. Nutri. 2010; 20: S2-S6）．その結果，慢性腎臓病（chronic kidney disease: CKD）や心血管イベント（cardiovascular disease: CVD），骨代謝異常をきたす．尿毒症における多臓器病変には，脳浮腫や線維素性心外膜炎，尿毒症性肺（uremic lung: 線維素の多い肺水腫）図I-1，胃腸炎，胃潰瘍，皮膚瘙痒症などがある．

　腎不全は発症の仕方により急性と慢性に分けられる．急性腎不全（acute renal failure: ARF）は，急激な腎虚血や腎毒性物資の影響，あるいは急性腎炎症候群（急性糸球体腎炎），急速進行性腎炎症候群（急速進行性糸球体腎炎）などによって起こる急激な障害であるが，一般に可逆性である．しかし，慢性化し維持透析療法が必要なこともある．現在，ARF は急性腎障害（acute kidney injury: AKI）という名称で呼ばれている．一方，慢性腎不全（chronic renal failure: CRF）は，慢性腎疾患，ことに糖尿病性腎症や慢性腎炎症候群（慢性糸球体腎炎），高血圧性腎硬化症，慢性の

表I-1　代表的尿毒症毒素（uremic toxin）

Ⅰ. 小分子（＜ 500D）：水溶性 　　メチルグアニジン，グアニジン，尿素，クレアチニンなど
Ⅱ. 中分子（500 〜 40,000D）：水溶性 　　アドレノメデュリン，β_2-ミクログロブリン，PTH（副甲状腺ホルモン）， 　　エンドセリン，ANP（心房性ナトリウム利尿ペプチド），サイトカイン（IL-6, TNF）など
Ⅲ. 小分子（＜500D）：蛋白結合性 　　p-クレゾール，インドキシル硫酸，ペントシジン，ホモシステインなど

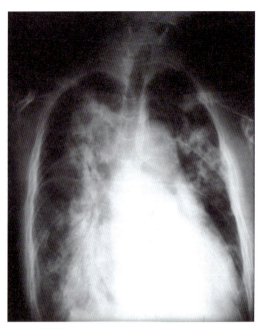

図 I-1 尿毒症性肺（胸部単純 X 線像）

表 I-2 慢性腎臓病（CKD）の定義

①尿異常，画像診断，血液，病理で腎障害の存在が明らか．特に，蛋白尿の存在が重要
②糸球体濾過量（glomerular filtration rate：GFR）60mL/分/1.73m² 未満
①，②のいずれか，または両方が 3 カ月以上持続する．

(日本腎臓学会，編．CKD 診療ガイド．東京：東京医学社；2012. p.1)

尿路通過障害などにより，腎の排泄機能や調節機能が低下した状態で，一般に不可逆性である．最近用いられている慢性腎臓病（chronic kidney disease：CKD）の診断は，原疾患（cause：C），糸球体濾過量（glomerular filtration rate：GFR：G），アルブミン尿・蛋白尿（albuminuria：A）から一定の基準を満たした場合になされる．つまり，CKD は 1 つの疾患名ではなく疾患概念であり，CGA 分類が用いられている 表 I-2 ，表 I-3 ．

表 I-3　新しい CKD ステージ（CGA）分類: K/DOQI-KDIGO　ガイドライン改訂

Albuminuria (A)

CKD の重症度分類

原疾患		蛋白尿区分		A1	A2	A3
原疾患の記載 Cause (C)	糖尿病	尿アルブミン定量 (mg/ 日) 尿アルブミン /Cr 比 (mg/gCr)		正常	微量アルブミン尿	顕性アルブミン尿
				30 未満	30 ～ 299	300 以上
	高血圧 腎炎 多発性嚢胞腎 移植腎 不明 その他	尿蛋白定量 (g/ 日) 尿蛋白 /Cr 比 (g/gCr)		正常	軽度蛋白尿	高度蛋白尿
				0.15 未満	0.15 ～ 0.49	0.50 以上
GFR (G)	GER 区分 (mL/ 分 / 1.73m^2)	G1	正常または高値	> 90			
		G2	正常または軽度低下	60～89			
		G3a	軽度～中等度低下	45～59			
		G3b	中等度～高度低下	30～44			
		G4	高度低下	15～29			
		G5	末期腎不全 (ESKD)	< 15			

重症度のステージは GFR 区分と蛋白尿区分を合わせて評価する.
重症度は原疾患・GFR 区分・蛋白尿区分を合わせたステージにより評価する. CKD の重症度は死亡, 末期腎不全, 心血管死亡発症のリスクを緑　■■　のステージを基準に, 黄　■■　, オレンジ　■■　, 赤　■■　の順にステージが上昇するほどリスクは上昇する.

(Levey AS, et al. Kidney Int. 2011;80:17-28), (KDIGO CKD guideline 2012 を日本人用に改変)

I-2. 急性腎障害（acute kidney injury：AKI）とは

A. 疾患概念

　　急性腎障害（acute kidney injury: AKI）は, 何らかの原因で腎機能が短期間で急速に低下した状態の総称である. ARF は, かつて「腎機能が急激に低下し不全状態となった結果, 体液の恒常性（ホメオスターシス）が維持できなくなった状態」を示していたのに対し, AKI はこれに「何らかの原因により急激に腎臓の細胞に障害が加わり, 機能不全に先行して比較的軽度な腎機能低下を確認できる状態」を包含した疾患概念である. 生命予後をはじめとする臨床の問題点を明確にするために, さらに多くの診療科（腎臓内科, 循環器内科, 心臓血管外科, ICU など）での AKI の早期診断と診断に基づく適切な治療介入のために, 統一した腎障害の基準が決められた. AKI は全入院患者の 1％, ICU 患者の 10 ～ 30％で発症するといわれている.

　　AKI の診断基準は,「早期発見」と「世界共通」をキーワードに設けられ, これまで RIFLE 分類,

表I-4　AKI の分類　RIFLE 分類

RIFLE 分類			RIFLE 分類 / AKIN 分類	AKIN 分類	AKIN 分類 / KDIGO 分類	KDIGO 分類	
Class	GFR 基準		尿量基準	血清 Cr 値基準	ステージ	血清 Cr 値基準	尿量基準
	血清 Cr 値の上昇	GFR の低下					
Risk	基礎値の≧ 1.5 倍	＞ 25%	＜0.5mL/kg/ 時（6 時間以上持続）	≧ 0.3mg/dL の増加または 1.5 〜 2 倍に増加	1	基準値の 1.5 〜 1.9 倍または ≧ 0.3mg/dL の増加	＜0.5mL/kg/時（6 〜 12 時間持続）
Injury	基礎値の≧ 2 倍	＞ 50%	＜0.5mL/kg/ 時（12 時間以上持続）	2 〜 3 倍に増加	2	基準値の 2.0 〜 2.9 倍	＜0.5mL/kg/時（12 時間以上持続）
Failure	基礎値の≧ 3 倍または基礎値の≧4.0mg/dL の増加で急激な Cr 0.5mg/dL の上昇を伴う	＞ 75%	＜0.3mL/kg/ 時（24 時間持続）または無尿（12 時間持続）	血清 Cr 値≧ 3 倍または ≧ 4.0mg/dL の増加で急激な Cr0.5mg/dL の上昇を伴う	3	基準値の 3 倍または≧4.0mg/dL の増加または腎代替療法の開始または 18 歳未満の患者では eGRF＜35mL/ 分/1.73m^2	＜0.3mL/kg/時（24 時間以上持続）または無尿（2 時間以上持続）
Loss	持続性の ARF：4 週間以上腎機能喪失（腎代替療法を要する）		AKIN 分類では 48 時間以内に AKI の判断を行う．ステージは 7 日以内に分類する．		AKI は，血清 Cr 値の 0.3mg/dL 以上の上昇は 48 時間以内に，基礎血清 Cr 値より 1.5 倍以上の増加は 7 日以内に判断する		
ESKD	末期腎臓病：3 カ月以上腎機能喪失（腎代替療法を要する）						
RIFLE 分類では 7 日以内に AKI の診断とステージ分類を行う							

(NEW エッセンシャル腎臓内科学. 第 2 版. p.75, 東京: 医歯薬出版; 2015)

AKIN 分類，KDIGO 分類の 3 種類が報告されている **表I-4**．

① RIFLE 分類（2004 年）

7 日以内の「糸球体濾過量（GFR）基準」と「尿量基準」からなり，どちらを満たしても AKI と診断される．さらに 5 段階の重症度分類からなっている．この分類は，AKI の重症度と死亡率増加との段階的な関係を示すよい指標であるとされている．

② AKIN 分類（2005 年）

AKI の早期診断のため RIFLE 分類とは異なり基準値からの変化ではなく，48 時間以内の血清クレアチニン（Cr）値の 0.3mg/dL 以上の増加という絶対的増加も診断に採用している．診断に用いる項目は，血清 Cr 値と尿量であるが，AKIN 分類では腎前性ならびに腎後性は除外となっている．AKI の重症度分類は RIFLE 分類同様 7 日以内の状態で評価し 1，2，3 に分けられるが **表I-4**，これは RIFLE 分類の Risk，Injury，Failure にそれぞれ相当する．AKIN 分類も，重症度の進行が独立した死亡リスクと関連することが確認されている．

表 I-5　KDIGO 診療ガイドラインによる AKI 診断基準と病期分類

定義	1.　ΔsCr ≧ 0.3mg/dL（48 時間以内） 2.　sCr の基礎値から 1.5 倍上昇（7 日以内） 3.　尿量 0.5mL/kg/ 時以下が 6 時間以上持続	
	sCr 基準	尿量基準
ステージ 1	ΔsCr > 0.3mg/dL or sCr 1.5 〜 1.9 倍上昇	0.5mL/kg/ 時未満 6 時間以上
ステージ 2	sCr 2.0 〜 2.9 倍上昇	0.5mL/kg/ 時未満 12 時間以上
ステージ 3	sCr 3.0 倍上昇 or sCr > 4.0mg/dL までの上昇 or 腎代替療法開始	0.3mL/kg/ 時未満 24 時間以上 or 12 時間以上の無尿

sCr：血清クレアチン
注）定義 1 〜 3 の一つを満たせば AKI と診断する．sCr と尿量による重症度分類では重症度の高いほう
　を採用する．

(AKI（急性腎障害）診療ガイドライン. 2016. p.3. 東京: 東京医学社; 2016)

③ KDIGO 分類（2010 年）

　日本腎臓学会においては，この分類を推奨している．これは，① 48 時間以内に血清 Cr 値が 0.3mg/dL 以上増加した場合，②血清 Cr 値がそれ以前 7 日以内にわかっていたか，予想される基礎値よりも 1.5 倍以上の増加があった場合，③尿量が 6 時間にわたって 0.5mL/kg 体重 / 時未満に減少した場合のいずれかを満たすと AKI と診断される．KDIGO 分類は，その他の分類よりも診断基準がより単純化されている 表I-5．

　AKI は急性心不全の予後規定因子であり，急性心不全における AKI の発症は RIFLE 基準にすると 70％以上である．

B. 分類

　AKI は，腎臓そのものの急性疾患によって発症する場合（一次性）と，多臓器不全（multiple organ failure：MOF）に伴い腎障害を呈する場合（二次性）がある．AKI の原因はさまざまであり，その病態も一様ではないが，腎臓の最小機能単位であるネフロンの視点から考えると，以下のような発症機序が考えられる．

❶糸球体血流の低下（low glomerular blood flow）

　レニン-アンジオテンシン（RA）系やプロスタグランジン（PG）系，エンドセリン（ET）による輸入細動脈への流入量の低下あるいは輸出細動脈の拡張

❷糸球体係蹄毛細血管壁の透過性低下（diminished glomerular permeability）

❸尿細管障害部位からの糸球体濾過液の漏出（back diffusion）

❹尿細管の閉塞

　尿細管障害によりできた壊死組織などによる尿細管の閉塞と内圧の上昇（obstruction of tubular lumen）

❺傍尿細管毛細血管の循環不全

　虚血や腎毒性物質により発生する活性酸素による腎臓の微小循環不全

　臨床では，原因・病態によって①腎前性（pre-renal），②腎性（renal），③腎後性（post-renal）に分類される 図I-2．

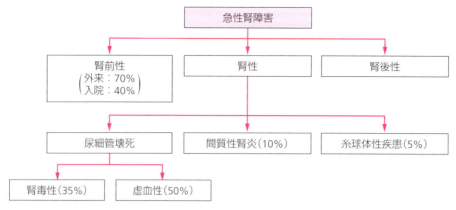

図 I-2　急性腎障害の原因と頻度
(Thadhani R, et al. N Engl J Med. 1996; 334: 1448-60)

①腎前性

　さまざまな原因により心拍出量が低下あるいは体液量が減少することで，腎動脈への血流量が減少し腎機能が低下した病態である．脱水や心不全が原因であることが多く，平均血圧〔拡張期血圧＋（収縮期血圧－拡張期血圧）÷3〕が 60mmHg 以下になると発症しやすい．このようなことをきたす病歴（既往歴，現病歴）の有無，体液量や循環動態の変化を示す身体所見異常の有無（血圧低下，起立性低血圧，頻脈，皮膚乾燥，体重減少など）が診断の参考となる．腎前性ならびに腎外性要因としては，低心拍出量の他に高度な貧血，低酸素血症，酸化ストレス，腎うっ血，腹圧上昇などがあげられている．平均血圧が 65mmHg までは，腎灌流が保たれるが，輸入細動脈の器質的変化（動脈硬化）・機能的狭窄（重症感染症）があり自動調節能（autoregulation）が破綻した患者では，非ステロイド性抗炎症薬（NSAIDs）や RA 系降圧薬の使用により正常血圧性虚血性 AKI（normotensive ischemic AKI: NT-AKI）をきたしやすい．

②腎性

　腎性では，障害部位によって糸球体障害型，腎内血管障害型，尿細管間質障害型の 3 つに分けられる．AKI の進展とともに複合的に障害が進行し，ネフロン全体の機能が低下する．また，レニン-アンジオテンシン-アルドステロン系（RAAS）の亢進やサイトカイン〔インターロイキン（IL）-6，腫瘍壊死因子α（TNF-α）など〕による血管障害や二次性の炎症を介して AKI を引き起こすと考えられている．

a. 糸球体障害型

　急性腎炎症候群（溶連菌感染後急性糸球体腎炎），急速進行性腎炎症候群〔ANCA（抗好中球細胞質抗体）関連腎炎による半月体形成性糸球体腎炎〕は，急速に腎機能障害を呈する．ときに，ネフローゼ症候群（低アルブミン血症）が血管内膠質浸透圧の低下により腎血流低下を招くことや，糸球体から漏出した大量のアルブミンやその他の蛋白成分が尿細管に負荷をかけることでAKI を発症する．ループス腎炎や IgA 血管炎（紫斑病性腎炎）などの糸球体腎炎でも AKI を発症することがある．

b. 腎内血管障害型

　腎内の血管障害によって生ずる AKI である．

❶動脈系障害

糸球体毛細血管や傍尿細管血管の内皮細胞障害や血栓形成により腎血流が途絶することによる．抗リン脂質抗体症候群，溶血性尿毒症症候群（HUS）や血栓性血小板減少性紫斑病（TTP），播種性血管内凝固症候群（DIC），多発性動脈炎，腎移植後の拒絶反応などが原因となる．

❷静脈系障害

両側性腎静脈血栓症や下大静脈閉塞などが原因となる．

c. 尿細管間質障害型

腎毒性物質（薬剤），炎症，腫瘍，結晶などによる尿細管あるいは間質の障害により AKI を発症する．尿細管障害性物質（腎毒性物質）による傷害あるいは，虚血・虚血後再灌流による傷害で発症する急性尿細管壊死（acute tubular necrosis：ATN）では，肉眼的に腎臓は腫大し重量が 20 ～ 35％増加する．割面は蒼白な皮質に対し髄質が血液の停滞のため暗赤色を呈するため皮髄境界部が際立ってみえる．病理学的には，いずれも尿細管上皮細胞の破壊や尿細管の高度傷害を特徴とするが，腎毒性と虚血性の主たる病因によって病理学的に違いがある．糸球体を含む腎血管系は，機能血管であるとともに尿細管への栄養血管でもあることから，糸球体病変が進行すると多かれ少なかれ糸球体を通過した血液が栄養を与える尿細管にも影響を与え，尿細管の萎縮・基底膜肥厚や間質の線維化を誘発する．

■ **特徴的所見**

❶薬剤性腎障害

抗菌薬や NSAIDs では，アレルギー機序で尿細管間質性腎炎を起こし AKI に至る．その他，造影剤や抗腫瘍薬，重金属，化学薬品なども原因となる．造影剤腎症（contract induced nephropathy：CIN）では，造影剤の投与 1 ～ 2 日後に血清 Cr 値の上昇を認めるが，非乏尿性であることが多い．ヨード造影剤投与後 27 時間以内に血清 Cr 値が前値より 0.5mg/dL 以上，または 25％以上増加した場合を CIN と定義する（日本腎臓学会・日本医学放射線学会・日本循環器学会　共同編集．腎障害患者におけるヨード造影剤使用に関するガイドライン．2012）．CKD を有する患者や糖尿病を合併する患者は AKI のハイリスク患者であり，造影剤の量を極力少量にとどめる必要がある．また，使用する造影剤は，等浸透圧性もしくは低浸透圧性ヨード造影剤とする．細胞外液量を増量するため等張性生理食塩水をあらかじめ投与するか，あるいは細胞外液補充液（等張液）を輸液することなどは有効である．造影剤の除去を目的に，血液透析あるいは血液濾過を行うことは望ましくない．重篤な腎障害のある患者へのガドリニウム造影剤の使用に関連して，腎性全身性線維症（nephrogenic systemic fibrosis：NSF）の発症が報告されている（日本医学放射線学会，日本腎臓学会．腎障害患者におけるガドリニウム造影剤ガイドライン．2009）．

❷膠原病（全身性エリテマトーデス SLE，シェーグレン症候群）に伴う尿細管間質性腎炎

SLE では，免疫複合体の沈着により間質の小動脈や細小動脈の壁は肥厚し間質の炎症も強い．シェーグレン症候群では間質性腎炎が特徴的で，単核球の浸潤と尿細管の萎縮が認められる．

❸その他

腎移植後の細胞性拒絶反応，急性腎盂腎炎，アデノウイルスやサイトメガロウイルスなどによる感染，白血病や悪性リンパ腫の腎間質への浸潤が AKI の原因となることもある．シュウ酸，尿酸，ミオグロビン，ヘモグロビン，カルシウム（Ca）が尿細管管腔や上皮細胞内に結晶をつくることで細胞毒性を示し，尿細管機能不全から AKI となる．溶血によるヘモグロビンや横紋筋

融解によるミオグロビンが尿細管上皮細胞を障害することで，尿細管機能の低下（色素性腎障害）を生ずる．横紋筋融解症の約半数で AKI に至るとされている．

③腎後性

両側の尿路を閉塞する先天性疾患あるいは，後天性疾患により発症する．また，脳血管疾患や神経疾患などによって排尿が適切に行われず比較的急速に神経因性膀胱が発症した場合にも，AKI に至ることがある．しかし，無症状のため偶然発見されることも少なくない．腎後性 AKI は，超音波検査によって診断することが可能である．

C. 症状

■臨床経過

AKI は，臨床経過により発症期，維持期，回復期の 3 つに分けられ，回復期はさらに多尿期と安定回復期に分けられる．

❶発症期

血清尿素窒素（SUN）や血清クレアチニン（Cr）値の上昇と腎血流量の低下に伴う尿量の減少を認めるが，発症がいつなのか不明なことも少なくない．

❷維持期

SUN の上昇が悪化・継続し，塩分・水分の負荷と酸塩基平衡の崩れが高カリウム（K）血症を伴い乏尿（oliguria：成人 400mL/ 日以下あるいは 20mL/ 時間以下，小児　0.8mL/Kg 体重 / 時未満）が持続する．

❸回復期

尿細管上皮障害の回復が遅れるため尿の濃縮や電解質補正が不十分で多尿期となるが，その後障害の回復とともに腎機能は回復する（安定回復期）．しかし，慢性化し透析療法を継続しなければならないこともある．多臓器不全を伴った AKI や合併症により障害の改善が得られず死に至ることもある．

①尿量減少あるいは無尿

腎前性では，早期から尿量が減少することが多く典型的には乏尿を呈する．腎性では病初期は 1 〜 2L/ 日の尿量を維持しているが，急性尿細管障害では尿量は 3 期に分けられる．

❶前駆期

通常尿量は正常で，その後乏尿期となり尿量は典型的には 50 〜 400mL/ 日となる．

❷乏尿期

平均 10 日から 14 日続くが 1 日から 8 週間までと期間には幅がみられる．しかし，薬物による腎不全では乏尿が認められないこともある．乏尿期がみられない患者では，死亡率や罹病率，透析の必要性は低くなる．無尿（anuria：50 〜 100mL/ 日以下），特に突発性の無尿は尿路閉塞を疑う所見であり，まれではあるが両側性腎動脈閉塞，両側腎皮質壊死または急速進行性糸球体腎炎において起こる．

❸乏尿後期

尿量は徐々に正常に戻るが血清 Cr および SUN の改善にはさらに数日が必要である.

❹回復期

大量（2〜4L/日）の尿と電解質が排泄される多尿期（polyuria：2,500mL/日以上）となる．しかし，尿細管機能不全は持続しナトリウム（Na）喪失やバソプレシン不応性多尿，あるいは高クロール（CL）性代謝性アシドーシスがしばらく持続する.

②呼吸器症状

水分貯留により肺水腫をきたし起坐呼吸（orthopnea）となることが多い．腎不全による肺水腫を尿毒症性肺（uremic lung）という 図I-1 .

③消化器症状

高窒素血症により食欲不振や悪心，嘔吐などが出現する．ストレスによる消化性潰瘍に出血傾向が加わり，重篤な消化管出血をきたすこともある.

④神経・筋症状

電解質異常による脳代謝異常として全身倦怠感や昏迷，痙攣などを起こすことがある.

⑤血液・凝固系症状

体液過剰による希釈性貧血や血液凝固系・血小板機能の低下により易出血性を示す軽度なものから脳出血や消化管出血までの高度な出血性病変を合併しやすい.

D. 臨床検査成績　表I-6

①尿検査

尿沈渣所見は，AKI の病因部位を推測するうえで有用である．腎前性高窒素血症や閉塞性尿路疾患では，顆粒状円柱が認められる．尿細管障害では，多数の尿細管細胞，尿細管細胞円柱および褐色に色素沈着した顆粒状円柱がみられる．アレルギー性尿細管間質性腎炎では，尿沈渣中に好酸球がみられ，糸球体腎炎または血管炎では赤血球円柱を示す.

腎前性では，循環血漿量の減少により尿の濃縮と尿中 Na 排泄が低下し，体液量を維持しようとするため尿浸透圧（Uosm）および，尿と血清の Cr 比や尿素窒素（UN）比は高値となる．一方，尿中 Na 濃度や Na 排泄率（fractional sodium excretion：FENa）は低値（1.0%未満）となる．急性尿細管壊死の場合には，尿凝縮や Na 再吸収が障害され Uosm 低値，尿中 Na 濃度高値（40mEq/L 以上）を示す 表I-6 .

②高窒素血症

血清 Cr 値や SUN の上昇は必発である.

表 I-6　AKI の鑑別

	腎前性	腎性			腎後性
		急性尿細管壊死 （ATN）	急性間質性腎炎 （AIN）	糸球体腎炎 （GN）	
尿沈渣	異常なし	幅広円柱 顆粒円柱 "muddy brown"	白血球 好酸球 細胞性円柱	糸球体性血尿 細胞性円柱	異常なし or 非糸球体性血尿
尿蛋白	（−）〜少量		少量 NSAIDs では多い	少量〜多量	（−）〜少量
FENa	＜0.1〜1%	＞1%	−	−	−
FEUN	＜35%	＞35%	−	−	−
尿 Na 濃度 （mEq/L）	＜20	＞40	−	−	−
腎超音波所見	皮質の浮腫（皮質エコー輝度の 低下・皮質厚の増大）		−	皮質エコーの輝度 の上昇	水腎症

$FENa = \{(UNa/PNa) / (Ucr/Pcr)\} \times 100$, $FEUN\ (\%) = \{(UUN/PUN) / (Ucr/Pcr)\} \times 100$

(NEW エッセンシャル腎臓内科学. 第 2 版. p.84. 東京: 医歯薬出版; 2015)

③電解質異常

　水の過剰により中等度（血清 Na 125 〜 135mEq/L，基準値: 135 〜 147mEq/L）の希釈性低 Na 血症となる．K 排泄障害に加え，アシドーシスや蛋白異化亢進などにより高 K 血症となる．血清 K 濃度は緩徐に上昇するが，異化が著明に加速する場合には 1 〜 2mEq/L/ 日まで上昇することがある．心電図では，テント状 T 波の出現や P 波の消失，QRS 幅の拡大から心室細動となり死に至ることもある．

④酸塩基平衡異常

　尿細管機能不全のためアニオンギャップ（anion gap）の増加を伴う代謝性アシドーシスをきたす．アシドーシスは通常は中等度で，血漿重炭酸イオン（HCO_3^-）濃度は 15 〜 20mmol/L 程度である（基準値: 22〜26mmol/L）．

⑤画像診断異常

　画像診断は AKI の原因診断に有用であり，超音波検査では腎後性腎不全の有無を診断できる．画像検査で腎の大きさが正常または腫大している場合には障害は回復しうるが，小さい場合には慢性の腎機能障害の潜在的存在が示唆され回復が遅れることがある．CT 検査は軟部組織の構造や Ca 含有結石の詳細な撮影能力に優れており，尿管閉塞を評価するには非造影 CT を実施する．水分貯留により肺水腫をきたすことが多く，胸部単純 X 線像では肺門を中心に蝶が羽を広げたような陰影を呈し，蝶型陰影（butterfly shadow）とよばれる腎不全による尿毒症性肺を認めることがある（前述 p.2）．

⑥新規 AKI バイオマーカー　表 I-7

　現在，AKI の診断に有用ないくつかの尿・血清バイオマーカーが提示されている 表 I-7．典型

表 I-7　新規 AKI バイオマーカーの特徴

バイオマーカー	検体	発現部位	バイオマーカーの特徴	機能	適応となる疾患・状態
NGAL	尿 / 血清	PT/DT 好中球 上皮細胞	PT の虚血障害で過剰発現	鉄の取り込み 成長 / 分化因子	CPB, ICU, ER, 造影剤腎症, 肝移植, HUS
KIM-1	尿	PT	腎障害により過剰発現 細胞外ドメイン shedding	I 型膜貫通蛋白 尿細管上皮細胞の貪食能に関与	ATN, CPB, 移植薬剤性腎障害, 造影剤腎症
IL-8	尿 / 血清	PT, macrophage, dendritic cell, fibroblast	腎虚血障害で過剰産生, 尿中へ分泌	炎症 免疫調節	ATN, CPB, ARDS, ICU, 薬剤性腎障害
L-FABP	尿	PT, 肝臓, 小腸	虚血障害により細胞質から尿細管腔へ	過酸化脂質のスカベンジャー：脂肪酸代謝	敗血症, CPB, 造影剤腎症
Cystatin C	尿 / 血清	有核細胞	血清：GFR 低下で蓄積 尿：PT の代謝障害	13-kDa の蛋白 Cysteine protease inhibitor	CPB, ICU, 造影剤, 薬剤性腎症

PT: 近位尿細管, DT: 遠位尿細管, CPB: 人工心肺 (cardiopulmonary bypass)
HUS: 溶血性尿毒症症候群 (hemolytic uremic syndrome), ATN: 急性尿細管壊死 (acute tubular necrosis)
ARDS: 急性呼吸窮迫症候群 (acute respiratory distress syndrome)

(臨床病理刊行会. 尿検査教本 From 2013. p.35, 2013)

的な AKI コホートにより AKI の発症や血液浄化療法開始の有無, 死亡率を含めた重症度, 生命予後に関する評価が行われている. 血清シスタチン C は, AKI の早期診断についての有用性が示されている. また, 尿中 NGAL・L-FABP も AKI の早期診断についての有用性が示唆され, 尿中 NGAL は腎前性 AKI で軽度に, 腎性 AKI では高度に上昇するため, 両者の鑑別に有用であるとされている.

E. 腎病理組織

①急性尿細管壊死 (acute tubular necrosis: ATN)

ATN の原因はさまざまであるが, 代謝が盛んな近位尿細管は酸素欠乏や中毒性物質に弱いため, これらによることがほとんどである.

a. 酸素欠乏性尿細管壊死 (hypoxic acute tubular necrosis: hypoxic nephrosis)

重篤な外傷や重症火傷, ショック, 手術後, DIC, 輸血事故, ミオグロビン血症 (myoglobinemia), 脱水, 出血, 血圧低下などが誘因・原因となる. 肉眼的に腎はやや腫大し水腫性で混濁を呈し, 割面では皮質は乏血性 (白色調) に, 髄質はうっ血性 (赤色調) になるものが多い. 組織学的には, 近位および遠位尿細管は拡張し上皮細胞は扁平となる. ことに皮髄境界の近傍では, 尿細管上皮細胞の変性・壊死が強く尿細管基底膜の破壊と尿細管の破綻 (tubulorrhexis) がみられる. 遠位尿細管や集合管には色素円柱や硝子円柱がしばしば認められ, その部の尿細管上皮の変性・脱落,

さらには再生・増殖がみられる．糸球体は乏血性であるが，一般に著変を示さない．間質は水腫性で尿細管破綻部では炎症性細胞浸潤がみられる．

b. 中毒性腎症 (toxic nephropathy)

中毒性腎症は，薬物や毒物による ATN であり toxic nephrosis とも呼ばれてきた．原因には，水銀，蒼鉛，四塩化炭素，グリコール誘導体，砒素，リン，サリチル酸剤，サルファ剤，ある種の抗生物質など多数のものがある．腎の変化は，いわゆる nephrotoxic lesion（毒物が直接尿細管上皮に作用するもので病変の主座は近位尿細管である）が主体で，これに tubulorrhexic lesion が加わる．

c. ヘモグロビン尿症およびミオグロビン尿症 (hemoglobinuria and myoglobinuria)

ヘモグロビン尿症は不適合輸血や発作性夜間血色素尿症で，またミオグロビン尿症は挫滅症候群（crush syndrome），発作型ミオグロブリン尿症（paroxysmal myoglobinuria）などで認められる．一般的な ATN と同様の組織像を示すが，多量のヘモグロビン円柱あるいはミオグロビン円柱が認められる．ただし，これら円柱が尿細管壊死にどの程度関与しているのかは明らかではない．

②透析療法の適応（透析導入時期）(renal replacement therapy: RRT)

a. RRT の開始基準 表I-8

開始にあたっては，臨床症状や RRT によって改善される病態，臨床検査値の変化を考慮して実施する．間欠的血液透析（hemodialysis: HD）と持続血液濾過透析（continuous hemodiatofiltration: CHDF）の有効性に差異があるかどうかは明らかではないが，血行動態が不安定な患者や急性脳損傷，脳圧亢進または広範な脳浮腫の患者では CHDF が望ましい．

b. 抗凝固薬

患者の状態に合わせて選択する．

c. 実施法

透析カテーテルを右内頸静脈→大腿静脈→左内頸静脈の順で選択して挿入する．透析膜は生体適合性の高い膜（ポリスルフォン膜，ポリメチルメタクリレート膜 hemofilter など）を使用し，透析液は重曹透析液が望ましい．透析効率は，症例により適宜評価すべきであるが，目標 Kt/V が 3.9/ 週を超えることが望ましい．CHDF では濾過液流量が 20 ～ 25mL/kg/ 時を達成するよう施行する．

表I-8　血液浄化療法の適応

急性腎不全単独の場合
　1. 脳症，出血傾向，肺水腫の出現
　2. 乏尿，無尿期間 3 日
　3. 1 日 2kg 以上の体重増加
　4. 血清 K 値 6mEq/L 以上
　5. HCO_3^- 15mEq/L 以下
　6. 血清クレアチニン値 7mg/dL 以上
　7. 尿素窒素 80mg/dL 以上

多臓器不全（MOF）における急性腎不全の場合
　十分な利尿が得られない場合

（NEW エッセンシャル腎臓内科学. 第 2 版. p.86, 東京: 医歯薬出版; 2015）

I-3. 慢性腎臓病（chronic kidney disease：CKD）とは

A. 疾患概念

　　慢性腎臓病（chronic kidney disease：CKD）は，下記に示す基準（定義）を満たした場合に診断される疾患概要であり，1つの腎疾患を示しているわけではない．

　　つまり，CKD は以下のように定義される **表I-2**．

　　①尿異常，画像診断，血液，病理で腎障害の存在が明らか．特に 0.15g/gCr（クレアチニン）以上の蛋白尿（30mg/gCr 以上のアルブミン尿）の存在が重要である．

　　②糸球体濾過量（glomerular filtration rate：GFR）60mL/分/1.73m^2 未満．

　　①，②のいずれか，または両方が 3 カ月以上持続する．

B. 分類

　　CKD の重症度は，原因（cause：C），腎機能（GFR：G），蛋白尿（アルブミン尿：A）による CGA 分類でなされる **表I-3**．たとえば，原疾患が腎炎で推算糸球体濾過量（estimated GFR：eGFR）50mL/分/1.73m^2，尿蛋白/Cr比 1.2 であれば，ステージ G3aA3 と診断される．透析患者（血液透析，腹膜透析）の場合には dialysis（透析）の頭文字 D を，移植患者の場合には transplantation（移植）の頭文字 T をつける．たとえば，CKD ステージ 5GD とか 3T と表現する．

　　CKD 分類のハイリスク群は，CKD の危険因子を有する状態（高齢者，家族歴有，尿所見・腎機能・腎形態異常の既往，脂質異常症，高尿酸血症，NSAIDs などの常用，AKI の既往，高血圧，耐糖能異常・糖尿病，メタボリックシンドロームなど）で，eGFR は正常または高値で 90mL/分/1.73m^2 以上とされている．CKD の原因疾患は多岐にわたるが，糖尿病，糸球体腎炎（わが国では，特に IgA 腎症），高血圧性腎硬化症，多発性嚢胞腎，移植腎などがある．糖尿病性腎症は臨床経過・症状で診断されることが多いが，組織学的には腎硬化を呈しやすく，腎生検なしで高血圧症腎硬化症と鑑別することが難しい場合も多い．糖尿病や高血圧による腎機能低下には，糖尿病合併 CKD，高血圧合併 CKD と記載してよい．また，原因疾患が不明の場合には不明と記載する．

C. 症状

　　CKD の初期ではほとんど無症状であるが，原因となる疾患によって出現する症状・症候は異なる．その主体は，血尿（顕微鏡的，肉眼的），蛋白（アルブミン）尿，糖尿，高血圧，浮腫であるが，CKD の進展（腎機能の低下）とともに腎性貧血や多尿，乏尿，代謝性アシドーシス，電解質異常（高リン・高カリウム・低カリウム血症），尿毒症（uremia）を呈する．Seldin 分類にあるように CKD のステージの進行とともにさまざまな症状が認められる **図I-3**．

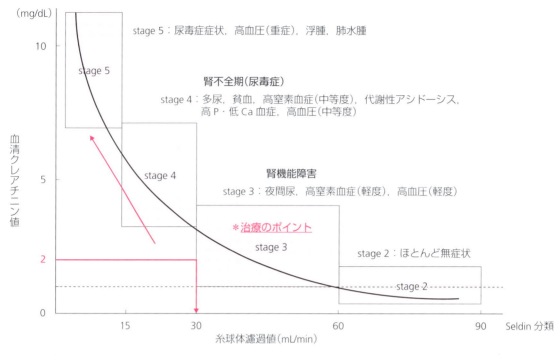

図 I-3 慢性腎臓病 (CKD) の経過と治療のポイント

D. 臨床検査成績

①尿所見

　0.15g/gCr 以上の蛋白尿（30mg/gCr 以上のアルブミン尿）の存在が重要である［微量アルブミン尿を含む蛋白尿の持続がみられる．糖尿病の場合には，保険上アルブミン尿を用いることができる］．また，尿沈渣中の変形赤血球や細胞性円柱（赤血球，白血球，顆粒）の存在は，高度な糸球体病変を示唆している 図I-4．

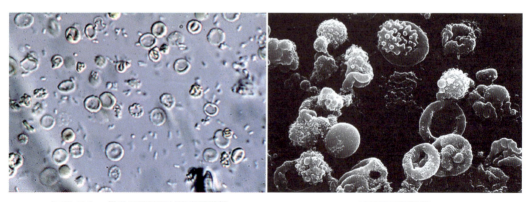

ノマルスキー 微分干渉装置付光学顕微鏡 　　　　　　走査電子顕微鏡

図 I-4　尿沈渣中変形赤血球

②画像診断

片腎や多発性嚢胞腎，腎結石などがみられる．

③腎機能検査

血清 Cr, SUN，血清シスタチン C の異常高値がみられる．GFR 60mL/ 分 /1.73m^2 未満で，最近は e-GFR 値が用いられている．

E. 腎病理組織

CKD は一つの腎疾患ではないので，糖尿病性腎症や糸球体腎炎，高血圧性腎硬化症，移植腎などを示す組織像がみられる．CKD の発症機序は疾患により異なるが，進展機序は共通経路（common pathway）であり，末期腎不全（end stage kidney disease：ESKD）に至る．また，透析療法を継続することにより透析腎（dialysis kidney）といわれる病変となる．

①糖尿病性腎症

糖代謝異常により発症するが，糖尿病性腎症の発症・進展には微小炎症（microinflammation）やサイトカイン活性も関与していると考えられている．

②糸球体腎炎

発症は，大きく免疫複合体型，抗糸球体基底膜抗体型，抗好中球細胞質抗体型ないし，それらのいずれでもない pauci-immune 型（免疫グロブリンや補体の沈着はみられない）に分けられる．病理組織学的には，糸球体への免疫複合体・抗糸球体基底膜抗体の沈着・炎症細胞浸潤，糸球体固有細胞の増殖，糸球体上皮細胞（ポドサイト）の喪失，細胞外基質の産生亢進・分解低下などが認められる．

③高血圧性腎硬化症

心拍出量増加（塩分過剰摂取）と RA 系活性亢進やインスリン抵抗性，脂質代謝異常（脂質異常症）などによって起こる末梢血管抵抗の上昇による動脈硬化性疾患である．

④多発性嚢胞腎

遺伝性（常染色体優性型・劣性型）疾患であり，多数の嚢胞ができ増大して腎実質を圧排する．

⑤痛風腎（高尿酸血症）

尿酸代謝異常により発症する．高尿酸血症は，血管内皮細胞の障害にも関与する．

⑥移植腎

移植された腎臓にみられる腎病変である．

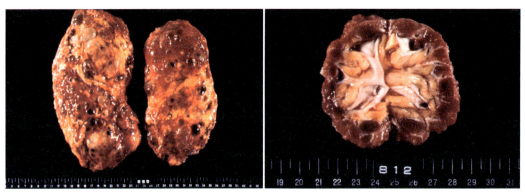

図 I-5 透析腎（dialysis kidney）の肉眼所見（右：割面）

⑦透析腎

　ESKD の治療として透析が行われているが，これにより既存の腎病変が修飾されるばかりでなく，長期透析症例における腎細胞癌（renal cell carcinoma）の好発（非透析例の約 20 倍）が知られている．透析腎は非透析腎と比べ著しく小さく，腎表面の顆粒状変化も少ない．糸球体は多くがびまん性 global に硝子化・硬化を示している．尿細管は著明な萎縮を示し長期透析症例（平均約 10 年）では，約半数に多数の大小の囊胞が形成され多囊胞化萎縮腎 acquired cystic disease of the kidney（ACDK）とよばれている．透析期間が長くなるに従って囊胞が大きくなる傾向にあり，腎容積は増大する 図 I-5．これらの囊胞上皮から腎細胞癌が好発する．また，β_2 ミクログロブリン由来のアミロイドーシスの併発が知られている．アミロイドーシスは腎に起こることもあるが，多くは関節（手根管）に発症する（手根管症候群 carpal tunnel syndrome）．

F. 透析療法の適応（透析導入時期）（renal replacement therapy：RRT）

　透析導入は臨床症状，腎機能評価，日常生活障害度をスコア化して用いる厚生省厚生科学研究班（1992 年）が作成した慢性腎不全透析導入基準に従って決定する 表 I-9．つまり，この基準は血清 Cr あるいはクレアチニンクリアランス（CCr）を用いて腎機能の指標とし，臨床症状，日常生活障害度なども評価し，これらを点数化し透析導入判定の一助とするものである．年少者（10 歳未満），高齢者（65 歳以上），全身性血管合併症のあるものに配慮した優れた基準であり，それらには 10 点加点する．しかし，1992 年からかなり年数が経過し，透析導入患者の平均年齢が 65 歳を超え，糖尿病性腎症や腎硬化症などの全身性血管合併症を有する患者が増えていることから，この透析導入基準については，見直す必要があるのではないかとの意見も多い．現在，日本透析医学会血液透析療法ガイドライン策定委員会において議論されている．

表 I-9　慢性腎不全透析導入基準

I. 臨床症状
　　1. 体液貯留（全身性浮腫，高度の低蛋白血症，肺水腫）
　　2. 体液異常（管理不能の電解質，酸・塩基平衡異常）
　　3. 消化器症状（悪心，嘔吐，食欲不振，下痢など）
　　4. 循環器症状（重篤な高血圧，心不全，心包炎）
　　5. 神経症状（中枢・末梢神経障害，精神障害）
　　6. 血液異常（高度の貧血症状，出血傾向）
　　7. 視力障害（尿毒症性網膜症，糖尿病性網膜症）
　　これら 1 〜 7 小項目のうち 3 個以上のものを高度（30 点），2 個を中等度（20 点），1 個を軽度（10 点）とする.

II. 腎機能
　　持続的に血清クレアチニン 8.0mg/dL 以上（あるいはクレアチニンクリアランス 10mL/ 分以下）の場合を 30 点，5 〜 8mg/dL 未満（または 10 〜 20mL/ 分未満）を 20 点，3 〜 5mg/dL（または 20 〜 30mL/ 分未満）を 10 点とする.

III. 日常生活障害度
　　尿毒症状のため起床できないものを高度（30 点），日常生活が著しく制限されるものを中等度（20 点），通勤，通学あるいは家庭内労働が困難となった場合を軽度（10 点）とする.

以上の I 〜 III 項目の合計点数が 60 点以上を透析導入とする.
ただし．年少者（10 歳未満），高齢者（65 歳以上），全身性血管合併症のあるものについては 10 点を加算する.
（川口良人. 慢性透析療法の透析導入ガイドラインの作成に関する研究. 平成 3 年度厚生科学研究「腎不全医療研究事業」報告書.
　1992. p.125-32）

I-4. 末期腎不全 4 大原因疾患の病態生理：疾患の違い

　　わが国の透析患者数は年々増加し続け，2017 年末の透析患者数は，334,505 人に達したと報告されている（透析会誌. 2018; 51: 699-766）. 平均年齢は 68.43 歳であり，高齢者での透析導入が増加している. 最も多い原疾患は，糖尿病性腎症（39.0%），次いで慢性糸球体腎炎（27.8%），第 3 位は腎硬化症（10.3%）であった. 経年的には，糖尿病性腎症と腎硬化症が増加し，慢性糸球体腎炎は減少している. 透析導入患者の高齢化は，保存期での治療が有効であったことを示しているとも考えられるが，糖尿病性腎症の増加をいかに阻止するかが医療経済の上でも大きな課題である. 以下に ESKD の 4 大原因疾患の病態と，類似した名称の疾患について概説する.

A. 糖尿病性腎症（DN）と糖尿病性腎障害（DKD）

①糖尿病性腎症（diabetic nephropathy: DN）

　　糖尿病性腎症は糖尿病腎症とも表現されるが，どちらを用いても良いということになっている. 糖尿病は，1 型（インスリン依存性）と 2 型（インスリン非依存性）に大別されるが，わが国では 2 型が圧倒的に多い. 高血糖によって引き起こされる細胞内代謝異常（ポリオール経路亢進，プロテインキナーゼ C 活性化，酸化ストレス亢進），RAS の関与を含む糸球体内血行動態の異常，終末糖化産物（advanced glycosylated end products: AGEs）の蓄積，TGFβ などによる線維化の調節障害，遺伝子異常などのほか，慢性微小炎症（chronic microinflammation）など多彩な因子が複雑に関与しながら発症すると考えられている. TNFα の関与も報告されている 図I-6 .

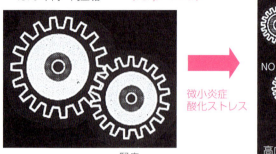
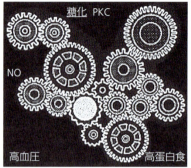

最近：多因子の複雑な関与 ⇒ 遺伝・代謝（糖，蛋白，脂質，尿酸）・血行動態・炎症・酸化ストレスなど

図 I-6 糖尿病性腎症の発症・進展機序

(Nephrol Dial Transplant. 1999; 14: 1-9. 一部改変)

糖尿病性腎症の症状は病期（糖尿病性腎症病期分類，**表 I-10**）によって異なる．

a. 第1期（腎症前期）

腎症のない状態であり，いわゆる糖尿病（diabetes mellitus）である．血糖コントロールが不良な場合には，体重増加ないし減少，全身倦怠感，口渇感，多飲，多尿などの症状が出現するが，これらの症状は差はあるものの全ての病期で出現する可能性がある．

b. 第2期（早期腎症期）

尿中に微量アルブミンが出現するものの腎症特有の症状は，特にみられない．微量アルブミン尿とは，微量のアルブミンが尿中に出現した状態（30mg/gCr から 299mg/gCr，または 30mg/日から 299mg/日）である．

c. 第3期（顕性腎症期）

蛋白尿が持続しネフローゼ症候群をきたしてくると浮腫（pitting edema）を示し，さらに高血圧などの症状（肩こり，頭重感，頭痛など）を呈する．

この病期まで，eGFR は 30mL/分/1.73m^2 以上である．

表 I-10 糖尿病性腎症病期分類（改訂）

病期	尿アルブミン値 (mg/gCr) あるいは 尿蛋白値 (g/gCr)	GFR (eGFR) (mL/分/1.73m^2)
第1期（腎症前期）	正常アルブミン尿（30 未満）	30 以上
第2期（早期腎症期）	微量アルブミン尿（30～299）	30 以上
第3期（顕性腎症期）	顕性アルブミン尿（300 以上） あるいは 持続性蛋白尿（0.5 以上）	30 以上
第4期（腎不全期）	問わない	30 未満
第5期（透析療法期）	透析療法中	

糖尿病性腎臓病（Diabetic Kidney Disease: DKD）

(糖尿病性腎症合同委員会，2013 年 12 月)

d. 第4期（腎不全期）

他の原疾患の場合と同様に脱力感，食欲不振，悪心（嘔気），嘔吐，貧血，溢水症状などの腎不全症状（尿毒症）を呈する．糖尿病性腎不全患者では，全身浮腫（anasarka）やうっ血性心不全を急速に併発しやすいため，十分な注意が必要である．

この病期以降，eGFR は 30mL/分/1.73m^2 未満である．

e. 第5期（透析療法期）

透析療法中の時期であり，糖尿病性網膜症による失明や虚血性心疾患（狭心症，心筋梗塞），感染症，四肢の壊疽などを合併するリスクが高くなる．

②病理組織所見

糖尿病で蛋白尿，浮腫，高血圧，腎不全の症候を示し，後述の結節性糖尿病性糸球体硬化症（nodular diabetic glomerulosclerosis）を示すものは Kimmelstiel-Wilson 症候群と呼ばれている．主要な腎病変は，糸球体硬化，腎盂腎炎，壊死性乳頭炎（necrotizing papillitis）あるいは乳頭壊死（papillary necrosis），動脈硬化などである．肉眼的に腎の大きさは不定であり病初期は腫大するが，萎縮した場合には表面が細顆粒状となる．糖尿病性糸球体硬化症では，糸球体外細動脈の内膜・中膜に硝子様物質の沈着がみられる．糸球体腎炎では輸入細動脈にこのような病変のみられることがあるが，糖尿病性糸球体硬化症では，輸入・輸出の両細動脈に病変がみられるという特徴がある．糸球体門部小血管増生もみられる．尿細管には基底膜の肥厚を伴った上皮細胞の変性・萎縮が高頻度にみられ，間質には線維化がみられる．また，まれではあるが近位尿細管直部や遠位尿細管の上皮細胞中にグリコーゲンを豊富に含む細胞（Armanni-Ebstein 細胞）がみられる．

糸球体病変は，大きく3つの型に分けることができる．

a. びまん性糖尿病性糸球体硬化症（diffuse diabetic glomerulosclerosis）

最も多い（65〜80％）病変である．病初期には，糸球体は大きくなりメサンギウム領域の肥厚・拡大と Bowman 嚢壁の肥厚がみられる．この変化は初期には軽く，高血圧性腎硬化症や老人性動脈硬化症腎の変化に似ている．病変は次第に進行し，びまん性のメサンギウム基質の増生・拡大を主病変とするびまん性糖尿病性腎硬化症となる．メサンギウム細胞の増殖は少ない 図 I-7．

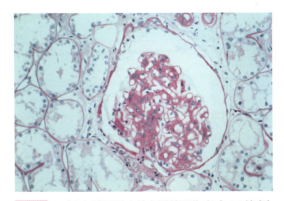

図 I-7　びまん性糖尿病性糸球体硬化症（PAS 染色）

b. 結節性糖尿病性糸球体硬化症（nodular diabetic glomerulosclerosis）

　15〜20％にみられる．メサンギウム領域の肥厚が著しくなり，糸球体の分葉が結節状になったものを結節性糖尿病性糸球体硬化症という．この型は糖尿病に比較的特異的である 図I-8．一見，分葉状糸球体腎炎（lobular glomerulonephritis）に似ているが，糖尿病性病変では結節が分葉の末梢側にできやすいことや，これが均一にできない点などで異なる．Bowman嚢壁の肥厚によって線維性半月体様構造がみられたり，細胞性半月体が形成されたりする．免疫組織学的に，IgGとアルブミンが糸球体毛細血管壁，ときに尿細管基底膜に沿って線状（linear），断裂線状（interrupted linear）に証明されることが多い．この病変は抗基底膜抗体の沈着ではなく，IgGやアルブミンの非特異的沈着（糖化：glycation）によると考えられている 図I-8．電顕では，メサンギウム基質の増生・拡大，糸球体基底膜の肥厚，糸球体毛細血管内腔の狭窄がみられる 図I-9．

c. 滲出性糖尿病性糸球体硬化（exudative diabetic glomerulosclerosis）

　10％程度を占める．滲出性糖尿病性糸球体硬化症では，大きな硝子様沈着物（hyaline deposits）が，肥厚したメサンギウム領域内や拡張した糸球体毛細血管内腔，あるいはBowman嚢に接して水滴状に認められる．糸球体毛細血管内腔にみられる硝子様沈着物は電顕的に内皮細胞下に存

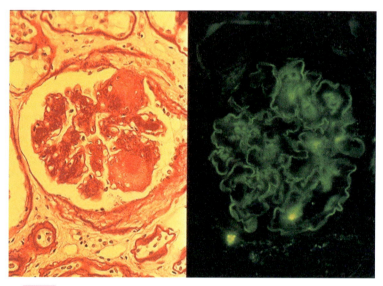

図I-8　結節性糖尿病性糸球体硬化症（左：PAS染色，右：IgG染色）

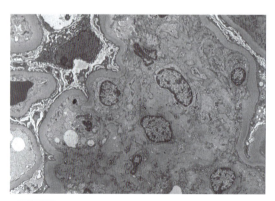

図I-9　結節性糖尿病性糸球体硬化症（電顕像）

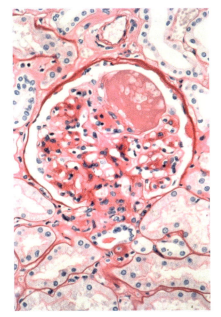
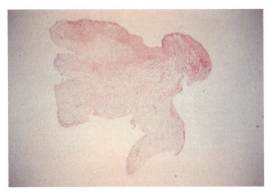

図 I-10　滲出性糖尿病性糸球体硬化（PAS 染色）　　図 I-11　糖尿病性腎症患者から排泄された腎乳頭壊死組織

在し，その形状から hyaline cap あるいは fibrin cap とよばれる．Bowman 嚢に接したものを capsular drop という 図 I-10．この硝子様物質は，種々の血清糖蛋白と脂肪からなり，トリクローム染色で赤色に染色される．結節性病変では膠原線維が多く，トリクローム染色で緑（青）色に染まるのとは対照的である．なお肥厚したメサンギウム領域は，PAS 染色で赤紫色に染まる．

d. その他

壊死性乳頭炎は，腎乳頭部の梗塞性壊死であり糖尿病に頻度が高いが，糖尿病に特異的な所見ではない 図 I-11．糖尿病性網膜症では，糸球体病変にみられるような毛細血管性動脈瘤（capillary aneurysm）がみられ，硝子様物質の沈着を伴う．

③糖尿病性腎臓病（diabetic kidney disease: DKD）

これまで糖尿病腎症の典型的な進展は，まず微量アルブミン尿が出現し，次いで顕性蛋白尿となり腎機能の急速な低下を経て ESKD に至ると考えられてきた 表 I-10．しかし，慢性腎臓病（CKD）の概念が普及し eGFR の計算式が用いられるようになると，アルブミン尿と GFR の程度は必ずしも一致して変動するわけではなく，顕性アルブミン尿（持続性蛋白尿）を呈することなく GFR が低下する一群が存在することが明らかになった．このため，米国腎臓財団の Kidney Disease Outcomes Quality Initiative（K/DOQI）は腎生検に基づく病理所見を診断の必要条件とはせず，糖尿病がその発症・進展に関与すると考えられる CKD を糖尿病性腎臓病（DKD）と命名し，糖尿病性腎症を包括する概念として捉えている．また，微量アルブミン尿の進展過程においては，これまでの臨床研究から顕性アルブミン尿に進展するよりも正常アルブミン尿への改善（寛解・退縮）が高いことが明らかにされている．この傾向は 1 型・2 型の両タイプの糖尿病でみられている．以前は微量アルブミン尿の出現は，その後の顕性アルブミン尿出現の予測因子であり，顕性アルブミン尿まで出現するようになると point of no return（復帰不能限界点）とよばれ，もはや

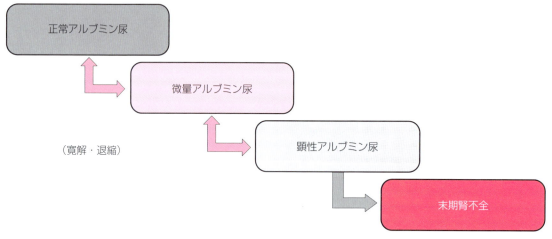

図 I-12　糖尿病性腎臓病（DKD）とアルブミン尿

腎症は寛解・退縮しないと考えられていたが，治療の進歩（RAS 阻害薬の効果的な投与や有効な経口血糖降下薬の開発など）により進展過程は様変わりしている 図 I-12．

DKD の腎病理組織所見には，特異的なものはなく併発する疾患により異なる．たとえば，IgA 腎症で長年加療中の患者が 2 型糖尿病を併発しネフローゼ症候群・腎不全を呈してきた DKD を経験しているが，再腎生検をしていないため，腎病理組織の変化については不明である．

B. IgA 腎症（IgA nephropathy）と IgA 血管炎（IgA vasculitis）

①共通点

IgA 腎症と IgA 血管炎（紫斑病性腎炎）は，「腎炎徴候を示唆する尿所見（糸球体性血尿，尿蛋白陽性）を呈し，免疫組織学的に糸球体メサンギウム領域を中心に，一部糸球体毛細血管壁に IgA（IgA1）の優位な沈着を伴う慢性メサンギウム増殖性糸球体腎炎（chronic mesangial proliferative glomerulonephritis）である」と定義される．また，血中・尿中には糖鎖異常 IgA1（galactose deficient IgA1：Gd-IgA1）が増加している．つまり，両者は IgA 型（糖鎖異常 IgA1 型）免疫複合体の糸球体への沈着とそれにより惹起される炎症性変化（糸球体外からの炎症細胞浸潤と糸球体固有細胞の増殖，細胞外基質成分の増生亢進・分解低下など）によると考えられる．全身性エリテマトーデス（SLE），肝疾患（慢性肝炎，肝硬変，肝癌など）でみられる続発性の IgA 沈着型糸球体病変とは区別される．

a. 免疫組織学的所見（蛍光抗体法・酵素抗体法）

IgA（多量体・糖鎖異常 IgA1）と補体 C3 の顆粒状沈着が糸球体メサンギウム領域を中心に認められる 図 I-13．IgG・IgM の沈着を伴うことがあるが，あくまでも IgA の沈着が優位である．IgA には IgA1 と IgA2 があるが，IgA1 の関与（沈着）が明らかにされている．IgA 沈着程度と糸球体腎炎の程度とは関連していないが，IgA，IgG，IgM，C1q，C3，C4，C5，C9（polyC9，MAC）の同時沈着がみられる症例では，組織障害は強い 図 I-14．

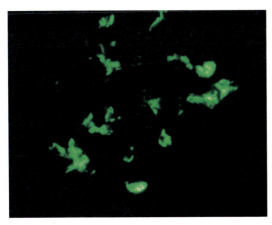
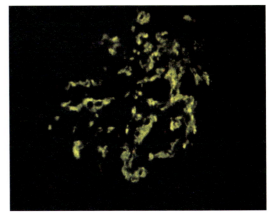

図I-13　IgA腎症の蛍光抗体法所見（IgA1染色）　　図I-14　IgA腎症の蛍光抗体法所見（補体C5染色）

b. 光学顕微鏡所見

　　糸球体メサンギウム細胞の増殖とメサンギウム基質の増生・拡大が観察される．また，糸球体内へのリンパ球や単球などの浸潤や尿細管・間質性病変も認められる．

c. 電子顕微鏡所見

　　IgA・C3の沈着部位に一致して高電子密度の沈着物（electron dense deposits：EDD）が糸球体メサンギウム領域を中心に，一部糸球体基底膜（glomerular basement membrane：GBM）側にも認められる．

② IgA腎症の特徴

　　IgA腎症は，紫斑病性腎炎（IgA血管炎）の腎限局型と考えられてきたが，実際は糸球体外の血管炎も存在しておりIgA血管炎とは極似している．つまり，紫斑などがみられない皮下や筋肉内の細小血管壁にIgA・C3の顆粒状沈着がみられ，血管炎の所見も認められる．臨床的には，年余にわたり緩徐に進行することが多い．IgA腎症と診断され経過観察中に紫斑や多発性の浅い十二指腸潰瘍が出現した症例を経験した．

③ IgA血管炎の特徴

　　ヘノッホ・シェーンライン紫斑病（Henoch-Schöenlein purpura：HSP）に伴う腎炎を紫斑病性腎炎（Henoch-Schöenlein purpura nephritis：HSPN）といわれてきたが，現在はIgA血管炎という名称に統一された．IgA血管炎は，全身の細動静脈から毛細血管を中心とした白血球破砕性血管炎（leukocytoclastic vasculitis）であり，炎症部位にはIgAを含む免疫複合体の沈着が認められる図I-15．IgA血管炎の発生頻度は，小児で15〜25％，成人では20〜90％であり，成人では重症例も多い．IgA腎症やIgA血管炎（紫斑病性腎炎）の家系内・家族内発症も存在する．腎生検で姉がIgA血管炎（紫斑病性腎炎），妹がIgA腎症と診断した症例を経験している．

　　IgA血管炎は，腎以外に皮膚症状（紫斑：左右対称性に四肢，主に伸側に認められ，圧迫により消失しない触知可能な紫斑・点状皮下出血．紫斑が上半身に及ぶほど重症で脳出血で死去された患者を経験している）図I-16，図I-17，関節痛（足・膝関節に多く，関節痛と腫脹を伴うが関節リウマチのように変形や骨融解に至ることはない），腹痛（浅い消化管潰瘍の多発：腹痛以外に

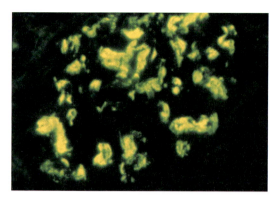

図 I-15　IgA血管炎の蛍光抗体法所見（IgA染色）

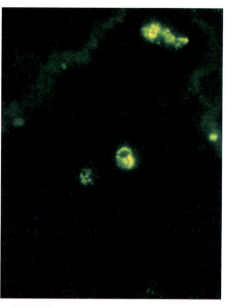

図 I-17　IgA血管炎の蛍光抗体法所見（紫斑部皮下組織小血管へのIgA沈着）

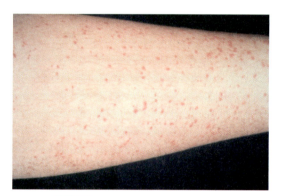

図 I-16　IgA血管炎の紫斑（下腿）

嘔吐・下血・血便など消化管出血の症状がみられ，内視鏡でも点状出血や潰瘍が確認されることがある）といった全身の血管炎症状が認められる．IgA血管炎では，血尿（顕微鏡的，ときに肉眼的）は全症例にみられ，重症度は無症候性血尿程度の軽度な慢性腎炎症候群から重篤な急速進行性腎炎症候群までさまざまである．これに蛋白尿（ネフローゼ症候群），浮腫，高血圧などが認められる．自然軽快する症例も多いが，一部に腎不全を引き起こし小児期腎不全の原因疾患として重要である．IgA血管炎は，ほとんどがHSPの発症から1カ月以内に出現するが，2〜3カ月から3年後に遅発する症例もあるため長期間経過観察する必要がある．また，一部の症例では再発を繰り返すため，定期的な尿検査が必要である．

　腎生検所見は，光顕・蛍光抗体法・電顕ともにIgA腎症と大差がなく共通の発症機序が考えられる．IgA血管炎もメサンギウム増殖性糸球体腎炎であり，メサンギウム細胞や内皮細胞の巣状・分節状増殖とメサンギウム基質の増生・拡大が認められる．病変が進行すると，びまん性の細胞増殖や半月体形成，糸球体硬化，壊死像が認められる．IgA血管炎の病理組織分類は，国際小児腎臓病研究班分類（ISKDC分類）に準じる 表I-11 ．糸球体病変はIgA腎症よりも高度な病変を示すこともある．特にISKDC分類のVに相当する例では，半数以上がESKDに移行するとされている．

　原因は解明されていないが，何らかのアレルギーの関与が考えられている．誘因としてβ溶連菌やウイルスなどによる上気道感染があげられる．冬を中心に秋・冬・春に発症し，夏は少ない点も特徴である．予後には腎病理所見（メサンギウム細胞の増殖・半月体形成の強いもの）と蛋

表 I-11　紫斑病性腎炎の ISKDC 組織分類

Grade	病理所見
I	微小変化
II	メサンギウム増殖のみ
III	巣状 (a) あるいはびまん性 (b) のメサンギウム増殖を認め，半月体形成あるいは分節性病変（血栓，壊死，硬化）が 50％以下の糸球体に存在
IV	IIIa，IIIb のメサンギウム増殖を認め，半月体形成あるいは分節性病変（血栓，壊死，硬化）が 50 ～ 75％の糸球体に存在
V	IIIa，IIIb のメサンギウム増殖を認め，半月体形成あるいは分節性病変（血栓，壊死，硬化）が 76％以上の糸球体に存在
VI	膜性増殖性糸球体腎炎様病変

(The Kidney, 7th ed. 2004 より改変)

白尿の程度（1g/ 日以上の持続）が重要で，高血圧や難治性ネフローゼ症候群を呈する症例も予後不良である．成人例は小児例よりも予後は不良であるとされている．

C. 良性腎硬化症（benign nephrosclerosis）と悪性腎硬化症（malignant nephrosclerosis）

　　腎臓と血圧は密接な関係があり，腎疾患は高血圧の原因としてきわめて重要である．腎血管性・腎実質性・尿路閉塞性・腎周囲性病変によって高血圧は起こる．一方，高血圧は既存の腎臓病を進行させる強力な進行因子であることは明らかである．両者の悪性サイクルを遮断・停止することが大変重要である．

　　昇圧の機序は以下のような状態によって異なる．
・腎からの昇圧物質（レニン）の分泌増加
・腎の抗昇圧物質（純粋な形で同定されたものは，髄質で産生されるプロスタグランジン：PG）の減少
・水・Na の貯留（hypervolemia）：Na の排泄障害．急性腎炎症候群では hypervolemia が主体で，慢性腎炎症候群では hypervolemia のほかに RAAS も関与すると考えられている．
・圧受容体の感受性低下や血管反応性の増加：血管性高血圧や悪性高血圧では RAAS が重要な役割を演ずる．

　　腎硬化症は，本態性高血圧症により腎血管系の障害による糸球体を含めた腎実質に出現する形態学的な診断名である．特徴的な血管病変は細動脈を中心に出現することから，細動脈硬化性腎硬化症とも呼ばれる．腎硬化症は，臨床像と対応させて良性腎硬化症と悪性腎硬化症に分けられる．

①良性腎硬化症 (benign nephrosclerosis)

　　主に 50 歳以上の本態性高血圧（essential hypertension）が持続する患者にみられ，臨床的には中等度の高血圧を示すことが多い．蛋白尿は 1g/ 日以下であり浮腫などを呈することは少ない．経過は緩慢で長期間にわたって腎不全を起こさない．死因は心不全または脳出血が多く，腎不全で死亡するものは 5％以内であるといわれる．

肉眼的に腎の変化は両側ほぼ平等である．腎重量は片側 110 ～ 130g 程度（基準値: 120 ～ 150g 程度）と減少するが，進行すれば高度に萎縮し末期には 60 ～ 70g になる．硬さは一般に増加し，表面は細顆粒状で末期には被膜の剥離が困難となる．しばしば嚢胞の形成をみる．割面では，腎皮質の萎縮を認める．血管病変で組織学的に重要なものは，細動脈ことに輸入細動脈壁への硝子様物質（基底膜物質あるいは血漿蛋白由来）沈着による硝子様硬化 hyaline sclerosis（arteriolosclerosis）と，小動脈ことに小葉間動脈における内弾性板の重層増殖（lamellar elastosis）である．血管内腔は狭窄し腎実質の乏血性変化がみられる．糸球体の乏血性変化の初期には毛細血管の拡張低下がみられ，進行すれば Bowman 嚢壁の線維性肥厚（pericapsular fibrosis）や，糸球体の global な硝子様変化（線維化）が広範にみられる．このような変化は腎表面の陥凹部で著明であり，尿細管の萎縮，線維化の進行，リンパ球の浸潤などもみられる．一方，肉眼的に突出した部分では，拡張した内腔を有する肥大した尿細管や代償性に肥大した糸球体もしばしば認められる．このように，良性腎硬化症では硬化に陥り機能が廃絶した糸球体と肥大し機能が亢進した糸球体が混在している．

②悪性腎硬化症（malignant nephrosclerosis）

悪性高血圧症（malignant hypertension）は本態性高血圧および二次性高血圧の悪性相（malignant phase）であり，悪性腎硬化症といわれる病変を誘発する．良性腎硬化症とは異なり，糸球体障害はびまん性に進行する．その結果，糸球体血流量は減少し傍糸球体装置でのレニン産生は増加する．また血圧の上昇が著しいため圧利尿が起こり，循環血漿量の減少を介してさらにレニン分泌が助長され，アンジオテンシン II が増加し血圧がさらに上昇するという悪循環をきたす．本症の成因については不明な点が多いが，持続性の著明な血圧上昇が重要な因子と考えられる．そのほか，RAAS などの体液性因子や血液凝固障害などの関与があげられている．高度の高血圧では，内皮細胞障害から血管内凝固が促進され，血栓性微小血管障害を生じ，溶血性尿毒症症候群（HUS）を呈する場合もある．

臨床的には，拡張期血圧の著明な上昇（130mmHg 以上）と腎不全，網膜炎，脳症などを主症状とし，高度の高血圧による症状と腎機能障害による症状（尿毒症）が特徴的である．急速に増悪し，その 70％は尿毒症か，あるいは尿毒症を伴った心不全で死亡する．眼底に乳頭浮腫がみられ視力障害から発見されることもある．RAAS は亢進し二次性高アルドステロン血症を呈し低 K 血症をきたす．単独に起こることもあるが，一般的には多少とも良性高血圧が先行すると考えられており，良性高血圧の 1 ～ 7％が悪性高血圧になるといわれる．

肉眼的には基礎疾患および経過の長さによって，腎の大きさはさまざまである．表面の性状も基礎的疾患に影響されるが，しばしば点状出血が多数みられ，いわゆる「ノミくい腎 flea-bitten kidney」の外観を呈する．血管病変の組織学的な特徴は，輸入細動脈のフィブリノイド壊死および細小動脈ことに小葉間動脈の増殖性内膜炎（細・小動脈の玉ネギ様肥厚）である 図I-18．

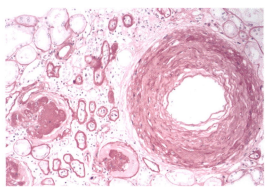

図 I-18 悪性腎硬化症の腎組織（PAS 染色）
高度な動脈硬化（玉ネギ様肥厚）と糸球体硬化・硝子化，
尿細管・間質病変がみられる

D. 多発性嚢胞腎（polycystic kidney disease）と単純性腎嚢胞（simple renal cyst）

多発性嚢胞腎は両側腎の皮質および髄質に多数の嚢胞を形成し腎実質の萎縮と線維化を伴う疾患である 図 I-19．常染色体優性遺伝多発性嚢胞腎と常染色体劣性遺伝多発性嚢胞腎 autosomal recessive polycystic kidney disease（ARPKD）に分類される 表 I-12，表 I-13．

①多発性嚢胞腎（polycystic kidney disease：PKD）

a. 常染色体優性多発性嚢胞腎（autosomal dominant polycystic kidney disease：ADPKD）

ADPKD の患者数は，本邦では約 31,000 人と推定され，日本の透析患者における導入原疾患別割合の約 3％を占めている．男性は女性よりも透析導入年齢が若い傾向にあるが（男性：52.3±11.7 歳，女性：54.5±10.7 歳），透析導入患者の男女比はほぼ 1：1 である．ADPKD 患者の 85％は第 16 染色体短腕 16p13.3 に位置する遺伝子 *PKD1* の異常により発症し，15％は第 4 染色体長腕 4q21-23 に位置する遺伝子 *PKD2* の異常による．*PKD1* 異常患者の平均透析導入年齢が 54.3 歳であるのに対して，*PKD2* 異常患者では 74.0 歳であり，*PKD2* 遺伝子異常の患者は *PKD1* 異常による患者よりも病勢が緩徐であると考えられる．PKD 遺伝子変異により両側の腎臓に多数の嚢胞が進行性に発生・増大し，腎臓以外の種々の臓器にも障害（肝嚢胞，高血圧，脳動脈瘤，心血管障害，

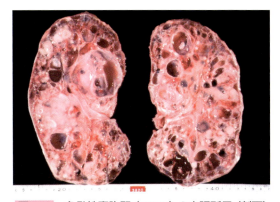

図 I-19 多発性嚢胞腎（PCKD）の肉眼所見（割面）

表 I-12　ADPKD 診断基準

1. 家族内発生が確認されている場合
　　1) 超音波断層像で両腎に各々 3 個以上確認されているもの
　　2) CT, MRI では両腎に嚢胞が各々 5 個以上確認されているもの
2. 家庭内発生が確認されていない場合
　　1) 15 歳以下では CT, MRI または超音波断層像で両腎に各々 3 個以上嚢胞が確認され，以下の疾患が
　　　除外される場合
　　2) 16 歳以上では CT, MRI または超音波断層像で両腎に各々 5 個以上嚢胞が確認され，以下の疾患が
　　　除外される場合

除外すべき疾患
　多発性単純性嚢胞 multiple simple renal cyst
　尿細管性アシドーシス renal tubular acidosis
　多嚢胞腎 multicystic kidney (多嚢胞性異形成腎 multicystic dysplastic kidney)
　多房性腎嚢胞 multilocular cysts of the kidney
　髄質嚢胞性疾患 medullary cystic disease of the kidney (若年性ネフロン癆 juvenile nephronophthisis)
　多嚢胞化萎縮腎 (後天性嚢胞性腎疾患) acquired cystic disease of the kidney
　常染色体劣性多発性嚢胞腎 autosomal recessive polycystic kidney disease

(厚生労働省進行性腎障害調査研究班. 常染色体優性多発性嚢胞腎診療ガイドライン (第 2 版))

表 I-13　ARPKD の診断基準

1 に加えて 2 の一項目以上を認める場合に ARPKD と診断する.
1. 皮髄境界が不明瞭で腫大し高輝度を示す典型的超音波画像所見
2. a) 両親に腎嚢胞を認めない，特に 30 歳以上の場合
　 b) 臨床所見，生化学検査，画像検査などにより確認される肝線維症
　 c) ductal plate の異常を示す肝臓病理所見
　 d) 病理学的に ARPKD と確認された同胞の存在
　 e) 両親の近親婚

(厚生労働省進行性腎障害調査研究班. 常染色体優性多発性嚢胞腎診療ガイドライン (第 2 版))

大腸憩室，尿路結石，嚢胞感染など)が生じる最も頻度の高い遺伝性腎疾患である (ADPKD: 1,500 ～ 2,000 人に 1 人発症する).

　腎嚢胞の多発と腎実質の萎縮，線維化により機能するネフロン数が減少し，60 歳代までに患者の半数は ESKD へと進行する. 嚢胞は，腎のネフロンの約 1 % で発生するに過ぎず，残りの尿細管の萎縮と線維化の程度が腎不全の進展を規定する. 嚢胞により腎が腫大していくスピードが速いと腎機能低下も著しい. 腎の構築は著しく破壊され，腎乳頭や錐体を認めることが困難である. 糸球体の硬化や尿細管の萎縮，間質の線維化を認め，また炎症細胞浸潤も認められる. 腎嚢胞を構成する嚢胞上皮細胞は増殖活性が亢進しており，細胞外基質の変化を伴う.

b. 常染色体劣性遺伝多発性嚢胞腎 autosomal recessive polycystic kidney disease (ARPKD)

　4 万人に 1 人に発生するまれな疾患で以前は「幼児型」と呼ばれていた. 重症例では，妊娠中に無尿になる羊水の減少がみられ，出生後も多くは 2 カ月で腎不全により死亡するといわれている. 学童・思春期に診断される症例では，腎機能障害とともに肝線維症による肝障害が認められる. 原因遺伝子は第 6 番染色体短腕に存在する. 腎病変は，集合管由来の小さな嚢胞と集合管の拡張であり，"蜂の巣状"となっている.

②単純性腎嚢胞 (simple renal cyst)

　片側あるいは両側の腎臓に 1 個から数個の嚢胞（嚢胞液という液体が詰まっている袋）ができる疾患である．健診や他の病気で医療機関を受診した時に，偶然発見されることが多い．原因としては，何らかの機序によるネフロンの閉塞，あるいは遠位尿細管や集合管の小憩室の成長が考えられる．小児ではまれであるが，単発あるいは多発性嚢胞が加齢とともに増加し，60 歳以上でしばしば認められる．孤立性の大きな嚢胞ができた場合は，ときに圧迫症状を呈することがある．腫大した腎盂の近傍にできたものでは，水腎症（hydronephrosis）を呈しやすい．水腎症を起こすと尿が停滞し，腎盂は腫大して嚢状となる．腫大した腎盂により腎実質が圧迫されると，次第に腎実質が薄くなり，高血圧や腎機能障害をきたす．腎癌が腎嚢胞に合併したり，腎癌が嚢胞化することがある．単純性腎嚢胞の診断と悪性腫瘍を鑑別するために超音波検査や CT 検査，MRI 検査，血管造影，尿細胞診，嚢胞穿刺による組織診断などを行う．良性の単純性腎嚢胞と診断され，無症状であれば経過を観察する．一般に治療対象になることは少ない．圧迫症状や高血圧，尿路の閉塞がある場合には，①外科的切除，②開窓術，③嚢胞液を穿刺吸引しアルコールなどで固定する．④腹腔鏡下嚢胞切除などが必要になる．

■参考文献

- AKI（急性腎障害）診療ガイドライン作成委員会, 編. AKI（急性腎障害）診療ガイドライン 2016. 東京: 東京医学社; 2016.
- 日本糖尿病学会, 編著. 2016-2017 糖尿病治療ガイド. 東京: 文光堂; 2016.
- 羽田勝計, 監修. 糖尿病性腎症エキスパートブック. 東京: 南江堂; 2016.
- 海津嘉蔵, 編. 糖尿病性腎症をどう治療する？ 東京: 日本医事新報社; 2016.
- 香川 征, 監修. 標準泌尿器科学. 第 8 版. 東京: 医学書院; 2010.
- 下条文武, 監修. 専門医のための腎臓病学. 第 2 版. 東京: 医学書院; 2009.
- 菊池浩吉, 吉木　敬, 編. 新病理学各論. 東京: 南山堂; 1996.
- 日本腎臓学会, 編. CKD 診療ガイド 2012. 東京: 東京医学社; 2012.
- 日本腎臓学会, 編. エビデンスに基づく CKD 診療ガイドライン. 東京: 東京医学社; 2013.
- 政金生人, 他. わが国の慢性透析療法の現況（2016 年 12 月 31 日現在）. 透析会誌. 2018; 51: 1-51.
- 富野康日己, 編. NEW エッセンシャル腎臓内科学. 第 2 版. 東京: 医歯薬出版; 2015.
- 富野康日己, 編著. 図解 腎臓内科学テキスト. 東京: 中外医学社; 2004.
- 富野康日己. メディカルスタッフのための腎臓病学. 改訂第 2 版. 東京: 中外医学社; 2017.
- 日本腎臓学会, 腎病理診断標準化委員会, 日本病理協会, 編. 腎生検病理アトラス. 東京: 東京医学社; 2012. 2013.
- 日本高血圧学会高血圧治療ガイドライン作成委員会, 編. 高血圧治療ガイドライン 2019. 東京: ライフサイエンス出版; 2019.
- 松尾清一, 監修, 堀江重郎, 編. 多発性嚢胞腎診療ガイド Q＆A. 東京: 診断と治療社; 2011.
- 和田隆志, 湯澤由紀夫, 監修. 糖尿病性腎症と高血圧性腎硬化症の病理診断への手引き. 東京: 東京医学社; 2014.
- 和田隆志, 湯澤由紀夫, 乳原善文, 他, 編. 糖尿病性腎症病期分類に基づいた腎病理診断の手引き. 東京: 東京医学社; 2017.

〈富野康日己〉

II

わが国の透析療法の現状

はじめに

　世界の透析患者数は増加を続け，その総数は300万人を超えたと推計される．増加の主体は発展を遂げた国々から発展途上国に移りつつあるが，今なお透析を要する末期腎不全患者（end-stage kidney disease：ESKD）に十分な透析を提供できる国は限られている．

　本稿ではわが国の透析療法の現状を世界の視点から紹介するとともに，その課題と問題点を概説する．

II-1. わが国の透析患者の疫学

A. 透析患者数

　日本透析医学会が集計した2017年末の統計調査報告[1]によると，透析患者数は33万4,405人と前年に比べ4,896人増加し，患者は全国4,413の透析施設で治療を受けている．これは人口百万人当たり（per million population：PMP）2,640人該当し，人口379人に1人が透析患者となる．患者数は毎年増加しているものの，その増加速度は減少している 図II-1．透析導入患者数は40,959人と1,615名増加し，初めて4万人を突破した．透析導入患者数は2009年以降一時減少し，その後もわずかな伸びにととどまっていたが，2017年は突出した増加となった 図II-2．死亡患者数は742人増加し，32,532人と，これも最高を記録した．

B. 透析患者の背景

　患者の高齢化は持続し，年末患者，導入患者の平均年齢はおのおの0.2歳，0.3歳増加し，68.4歳，69.7歳に達したが，高齢化のスピードは，導入患者を例にとると，ここ10年で2.9歳と，その前10年間の4.6歳，その前10年間の6.3歳に比し大きく減速している．年末患者全体の年齢構成では，非高齢者が32.9％，前期高齢者，後期高齢者がおのおの32.9％，34.2％を占め，非高齢者の割合は2009年をピークに減少傾向を示している．患者の原疾患は年末患者，導入患者とも糖尿病性腎臓病が最多を占めるが，その割合は漸減し，高齢化に伴い腎硬化症が増加し，とくに導入患者では2位の慢性糸球体腎炎の地位を脅かす状況に至っている 図II-3，図II-4．

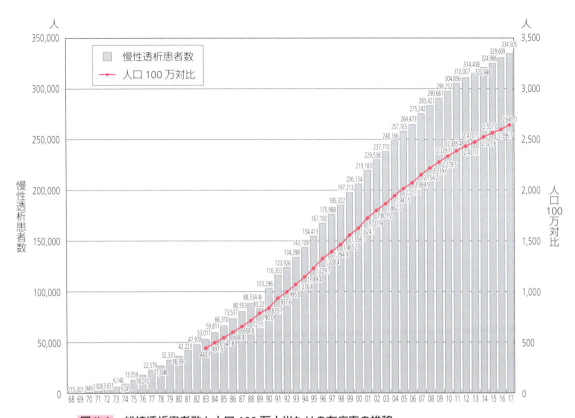

図 II-1 維持透析患者数と人口 100 万人当たりの有病率の推移

(新田孝作, 他. 透析会誌. 2018; 51: 699-766[1] より引用)

C. 透析治療形態

　透析患者のうち 228,089 名（68.2％）が血液透析治療を，次いで 95,140 名（28.4％）が血液濾過透析（HDF）治療を受け，HDF では 2012 年に on-line HDF が認可を受けて以来急速に患者数が増加し，on-line HDF は HDF 全体の 76.8％を占めている．一方，腹膜透析患者は 9,090 名（2.7％）を占めるが，腹膜透析のみで治療を受ける患者は 7,325 例（2.2％）にとどまり，他は血液透析との併用療法を実施している．

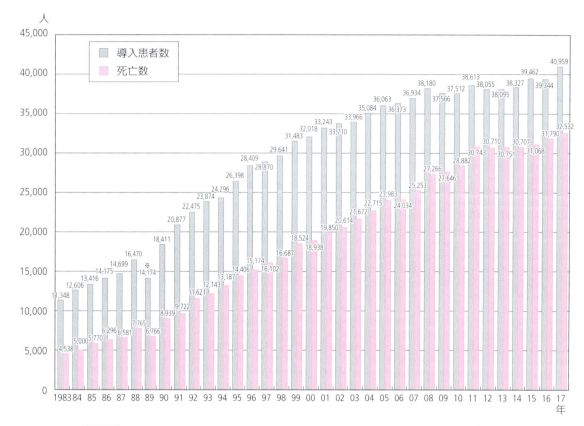

図 II-2 透析導入患者数と死亡患者数の年次推移

(新田新作, 他. 透析会誌. 2018; 51: 699-766[1] より引用)

D. 患者予後

　粗死亡率は9.8％と2013年以降著変はなく9％台を維持している．年末患者の死亡原因は順に心不全，感染症，悪性腫瘍，脳血管障害，心筋梗塞と5大死因は不変で，順位も2007年以降同様である．導入患者の死因は感染症，心不全，悪性腫瘍，脳血管障害，心筋梗塞の順で，2012年以降不変である．優れた生命予後を反映して透析歴は増加し，平均透析歴は全体では7.34年に達し，層別すると5年未満が47.4％であったのに対し，10年以上27.8％，20年以上8.3％，30年以上2.2％，40年以上0.3％と分布し，最長は49年4カ月となった．

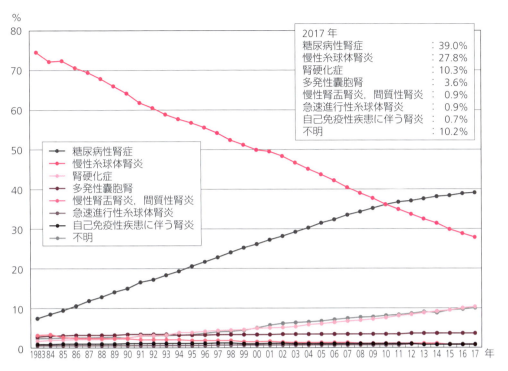

図II-3 維持血液透析患者（年末患者）原疾患の年次推移

(新田新作, 他. 透析会誌. 2018; 51: 699-766[1])より引用)

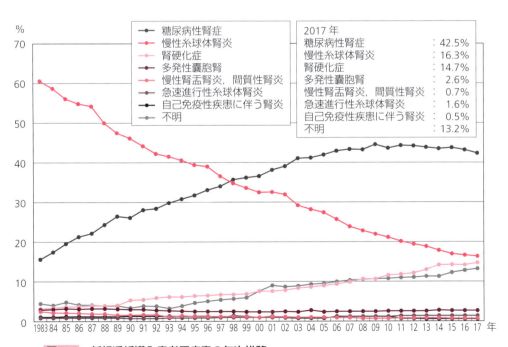

図II-4 新規透析導入患者原疾患の年次推移

(新田新作, 他. 透析会誌. 2018; 51: 699-766[1])より引用)

II-2. 世界からみた日本の透析患者

A. 透析患者数

　世界の透析患者数は飛躍的に増加しているが，統計調査資料が整備されていない国も多い．中国の透析患者数は日本を大きく上回っているが，その正確な実態は明らかではない．

　US Renal Data System（USRDS）が2018年に報告した，中国などを除くデータ収集が可能な国々の2016年現在のESKDに対する腎代替療法（腎移植を含む）に関する報告では，腎代替療法を開始した患者数をPMPで国別にみると，最多は台湾（493），ついでUSA（378），タイ（346），シンガポール（333），韓国（311）と続き，日本は第6位（296）で，マレーシアが第7位を占める．2003年から16年までの13年間の平均年間患者増加率を比較すると，最多はタイの19.4％で，マレーシア，韓国，シンガポール，フィリピン，台湾，バングラデシュとアジアの国々が続き，日本は2％で第15位に位置する．一方，一部の欧州の国々などでは開始した患者数は減少に転じている．これら腎代替療法開始患者の原疾患をみると糖尿病が圧倒的に多く，糖尿病の全体に占める割合はマレーシア，シンガポールで60％台，韓国，イスラエルで50％，香港，ニュージーランド，チリ，インドネシアで48〜49％，米国47％，台湾46％で，日本は42％と分布する．糖尿病ESKD患者の年間増加率を先の16年間で比較すると，マレーシア（9.5％）をトップに，シンガポール，韓国，台湾，フィリピンが4.5％を超える高い増加率を示し，日本，米国は1.5％前後にとどまっている．腎代替療法開始患者全体と糖尿病による開始患者の増加率はとくにアジアでは明確な相関を示し，腎代替療法開始患者の増加は主として糖尿病の増加が原因となっていることが理解される．患者数（PMP）を年齢層で見ると，発展途上国で若年患者の割合が高くなっている一方，日本，台湾などでは高齢者，とくに75歳を超える患者層の割合が他国と比較して高い．

　透析治療を受けている患者の総数（PMP）を国別に比較すると，台湾（3,251），日本（2,532），シンガポール（1,695），米国（1,582），韓国（1,464），タイ（1,392），マレーシア（1,295）の順で，アジア諸国が上位の大半を占める 図II-5．腎代替療法を開始した患者数の順位と比べると，日本は6位から2位となり，腎移植患者数が少なく，透析患者の予後が良好なことが，こうした相違の原因と考えられる．先の13年間で年間透析患者数の増加率が最も多かったのは台湾で，次いでタイ，マレーシア，韓国，日本，シンガポールと続き，米国は第8位である．透析方法を血液透析，腹膜透析に分けると，イラク，インドネシア，日本などで血液透析が圧倒的に多いのに対し，香港，ニュージーランドなどでは腹膜透析が過半を占める．

B. 透析患者予後

　透析患者生命予後の国際比較はDialysis Outcomes and Practice Patterns Study（DOPPS）の結果がよく知られている．同一時期に同一プロトコールで各国を代表する血液透析患者を対象に患者の予後を最良に保つ治療方法を検討した本研究では，北米，西欧・オセアニアの患者の死亡リスクを日本と比較すると，北米（カナダ，アメリカ）は3.5倍，西欧・オセアニアは2.6倍であり，世

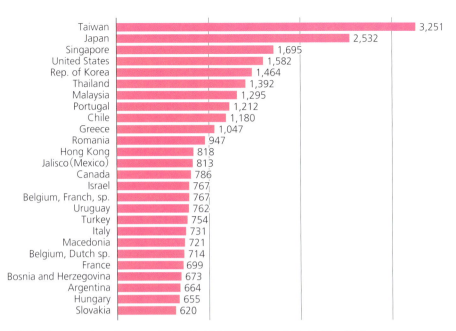

図 II-5　2016年の人口100万人当たりの透析患者数上位26国，地域

(USRDS 2018年調査報告より)

界の先進諸国中日本の患者の生命予後が最良であることが示された．

　日本の患者の生命予後が良好に保たれる原因も種々検討されている．その中で日本の透析患者ではバスキュラーアクセス（VA）に自己血管内シャント（AVF）を用いる患者の比率が圧倒的に高く，AVFは開存期間が長いだけでなく，感染や閉塞のリスクが低いことから，良好な予後の原因の1つとしてAVFが透析導入前から造設され，維持透析に広く使用されていることがあげられている．米国ではAVFの頻度が低く，日本を参考にVAにAVFが推奨された結果，米国患者の生命予後にも改善傾向が認められているという．その他に血液流量を低く抑えた緩徐な透析を比較的長時間行う，透析液水質清浄化管理を徹底するなどの透析診療実態も予後の向上に寄与していると考えられる[2]．

　こうした透析診療パターンとは別に，日本の腎移植の停滞が透析患者予後の向上に寄与しているのではないか，との疑問も長く指摘されてきた．日本の腎移植数は2017年に前年に比し約100例増加して年間1,742例となったものの[3]，人口100万人当たりでは米国の約1/5と圧倒的に少なく，米国では予後良好な患者には腎移植が行われ，予後の悪い背景を持つ患者に透析が継続されるのに対し，日本では腎移植の選択肢が狭いことから予後良好な患者でも透析が続けられ，これが透析患者の生命予後の差に関与しているのではないか，との疑問である．しかし多くの報告がこうした指摘の妥当性を否定しており[2]，また最近の日本の腎移植では主体の生体腎移植の4割近くで透析を行わない先行的腎移植が行われているにもかかわらず，新規透析導入患者の死亡率に悪化のみられないことから，腎移植の多寡が透析患者生命予後の相違を説明する主たる要因とは考えにくい．

C. 透析患者の今後の動向

　日本の透析患者数はなお増加を続けているものの増加速度は減速しており，日本透析医学会統計調査委員会の 2010 年までの統計調査資料を用いた将来推計[4]では，2021 年の約 34 万 8,873 人をピークにその後減少すると予想している．その中で，慢性糸球体腎炎由来の透析患者数は 2005 年の 113,550 人をピークに減少しており，糖尿病性腎臓病由来患者は 2020 年の 136,081 人をピークに減少するのに対し，腎硬化症由来患者は 2025 年には 58,837 人に達し，なお増加を続け，75 歳以上の高齢患者は 2021 年の 122,731 人がピークになると予測している．一方，2015 年までのデータを使用した堀尾らの推計[5]では，維持透析患者総数に今後ほとんど増加はなく減少に転じるが，糖尿病性腎臓病由来患者は 2027 年まで増加後に減少し，腎硬化症由来患者は 2034 年まで増加した後に減少，75 歳以上の患者は 2027 年の 123,570 人がピークになるという．これら減少の予測が正確であるかは今後の検証が待たれるが，腎移植の急速な普及がない限り透析患者数は導入患者と死亡患者のバランスにより規定される．透析導入率を年代別に検討した若杉らの報告[6]では，とくに女性患者で 2008 年以降導入率は低下しているものの，高齢化を背景に 2025 年までの期間ではなお導入患者数の増加を予測している．

　一方，日本の透析患者数減少の予測に対し，米国では 2030 年まで ESKD 患者の増加が予想されている[7]．この報告によると高齢化，CKD リスクの高い人種の増加，糖尿病や肥満の増加などから 2015 年から 30 年の間に ESKD となる患者は 11〜18％上昇し，さらに透析，あるいは移植治療下の生存率の向上も併せ，実際の患者数は 29〜68％増加し，971,000 人から 1,259,000 人の間に達するという．

おわりに

　世界の透析患者数は発展途上国を中心に今後も飛躍的な増加が予想され，米国でもなお上昇が予測されている．一方，西欧を中心に導入患者数は減少に転じている国もあり，わが国を含め，透析患者数の減少が見込まれる国も多い．透析患者減少のキーポイントは導入患者の削減にあり，これには CKD の早期発見と介入，保存期管理の向上が大きく寄与する．一方，透析導入された患者に対しては予後を向上させるさまざまな対策が必要で，そうした施策により日本は先進諸国中最良の予後を達成してきた．こうした透析患者に対する最良の診療手法を多くの国々に提供し，世界の透析患者予後向上に資するのが，透析先進国日本に課せられた役割であろう．

■参考文献

1) 新田孝作, 政金生人, 花房規男, 他. わが国の慢性透析療法の現況（2017年12月31日現在）. 透析会誌. 2018; 51: 699-766.
2) Robinson BM, Akizawa T, Jager KJ, et al. Factors affecting outcomes in patients reaching end-stage kidney disease worldwide: differences in access to renal replacement therapy, modality use, and haemodialysis practices. Lancet. 2016; 388: 294-306.
3) 日本臨床腎移植学会・日本移植学会. 腎移植臨床登録集計（2018）. 移植. 2018; 53: 89-108.
4) 中井 滋, 若井建志, 山縣 邦, 他. わが国の慢性維持透析人口将来推計の試み. 透析会誌. 2012; 45: 599-613.
5) 堀尾 勝. 慢性糸球体腎炎, 糖尿病性腎症, 腎硬化症による透析患者数の将来予測. 透析会誌. 2018; 51: 321-9.
6) Wakasugi M, Kazama JJ, Narita I. Anticipated Increase in the Number of Patients Who Require Dialysis Treatment Among the Aging Population of Japan. Ther Apher Dial. 2015; 19: 201-6.
7) McCullough KP, Morgenstern H, Saran R, et al. Projecting ESRD Incidence and Prevalence in the United States through 2030. J Am Soc Nephrol. 2019; 30: 127-35.

〈秋澤忠男　横地章生〉

III
腎代替療法

はじめに

腎代替療法には，血液透析，腹膜透析，腎移植の3つがあり，本邦では97.8％が血液透析療法を行っている[1]．血液浄化療法である血液透析ならびに腹膜透析の原理は3つの要素，半透膜，拡散，限外濾過からなる 図III-1．

❶半透膜

2つの異なる溶質を含むコンパートメントを区切る細孔を有する膜で，溶媒（水）や特定の溶質は通過できる．腹膜などの生体膜は，半透膜に似た性質を有する．

❷拡散

半透膜を介して濃度の異なる2つの溶液が接した場合濃度の高い方から低い方へ溶質の濃度が平衡に達するまで移動が生じる．拡散により移動ができる溶質は，半透膜の細孔のサイズによって"ふるい"がかけられ，また溶質のチャージも拡散効果に影響する．

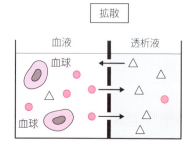
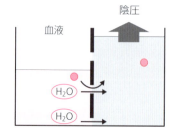
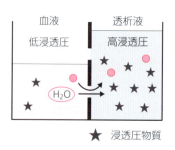

図III-1　透析の原理

❸限外濾過

　限外濾過には，①コンパートメントに機械的圧の調整を加えることで２つのコンパートメント間に圧格差を生じさせることで，半透膜の細孔から水とともに通過する溶質を除去する方法（血液透析での限外濾過）と，②透析液に浸透圧を高める溶質を添加（ブドウ糖，アミノ酸，多糖体物質）し，血液との間に浸透圧格差を生じさせることで，血液が濾過され透析液側に水分が移動する（腹膜透析）２つの方法がある．

Ⅲ-1. 血液透析の原理・効果・限界

A. 原理　図Ⅲ-2

　本邦で血液透析療法に際して使用される半透膜はストロー状の形状を束ねたもの（中空糸ホローファイバー型）で，ストロー状の内腔を血液が流れ，外腔を対流で透析液が流れている 図Ⅲ-2．透析液の成分を調整することで拡散により，クレアチニンや尿素窒素，尿酸など除去し，HCO_3^- などの血中に不足しているものを血中に補充し，ナトリウムやカリウムなどの電解質への変動を抑えつつ溶質の補充と除去を行う 図Ⅲ-2．さらに，透析液側に陰圧を機械的に加えることで限外濾過を行い，水とナトリウムを除去（除水）する．透析治療によって尿毒症の①尿毒物質の蓄積，②体液過剰，③酸塩基平衡異常（代謝性アシドーシス），④電解質異常（高カリウム血症，低カルシウム血症，高リン血症，低ナトリウム血症）の改善が可能である．

　日本透析医学会の年次報告[1]では，本邦で行われる血液透析モードとして「血液透析」，「血液濾過透析」，「血液濾過」，「血液吸着」があげられており，療法の多様性がうかがえる．さらに施

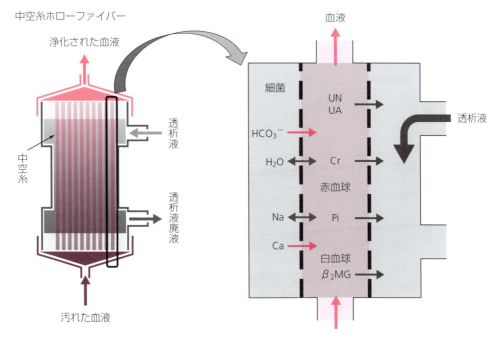

図Ⅲ-2　血液透析で溶質交換

設透析のほか在宅透析が行われ，さらに施設透析においても長時間透析（夜間透析を含む）や週4回の透析を含む隔日透析などの実施スケジュールの多様性も進んでいる[1].

B. 血液透析システム 図III-3

血液透析システムは，A.バスキュラーアクセスと，B.血液ポンプを含む血液回路，C.ダイアライザー，D.透析液・透析液供給回路からなる 図III-3.

①バスキュラーアクセス

バスキュラーアクセスには，一時的なアクセス（血管内留置カテーテル）と恒久的（維持透析用）アクセスがある 図III-4．血管内留置カテーテルは，急性腎不全や慢性腎不全の導入期や恒久的アクセスのトラブル時に使用することが多く，留置部位としては，内頸静脈，大腿静脈，鎖骨下

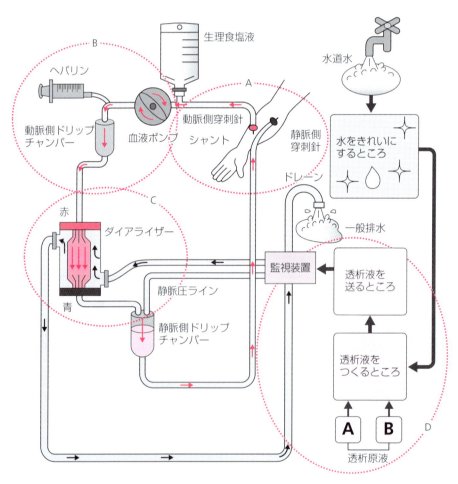

図III-3　血液透析システム
A. バスキュラーアクセス
B. 血液回路・血液ポンプ・抗凝固薬
C. ダイアライザー
D. 透析液・供給回路

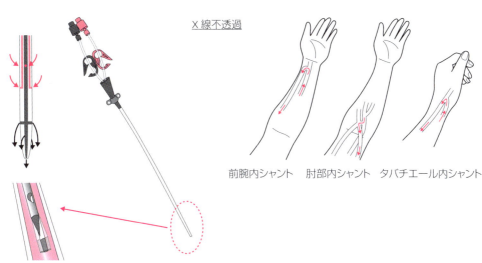

図 III-4 バスキュラーアクセス

静脈などがある．維持透析には自己血管内シャント（AVF）が第1選択であり，日本透析医学会の『慢性血液透析用バスキュラーアクセスの作製および修復に関するガイドライン』[2]では，透析導入時期を予測して少なくとも初回穿刺の2～4週間前にはAVFを作製することが望ましいとしている．AVFの作製部位としては，利き手対側の手関節での橈骨動脈と橈骨皮静脈の側側吻合が推奨されている 図III-4．人工血管内シャント（AVG）はわが国では，前腕でのAVF作製が困難な症例に限られ，AVFやAVG作製による心機能への負荷が問題となる症例（心拍出率＜40％，中等度以上の僧帽弁閉鎖不全を有する症例）では，動脈表在化が推奨されている．

②血液ポンプを含む血液回路

本邦では血液透析患者の45.8％が200mL/minの血流量で透析を行っており，血流量が＜180mL/minでは5年後の生命予後が不良との検討が報告されている[1]．

血液回路内での血液凝固予防のため，抗凝固薬の投与は必須である．血液透析で使用される抗凝固薬は，①ヘパリン，②小分子ヘパリン，③メチル酸ナファモスタットの3種類である．

a. ヘパリン（分子量 16,000～20,000）

ヘパリンは，アンチトロンビンIII（ATIII）を活性化し，Xa，トロンビンなどの凝固因子を抑制することで抗凝固作用を発揮する．ヘパリンは安価で，安定した作用を示し，半減期も短いことから最も使用される抗凝固薬である．

b. 小分子ヘパリン（分子量 4,000～6,000）

通常のヘパリンに比較して抗Xa活性が主体であることから抗凝固作用が弱く，出血のリスクの高い症例でも使用できる．

ヘパリンでは，出血の増悪・脂質異常症（高中性脂肪血症，HDL異常）・骨脱灰作用などがある．ヘパリン起因性血小板減少症をまれに認める．

＊ヘパリン起因性血小板減少症（Heparin-induced thrombocytopenia：HIP）：type 1とtype 2があり，とくにtype 2は，ヘパリン・血小板第4因子（PF4）複合体に対する抗体が形成されこの結

果血小板凝集が惹起され血小板減少とともに，脳梗塞や肺血栓栓塞症などの重篤な合併症を発症する．発症時には，抗トロンビン作用のあるアルガトロバン（保険適応外）を用いて透析を行う．

c. メチル酸ナファモスタット（分子量534）

合成蛋白分解酵素阻害薬で，XIIa・Xa・トロンビンに阻害作用を示すが，加えて血小板・線溶系にも影響する．半減期が5〜8分と非常に短く，出血傾向のある症例や術後の患者に使用することが可能である．抗ナファモスタット抗体の出現によりアナフィラキシーショックを起こすことがあり，再投与時の十分な注意が肝要である．

③ダイアライザー

ダイアライザーの膜選択では，a.濾過性能（溶質クリアランス＋ふるい係数），b.生体適合性，c.抗血栓性，d.吸着性能に考慮して特性にあった膜を選択する．膜素材として**表III-1**に示すようにセルロース系膜と，合成高分子系膜に大別される．透析膜の機能分類からダイアライザーの膜はIa，Ib，IIa，IIb，S型に分類されている 図 III-5，**表III-2** [3]．生体適合性は，一般に合成膜がセルロース膜より良いとされているが，セルロースアセテート（CTA）は合成膜と同程度である．透析膜面積は，体格や残存腎機能，透析期間を考慮して選択する．大面積のダイアライザーを用いる場合は，生体適合性に優れたCTAやポリスルホン膜が望ましい．いわゆるhigh performance membrane（HPM）はS型に相当し，透析アミロイド症のアミロイド線維前駆蛋白（β_2-ミクログロブリン：β_2-M）の除去に使用される．また，アルブミン以下の分子量の低分子蛋白質の除去が可能であることから，貧血の改善，関節痛の改善などの臨床効果が得られる．HPMは透析膜の細孔半径が40〜100Åと大きく，蛋白が漏出するため，厳格な限界濾過量の管理と透析液からのエンドトキシン物質の流入防止のための透析液水処理が不可欠である．

表III-1　ダイアライザー膜素材

a. セルロース膜
1. 再生セルロース膜（PC）
   - キュポラアンモニウムレーヨン（CR）
   - 鹸化セルロース（SCA）
2. 表面加工再生セルロース膜
   - ヘモファン膜
   - PC膜
   - ビタミンEコーティング膜
3. セルロースアセテート（CA）
   - セルロースジアセテート（CDA）
   - セルローストリアセテート（CTA）

b. 合成高分子系膜
   - ポリアクリロニトリル（PAN）
   - ポリメチルメタクリレート（PMMA）
   - エチレンビニルアルコール共重合体（EVAL）
   - ポリスルホン（PS）
   - ポアミド（PA）
   - ポリエステル系ポリマーアロイ（PEPA）

> a. 濾過性能（溶質クリアランス＋ふるい係数）
> b. 生体適合性
> c. 抗血栓性
> d. 吸着性能

血液浄化器（中空糸型）の機能分類 2013

血液透析器				血液濾過透析器[*1]	血液濾過器
		アルブミンふるい係数[*2]			
		＜0.03	0.03≦	S型	
β_2-MG クリアランス	70≦	Ⅱ-a 型	Ⅱ-b 型		
	＜70	Ⅰ-a 型	Ⅰ-b 型		

[*1] 後希釈用もしくは前希釈用のどちらかの性能基準を満たさなければならない．基準を満たしたものは，膜を介して濾過・補充を断続的に行う「間歇補充用」にも使用可能である．
[*2] アルブミン濃度の定量は BCG 法による．

図 Ⅲ-5　ダイアライザーの膜選択性能の条件

（川西秀樹, 他. 透析会誌. 2013; 46: 501-6）

表 Ⅲ-2　機能分類別ダイアライザー

機能分類	膜素材	品番
Ⅰ-a 型	PS, CTA, PES, PEPA	APS-SA, APS-MA, APS-UA, FB-EG, FB-G, FB-E, FB-UP ,FB-P, FB-U, FB-F, FB-UH, FB-Pβ, FB-Uβ, PES-Mα, PES-Kα, FX, PN, NV-S, NV-U, FLX, FDX, FDY
Ⅰ-b 型	CTA	APSE-New, FB-Fα, FB-FH
Ⅱ-a 型	PS, CTA, PES, PEPA	APSE-EA, FB-Uhα, PES-SGα, PES-Seα, PES-Sα, FX-CorDial, FX-S, PN-X, PN-S, NV-X
Ⅱ-b 型	PS, CTA, PES, PEPA	FB-Uhβ, PES-Dα, PES-DSα, FDW
S型	EVAL, PMMA	KT-C, Kf-m, KF, NF-U, NF-H, BG-PG, BK-U, B3-A, FD

④透析液・透析液供給回路

透析液の必要条件とは，①生体から除去したい物質を十分に除去できる，②生体に必要な物質を除去しない，③生体に不足している物質を補充できる，④生体に有害な物質は含まないなどである．透析液は，重炭酸を含まない透析液（粉末）Ａ と，重炭酸の水溶液（粉末）Ｂ からなり使用時に混合する．混合後の基本的組成は，Na 130 〜 143mEq/L, K 2.0 〜 2.5mEq/L, Ca 2.5 〜 3.75mEq/L, Mg 1.0 〜 1.5mEq/L, アルカリ化剤 33 〜 38mEq/L, Cl 101 〜 114.5mEq/L, ブドウ糖 0 〜 200mEq/L である 表Ⅲ-3．透析液の組成は，透析機器や腎性骨症の薬物療法の進歩とともに変化している．

透析液の原水である水道水には，Ca, Mg, アルミニウム，フッ素や消毒のための Cl，クロラミン，塩素，また少量の有機物やその他の不純物が含まれており，これらは透析液調整に先立ち専用のフィルタや軟水化装置，逆浸透（reverse osmosis: RO）で処理して純水を作製する 図Ⅲ-6．透析継続期間が長く，濾過性能の高いダイアライザーを使用する本邦の血液透析療法において，2016 年に透析液水質基準が示されている[4]．水質基準は，①生物学的汚染基準と②化学的汚染基準からなる．生物学的汚染基準は，生菌数とエンドトキシン濃度（ET）で評価する．通常の透析

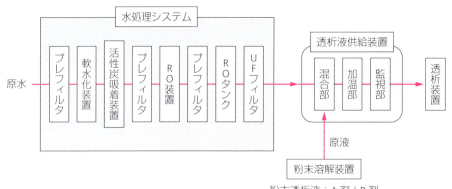

図 III-6 透析液供給回路

表 III-3 主な血液透析液の組成

	Na	K	Ca	Mg	Cl	HCO$_3^-$	Acetate	Glcose
				(mEq/L)				(g/L)
キンダリー 2E	140	2.0	3.0	1.0	110.0	30.0	8.0	1.0
キンダリー 2E	140	2.0	2.5	1.0	114.5	25.0	8.0	1.5
キンダリー 2E	140	2.0	2.75	1.0	112.25	27.5	8.0	1.25
D DRY 2.5S	140	2.0	2.5	1.0	112.5	25.0	8.0	1.0
D DRY 3.0S	140	2.0	3.0	1.0	113.0	25.0	8.0	1.0
LYMPACK TA－1	138	2.0	2.5	1.0	110.0	28.0	8.0	1.0
LYMPACK TA－3	140	2.0	3.0	1.0	113.0	25.0	12.0	1.0
BIFIL－S	139	2.0	3.3	1.0	145.3	－	－	1.0
CARBOSTAR	140	2.0	3.0	1.0	111.0	35.0	－	1.5
SUBLOOD A	140	2.0	3.5	1.5	107.0	－	40.0	－
SUBLOOD B	140	2.0	3.5	1.0	111.0	35.0	3.5	1.0
SUBSTITUTION FLUID for only BIFIL＊	166	－	－	－	－	166.0	－	－

＊：透析濾過型人工透析専用の補充液

液のET濃度は0.05EU/mL未満，超純粋透析液＊のET濃度は0.05EU/mL未満と規定されている．エンドトキシン補足フィルタを用いた水質管理を含めた透析液安全管理に関する基準が示されている．

　＊：オンライン補充液，逆濾過透析，プッシュアンドプルHDF，内部濾過促進型透析など

C. 効果

　　血液透析の血液浄化療法における特徴は，「専門的な高度医療機器を用いて，専門スタッフチームが適切かつ安全な治療を提供することで，短時間に腎機能廃絶により生じた尿毒症の大部分の事象が軽減される」ことである．

したがって，患者は血液透析機器を備えた透析施設に定期的に（基本的には週3回）受診するだけで高度で専門的な治療を受けられる．さらに，透析医療の知識を持った医療スタッフから頻繁に腎不全にとどまらない健康チェックと自己管理指導を受けることができ，癌をはじめとする各種疾病の早期発見・進展予防が可能な環境で生活ができる．また，毎週決まった日時に決まった透析施設への通院は，患者のライフサイクルの基本となりメリハリのある生活作りができ，通院の際の身体活動はフレイル予防の一助となる．通院先での患者会や患者相互の交流は，とかく閉じこもりがちな高齢患者においては，有効な社会とのつながりの機会となる．

D. 限界

①社会的要因

「効果」に示したように，血液透析療法を実施するにあたっては，各種高度な専用機器の設備投資が必要である．このため，過疎地のような透析患者数が採算に満たない地域では，施設数が限られ遠隔の透析施設への通院を余儀なくされる場合がある．高齢化が進む本邦血液透析患者においては，近隣の透析施設であっても身体機能の衰えから週3回の通院が困難となり，入院透析となるケースも散見され，治療を受ける医療機関の制約は患者にとって大きな生活上の負担となる．血液透析療法を適切かつ安全に提供するには水処理はじめ透析機器管理が重要であることから，治療実施にあたっては臨床工学士の存在が必須であり，医師・看護師と臨床工学士を含めた医療チームでの透析管理が必要条件である．このため，施設投資のみならず人件費の負担も大きく，高額な医療費となっている．今後，労働人口の減少に伴い血液透析を支える医療スタッフの確保が問題となりうる．

②医学的要因

生理的な腎機能の働きと大きく異なるところは，間欠的な血液浄化であることで，各透析処置間の尿毒状態や透析中の急激な循環血液量の変化のため，血液透析を導入後多くの患者の残存腎機能が早期に喪失する．腎臓は血液透析療法のみではカバーしきれない機能を有するが，これら機能の喪失のみならず透析処置間の無尿による慢性的な体液過剰状態が心血管系疾患の発症や生命予後に悪影響を及ぼす．

血液透析特有の合併症を，**表III-4**に示す．血液透析が「比較的短時間に尿毒症状（①体液過

表III-4　血液透析の合併症

◎頻度の多いもの（10%以上）	○比較的まれなもの（数%程度）	△ごくまれなもの（1%未満）
・血圧の変化 ・不整脈 ・同じ体勢をとることによる体の痛み ・かゆみ・便秘	・発熱 ・低酸素血症 ・穿刺トラブル，疼痛 ・カテーテルの閉塞・感染 ・輸血を必要とする貧血 ・不均衡症候群*	・バスキュラーアクセス閉塞 ・出血 ・体内への空気の混入 ・血液を介した感染症

＊：透析により，血液中の尿素窒素などの尿毒物質が，短時間で除去され，血液と脳組織の間に浸透圧較差が生じ，脳組織に水が移行する事で生じる一過性の脳浮腫症状（頭痛，悪心，筋痙攣など）である．

剰・②尿毒物質除去・③電解質異常・④代謝性アシドーシス）を改善する」と，いうことは裏返せば急速な体液の除去は，循環不全を引き起こし透析中の低血圧や不整脈，筋肉のつりなどの全身的な症状を誘発するリスクがあるとともに，バスキュラーアクセスの血流量の低下による透析効率の低下や，アクセスの閉塞を招く可能性が高まる．急速な尿毒物質の除去は，血中の溶質濃度の低下による血漿浸透圧の低下を招き，不均衡症候群を惹起する可能性がある．また，尿毒物質の体内分布が細胞内に多い場合，細胞内から細胞外への移行時間のtime-lagによって血液透析中に十分に除去できない可能性が生じる．半透膜を通過できない分子量の物質は，長年にわたって蓄積し皮膚の瘙痒や透析アミロイドーシスをはじめとする長期透析合併症を発症する原因となる．治療抵抗性貧血や免疫力の低下，筋肉量の減少なども体内に蓄積した尿毒物質の影響と考えられる．電解質の急激な変化は，重篤な不整脈を惹起するリスクがあるためカリウムをはじめカルシウム，マグネシウムは透析液に添加する必要がある．これらの電解質は透析開始時の濃度勾配が小さいため除去効率が低く，食生活における摂取量の制限が必要となる．同様に，時間当たりの限外濾過量にも多少の個人差はあるものの限界があり，4時間の血液透析で除去できる体液量は，体重の5〜8％とされており，食事ならびに飲水量の自己管理が必要である．

　最近は，急速な溶質や体液除去を回避し循環器系への負担を軽減するため，近年長時間透析（夜間透析を含む）や短時間連日透析（多くの場合，在宅血液透析），丸2日のHD holidayを回避するための完全隔日透析などが試みられている．

III-2. 腹膜透析の原理・効果・限界

A. 原理

　腹膜透析は，生体半透膜である腹膜と透析液，さらにこの透析液と貯留する腹腔コンパートメントを接続する回路からなる図III-7．腹膜透析療法では，腹腔内に透析液を一定時間貯留することで，腹膜を介して血液と透析液間での溶質の交換（拡散）と高濃度のブドウ糖含有透析液（高浸透圧溶液）による限外濾過による除水によって透析を行う．腹腔内に貯留した液を1日3〜4

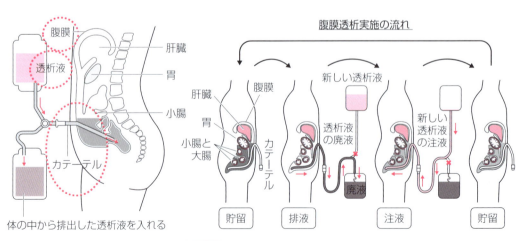

図III-7　腹膜透析のシステム

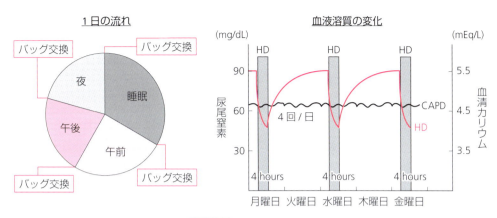

図 III-8　腹膜透析の実際

回交換することで尿毒症の①尿毒物質の蓄積，②体液過剰，③酸塩基平衡異常（代謝性アシドーシス），④電解質異常（高カリウム血症，低カルシウム血症，高リン血症，低ナトリウム血症）の改善をはかる 図 III-8．腹膜透析は，血液透析に比べて1回の透析効率は血液と異なり24時間連続した透析であることから，血中溶質や体液の変化が少ない 図 III-8．

① PD カテーテル　図 III-9

シリコンでできたPDカテーテルは，一般的に図のごとく臍の高さぐらいを頂点として逆U字の皮下トンネルを経て先端をダグラス窩に留置するため，あらかじめ湾曲がつけられている．さらに，背側筋膜と腹膜部分でのカテーテル固定部分（内部）と皮下トンネル中間部分（外部）にそれぞれシリコンカフが設けられている．このうち内部カフは腹腔内に貯留した透析液が漏れない

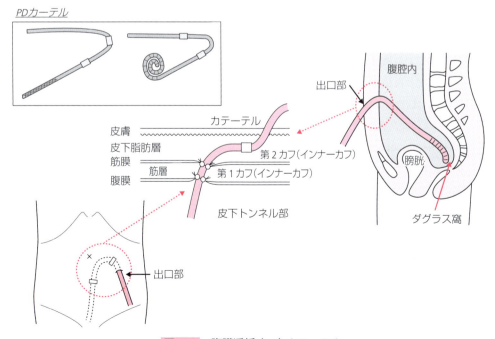

図 III-9　腹膜透析（PD）カテーテル

よう筋膜としっかり巾着縫合するが，外部カフは特に固定しない．PD カテーテルの体外末端部分には透析液交換用回路の接続用チューブがチタニウムアダプターを介して接続される．接続部分が使用によって劣化するため，チタニウムアダプターより先の部分は，定期的に無菌的に交換する．

②透析液

透析液は閉鎖回路と合体した軟性プラスチックバッグ内に 2 層に分離した形で入っており，使用にあたっては体温程度に事前に温められたバッグを用手的に混合して接続チューブを介して腹腔内に注入する．本邦で使用可能な代表的透析液を**表III-5**に示す．各社若干の相違はあるが基本的な組成は①浸透圧 347〜500mOsm/L，②Na 132〜135mEq/L，③Cl 102〜105.5mEq/L，④Ca 2.0〜4.0mEq/L，⑤Mg 0.5〜1.5mEq/L，⑥乳酸 34〜40mEq/L，⑦pH 6.5〜7.8 で本邦では中性透析が大部分である．ブドウ糖が最もポピュラーな浸透圧物質であり濃度は 1.5〜4.25％であるが，このほか浸透圧物質として多糖体イコデキストリンも広く使用されている．イコデキストリンは，長時間貯留で十分な限外濾過量を確保できることから，腹膜機能不全（限外濾過不全）症例や残存腎機能が喪失した患者での除水量確保や糖負荷による腹膜傷害の低減を目的に使用されている．近年緩衝剤として乳酸と重曹の両方を用いる透析液が利用可能となり，乳酸の細胞毒性抑制による腹膜傷害の低減効果が期待されている．

③腹膜

腹膜透析では，腹膜という生体膜を透析膜として使用する．腹膜は扁平な中皮細胞で覆われ疎な結合織からなる薄い膜であり，表面積は体表面積とほぼ等しく 0.8〜2.0m^2 である．物質の交換は腹腔内の透析液と腹膜ならびにその下層にある脂肪組織内の毛細血管間で行われる．腹膜の透析膜としての機能は，個体によって多様でありこの評価方法として一般的に腹膜平衡機能検査（peritoneal equilibrium test：PET）が実施されている **図III-10**．PET は，原則 2.5％の透析液を検査前の長時間（8〜12 時間）貯留から連続して使用し，4 時間貯留での排液内の溶質濃度と排液量を貯留時（0 時間），2 時間後，4 時間後に排液と，2 時間後血液をサンプリングする．透析液の 4 時間貯留による物質移送速度と限外濾過量の評価を，開始時，2 時間時，4 時間時の液中クレアチニン値濃度と血清クレアチニン濃度の比（D/P）と，2 および 4 時間の液中ブドウ糖濃度と開始時濃度の比（D/D0）の経時間的変化から腹膜の物質移送タイプを 4 分類する **図III-10**．簡便な方法として 4 時間貯留時のみで評価する Fast PET が，外来では利用されている．

High transporter では，血液−透析液間での物質移送が速く，短時間で高効率に小分子物質が透析液に移行する．また，浸透圧物質であるブドウ糖が血中に急速に移行するため浸透圧格差が早期に消退し，限外濾過を確保するには短時間での交換が必要となる **図III-11**．Low transporter では，血液−透析液間での物質移送が緩やかで，溶質の透析液への移行には時間を要するが，浸透圧格差が長く保たれるため，長時間貯留でも限外濾過の確保が期待できる **図III-11**．

残存腎機能の程度ならびに腹膜透過性の特徴を踏まえて PD 処方は決定されるが，代表的な処方としては，①持続携行式腹膜透析（continuous ambulatory peritoneal dialysis：CAPD），②持続周期的腹膜透析 type I（cyclic peritoneal dialysis type I：CCPD type I），③持続周期的腹膜透析 type I（cyclic peritoneal dialysis type II：CCPD type II），④夜間腹膜透析（nocturnal peritoneal dialysis：N（I）PD）あるいは夜間間欠式腹膜透析（nocturnal intermittent peritoneal dialysis：NIPD），⑤tidal perito-

表 III-5 　本邦の代表的 PD 液の種類

製品名	電解質濃度 (mEq/L)						ブドウ糖 (g/dL)	イコデキストリン	浸透圧 (mOsm/L)	pH	容量 (mL)
	Na	Ca	Mg	Cl	乳酸	HCO$_3$$^-$					
ダイアニール-N PD-2/ PD-4 1.5	132	3.5/2.5	0.5	96/95	40	–	1.36	–	346	6.5〜7.5	1000.1500, 2000, 2500, 5000
ダイアニール-N PD-2/ PD-4 2,5	132	3.5/2.5	0.5	96/95	40	–	2.27	–	396	6.5〜7.5	1000.1500, 2000, 2500, 5000
ダイアニール PD-2/ PD-4 4,25	132	3.5/2.5	0.5	96/95	40	–	3.86	–	483	4.5〜5.5	1000, 2000
ミッドペリック/ ミッドペリック L 135	135	4.0/2.5	1.5	105.5/ 98.0	35	–	1.35	–	353	6.3〜7.3	1000, 1500, 2000
ミッドペリック/ ミッドペリック L 250	135	4.0/2.5	1.5	105.5/ 98.0	35	–	2.5	–	417	6.3〜7.3	1000, 1500, 2000
ミッドペリック/ ミッドペリック L 460	135	4.0/2.5	1.5	105.5/ 98.0	35	–	4	–	500	6.3〜7.3	1000, 1500, 2000
レギュニール Hca/ LC-N a 1.5	132	3.5/2.5	0.5	101/100	10	25	1.36	–	344	6.8〜7.8	1000, 1500, 2000
レギュニール Hca/ LCa 2.5	132	3.5/2.5	0.5	101/100	10	25	2.27	–	395	6.8〜7.8	1000, 1500, 2000
レギュニール Hca/ LCa 4.25	132	3.5/2.5	0.5	101/100	10	25	3.86	–	483	6.8〜7.8	2000
ニコペリック	132	3.5	0.5	96	40	–	–	112.5g	282	6.2〜6.8	1500, 2000
エクストラニール	132	3.5	0.5	96	40	–	–	75g	282	5.0〜5.7	1500, 2000

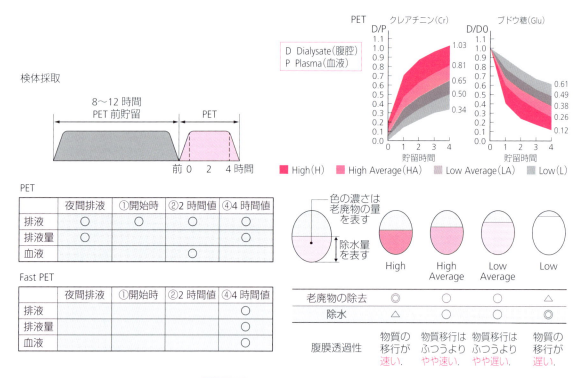

図 III-10 腹膜平衡機能検査（PET）

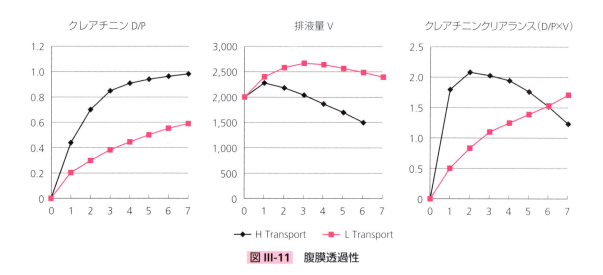

図 III-11 腹膜透過性

neal dialysis：TPD がある 図III-12．②から④は，夜間に自動腹膜灌流装置（automated peritoneal dialysis：APD）を使用して短時間貯留を繰り返す腹膜透析であり，CCPD type I と NPD は夜間就眠時間のみ APD で透析を行うもので，日中腹腔内に透析液を貯留しないものを NPD と呼び，残存腎機能が保たれ腹膜透過性が高い症例に適している．CCPD type I は，NPD の最後に注液した透析液を日中貯留したままの処方で，ブドウ糖透析液では昼間貯留は長時間になるため，浸透圧勾配の消失から限外濾過量（除水量）の低下をきたすことがあり，日中にイコデキストリンを使用する E-APD が普及している．

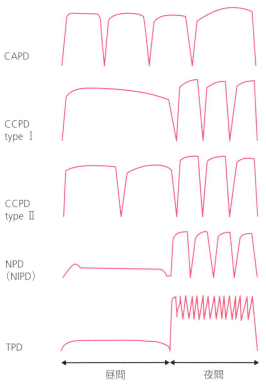

図 III-12　腹膜透析処方の種類
(Pharma Medica Vol 23 (suppl)：腹膜透析 up to date. 東京：メディカルレビュー社; 2005. p.5-14)

B. 効果

　包括的腎代替療法の視点から導入時に選択が推奨される血液浄化療法は，腹膜透析と言われている（PDファースト）．これは，腹膜透析が血液透析に比べると透析を始めた後も長期間腎機能を保持できる効果による．残存腎機能が保たれることで，①腎臓の機能が残っている期間は食事管理も比較的緩やかであり，②溶質や体液量の変化が軽微で，心・循環系への負荷が少ないので，血液透析で認められやすい血圧下降や透析後の疲労感などの自他覚症状が少なく，小児や高齢者に適している．実施にあたり血液透析のような専用の透析機器の設置を必要とせず，療法の実施・管理の主体が患者であることから，透析実施場所は自宅をはじめ会社・学校など清潔な場所であればどこでも実施可能である．このため，社会参画が必要な学童・学生・社会人，さらに透析導入前のライフスタイルの継続を希望する患者（高齢者を含む）にとって有用な透析療法である．透析液と腹膜透析器材があれば，国内外の旅行がいつでも可能であり，旅行中も透析液交換以外の拘束が少ない．また，腹膜透析は月1～2回の外来通院でよいため，時間の拘束が少ない．腹膜透析は，自分自身が透析療法を実施するため，自身の生活のリズムに合わせた透析スケジュールをアレンジする自由度のある透析ライフが得られる血液浄化療法である．

C. 限界

①社会的要因

　　腹膜透析は，患者自身が血液浄化治療を主体的に実施管理する療法であるため，医学的知識のない患者が的確な判断と適切な透析手技を 24 時間絶え間なく要求されるため大きな心理的負担となる．腹膜透析は 1 日 6,000 〜 15,000mL の透析液（透析液の入った薬液箱 15 箱から 40 箱）や専用透析回路，関連備品が必要なため，これらを保管する空間と在庫の管理が必要である．旅行先などの公衆浴場やプールなどで腹部のカテーテル挿入部の防水処置を行い，感染を予防する必要がある．

②医学的要因

　　腹膜透析の透析効率の溶質除去能は，透析液量（時間当たりの腹腔内貯留透析液量×透析時間）と腹膜面積による．最大透析時間は 24 時間であり，腹腔内に貯留できる液量には限界があり，腹膜面積も血液透析のような調整はできない．このため，腹膜透析効率には上限があり，体格がよく残腎機能が低い症例や無尿患者では透析不足を生じやすい．限外濾過量は腹膜透過性と透析液浸透圧（ブドウ糖濃度）に依存する．腹膜透過性の高い症例では短時間貯留による頻回の透析液交換が望ましいが，1 回の透析液交換には排液注液に平均 30 分を要するため，日常生活の中での頻繁な交換手技は患者の負担となる．また，高濃度のブドウ糖液（高浸透圧）を使用して限外濾過をえる処方は，腹膜劣化を招くとともに重篤な腹膜透析の合併症である被嚢性腹膜硬化症（EPS）の原因ともなる．

　　腹膜透析固有の合併症を，図 III-13 に示す．腹膜透析導入早期の合併症として，腹膜の先天的細孔や脆弱部分から腹腔内に貯留した透析液が胸腔内に移行する横隔膜交通症や大網やフィブリンによるカテーテルの閉塞，ダグラス窩からカテーテル先端が側腹部や上腹部に移動することに

期間を通して認める合併症

腹膜炎，出口部・トンネル部感染症，腹壁ヘルニア・鼠径ヘルニア，腰痛，糖尿病の増悪

導入早期の合併症
- ◆横隔膜交通症（peritonio-pleural communication）
- ◆カテーテル機能異常：位置異常，閉塞
  （大網・フィブリン）
- ◆血性排液
- ◆低 K 血症

長期症例の合併症
- ◆除水不全
- ◆被嚢性腹膜硬化症（被嚢性硬化性腹膜炎）
- ◆低栄養（低アルブミン血症）
- ◆透析不足

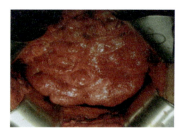

横隔膜交通症　　　　　　　　　　　被嚢性腹膜硬化症

図 III-13　腹膜透析固有の合併症

よる排液障害などがある．腹膜透析が長期となると，高浸透圧で低 pH の透析液の長期曝露や腹膜炎によって透析膜である腹膜が劣化することで除水不全や透析不足，またアルブミンが透析液に漏出することによる低アルブミン血症（低栄養），まれではあるが重篤な EPS を発症する．EPS は，腸管から漏出したフィブリン膜が基質化した新生被膜が腸管を覆うことで腸管の蠕動抑制さらに閉塞を発症し，イレウス症状を呈する症候群であり，本邦の EPS 発症率は1.0％で腹膜透析実施期間が長い症例ほど予後が不良で致死率が 30％を超える重篤な合併症である[5]．腹膜機能低下（除水不全）や腹膜炎，透析期間（8 年以上）が EPS の危険兆候として指摘されている．JSDT では，基本的な定期検査として PET を少なくとも年に一度は行い，D/P Cr の推移を把握することを推奨しており，D/P Cr が経時的に上昇し，「High」が 12 カ月以上持続する例では，高度の腹膜の劣化が進行していると判断して腹膜透析の中止を検討することを推奨している[5]．さらに，PD 継続 / 中止は，腹膜透析は有期限の血液浄化療法と認知し，5 年を経た症例では EPS の兆候の有無を PET を用いて検討するとともに 8 年に達した場合は，画像評価も含めた継続可否に関して情報を収集し腹膜保護に努めた透析処方に努め，患者に対して EPS のインフォームドコンセントを得たうえで継続する流れとなっている．

　腹膜透析療法期間を通して認める合併症としては，PD カテーテル感染症が臨床的に最も遭遇する合併症である．特に細菌性腹膜炎はポピュラーな合併症であり，その原因として，①透析液交換時の無菌的操作のミス，②カテーテル関連症の 1 つである出口部・トンネル感染の進展による内部カフ感染，③腸管憩室炎や腸管穿孔，腸管壁からの細菌移行，④女性性器（腟・卵管）からの細菌移行などがあげられる．腹膜炎は，腹痛や嘔気・嘔吐，下痢などの消化器症状による患者の苦痛のみならず，急性の腹膜劣化による透析液からのブドウ糖吸収亢進による除水不全やアルブミンの透析液への喪失による栄養障害などの透析不全が生じ，時に一時的な血液透析が必要となることもある．また，起因菌の種類や細菌の侵入経路，腹膜炎治癒の遷延によっては，カテーテル抜去が余儀なくされる場合もある．鼠径ヘルニアや腹壁ヘルニアは，腹腔内に透析液を貯留することで腹圧が高まることで生じるが，臥床に比較して座位・立位で腹圧が高いため，①貯留する液量を減らす，② APD で夜間の透析効果を上げ，日中の貯留を極力減らすなどの処方変更があるが，最終的には手術を行う場合が多い．

Ⅲ-3. ハイブリッド透析療法のメリット・デメリット

　残腎機能がなくなり，腹膜透析だけでは溶質除去や限外濾過が十分でない場合に，血液透析（あるいは血液濾過）を週 1 〜 2 回併用する方法（併用療法）である 図 Ⅲ-14．わが国の腹膜透析患者の約 20％がハイブリッド透析療法を行っている．併用回数は週 1 回が最も多く，腹膜透析歴が 8 年以上になると，腹膜透析患者の半数がハイブリッド透析を行っている．血液透析実施日は，基本的には腹膜透析は中止し（PD holiday）翌日から腹膜透析を再開する場合が多いが，症例によっては翌日まで PD holiday とする場合もある．ハイブリッド療法ではハイパフォーマンス膜を使用した 4 時間透析が 1 日 8,000mL 透析液の腹膜透析 5 日分に相当するため，移行基準として①中分子尿毒物質蓄積（β_2ミクログロブリン：β_2MG＞35mg/L），②体液のコントロールが困難な場合（HD 間の体重増加が 5％以上）が推奨されている[6]．併用療法から完全な血液透析への移行時期として，血清 β_2MG が 35mg/L 未満に維持できなくなった時が推奨されている．一方，併

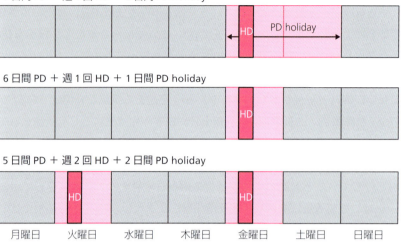

図 III-14　代表的な Hybrid 療法

用療法から完全な血液透析への移行時期については，ガイドラインがなくその必要性が指摘されている．通院が困難で在宅療法での透析として腹膜透析を選択した場合（PD last）は，導入の対象とならない．

A. メリット

　残存腎機能を失ってハイブリッド療法に移行した場合，腹膜透析単独に比べ中分子（β_2MG）除去が改善し，良好な体液コントロールが可能となる．つまりハイブリッド療法は，腹膜透析でできない透析不足を週1回の血液透析で補正することで自由度の高い腹膜透析を継続できるため，いったん開始すると継続を希望する患者が多い．また，血清 β_2MG の除去効率を向上する点では EPS 回避の観点からも有効である．

　患者の立場からは，①腹膜透析単独に比べ，水管理をはじめとする透析管理を厳格に行う必要がなく，精神的負担が軽減され，②週1回医療スタッフの診療を受けられることで心理的に安心が得られ，③併用によって生活を含めた血液透析療法について時間をかけて知ることで比較的抵抗なく享受し，自然な形で血液透析ライフに移行できるなどのメリットがある．

B. デメリット

①社会的視点

　腹膜透析を行う施設は，将来ハイブリッド療法で腹膜透析を継続するためには血液透析の施設的準備が必要である．保険制度上，ハイブリッド療法の血液透析は腹膜透析の管理を行っている施設での実施に限られている．このため，腹膜透析の管理施設が遠隔地の場合毎週の通院が患者にとって負担となるか，導入に際して転院が必要となる．

②医学的視点

　ハイブリッド療法は，生活の自由度の高さと透析管理への医療者の適度な介入からいったん開始すると継続を希望する患者が多い．一方完全な血液透析への移行時期に関しての一定の目安がいまだなく，長期ハイブリッド療法患者群からの高率な EPS 発症や常態的な体液過剰や尿毒状態による心疾患発症などの予後への悪影響が懸念される．患者としては，腹膜透析のカテーテル出口部と血液透析のバスキュラーアクセスの 2 つのセルフケアが必要になる．

■参考文献

1) 日本透析学会．わが国の慢性透析療法の現況．1) 慢性透析療法の現況．https://docs.jsdt.or.jp/overview/file/2017/pdf/2.pdf
2) バスキュラーアクセスガイドライン改訂・ワーキンググループ委員会．2011 年版日本透析医学会．慢性血液透析用バスキュラーアクセスの作製および修復に関するガイドライン．透析会誌．2011; 44: 855-937.
3) 川西秀樹, 峰島三千男, 友 雅司, 他．血液浄化器（中空糸型）の機能分類 2013．透析会誌．2013; 46: 501-6.
4) 峰島三千男, 川西秀樹, 阿瀬智暢, 他．2016 年版透析液水質基準．透析会誌．2016; 49: 697-725.
5) 腹膜透析療法ガイドライン作成ワーキンググループ委員会．2009 年版日本透析医学会．腹膜透析ガイドライン．透析会誌．2009; 42: 285-315.
6) 伊丹儀友, 中山昌明, 中元秀友, 他．腹膜透析ガイドライン―その後．透析会誌．2011; 44: 1147-53.
7) 笠井健二．腹膜透析ガイドライン―その後．透析会誌．2011; 44: 1147-53.

〈濱田千江子〉

MEMO *1*

腎移植: 最近のトピックス，高齢ドナーの健康問題

　最近の生体腎移植の夫婦間移植の増加により，高齢者が腎提供をする機会が多くなり，その結果として高齢ドナーの健康管理が重要な問題となっている．特に単腎になった影響で，過剰濾過により腎機能が悪化して腎不全になり，ドナーが透析におちいるリスクも考慮しなければならない．また術後に糖尿病や高血圧が進行して腎機能に影響を及ぼすことも危惧される．今回は術後の高齢ドナーの健康問題に焦点を当てて論述する．

生体腎ドナーの高齢化について

　2017年に実施された1,429例の生体腎移植において[1]，生体腎ドナーの平均年齢は58.5 ± 10.7歳で60 ～ 69歳525例（36.7%），70 ～ 79歳201例（14.1%），80歳以上6例（0.4%）で60歳以上は51.2%を占め，最高齢は82歳であった．2007年に実施された1,031例の生体腎移植において，生体腎ドナーの平均年齢は55.0 ± 11.5歳，60歳以上は38.3%であり，ここ10年間で着実に生体腎ドナーの高齢化が進んでいる．これは夫婦間移植が2007年に34.0%であったのが，2017年には39.6%に増加していることにも関係があると考えられる．日本移植学会と日本臨床腎移植学会が中心となって作成した生体腎ドナー適応ガイドラインでは20歳以上で70歳以下となっているが，マージナルドナー基準では年齢は80歳以下とするが身体年齢を考慮するとしている．

生体腎マージナルドナーについて

　生体腎ドナーは健常者であることが前提とされているが，マージナルドナーとして，適応になる症例が増加している．前述したマージナルドナー基準では，A．年齢は80歳以下とするが身体年齢を考慮する，B．血圧は，降圧薬なしで140/90mmHg未満が適正であるが，降圧薬使用例では130/80mmHg以下に厳格に管理され，かつ尿中アルブミン排泄量が30mg/gCr未満であること．また，高血圧による臓器障害がないこと（心筋肥大，眼底の変化，大動脈高度石灰化などを評価），C．肥満があってもBMIは32kg/m^{2}以下．高値の際は25kg/m^{2}以下への減量に努める，D．腎機能は，GFR（イヌリンクリアランスまたはアイソトープ法，クレアチニンクリアランスで代用可）が70mL/min/1.73m^{2}以上，E．糖尿病は，経口糖尿病治療薬使用例ではHbA1cが6.5%（NGSP）以下で良好に管理されていること，インスリン治療中は適応外である．アルブミン尿は30mg/gCr未満であること，と規定されている．

　2017年の生体腎移植実例で生体腎ドナー1,429例の既往歴として高血圧236例（16.5%），糖尿病70例（4.9%），高脂血症204例（14.3%），脳血管障害19例（1.3%），心疾患19例（1.3%），肝疾患19例（1.3%）が登録集計されていた．このような疾患を持つ患者は，術前前述したマージナルドナー基準を満たしたドナーと考えられるが，術後も移植施設と連携施設が責任を持って生涯にわたるフォローをすることが必要である．生体腎移植ではレシピエントと同様にドナーも腎提供後の長期フォローができるように，移植医はレシピエント移植コーディネーターと連携し，移植施設と

その関連医療機関あるいは連携施設と情報共有可能な診療体制を整備すべきである．もし，ドナーに検尿異常や腎機能低下などの腎障害，耐糖能異常，高血圧をはじめとする病変が出現した際には，それぞれの専門医にコンサルトし，病変が進行しないように努めなければならない．また，必要に応じて精神科医にコンサルトできる体制も望まれる．

生体腎ドナーの術後の腎機能

　生体腎ドナーは術後単腎になるため，糸球体過剰濾過により，特に障害の腎臓は機能が悪化する可能性が高い．Kido ら[2]による 237 例の生体腎ドナーを対象にした腎提供後 3 年までの経過観察では，提供前 eGFR が平均 78.7mL/min であったのが提供後 1 年で 40% まで低下するものの，提供後 3 年まで 1 年ごと 0.97mL/min/1.73m^2 増加していた．通常は年齢とともに eGFR は低下してゆくが，この増加は残った腎臓の代償性肥大による影響と考えられる．このように短期間による調査では，腎機能の低下が明らかではないが，Mjoen らの平均 15.1 年（1.5 ～ 43.9 年）の長期の調査では，2,269 人中 9 人（0.47%）が腎提供後平均 18.7 年（10.3 ～ 24.3 年）で末期腎不全に陥っている．また Ibrahim ら[3]の調査でも 3,698 人中 11 人（0.3%）に腎提供後平均 22.5 年で末期腎不全が発生している．東邦大学医療センター大森病院の生体腎ドナーの精査では 2017 年 3 月までは生体腎ドナーが 1 人も透析導入にならなかったが，2018 年の調査で生体腎ドナー 900 例中に 3 例（0.3%）の透析導入例が発生した．いずれの症例も腎提供後 15 ～ 20 年経過しており，提供前のドナー精査では問題がなく，提供後の健康管理に問題があったと考えられる．特に高齢ドナーであると提供後長期にわたり血圧のコントロールが不良であったため，腎硬化症になったり，血糖の管理が悪く，糖尿病を発症して腎不全になることも十分予想されうる．

　イスタンブール宣言では，生体腎ドナーが慢性腎不全になり，透析に導入された場合は，献腎移植が優先的に受けられる政策を立てるべきであるとしている．わが国ではまだその優先策は考慮に入れられてない．腎移植内科研究会では，会員の属する腎移植施設にアンケート調査を行い，生体腎ドナーの透析導入例について調査を行っており，また日本医療研究開発機構の腎疾患実用化研究で生体腎ドナーの予後の追跡調査も行っていることから，どのような生体腎ドナーが腎不全に陥るのか明確になると思われ結果が待たれる．

生体腎ドナーの生命予後

　Ibrahim ら[3]によると生体腎ドナーの生命予後は一般人と比較して変わらない．また Berger ら[4]の報告による 70 歳以上の高齢ドナーの生存率は腎提供後 10 年 90% で一般人の 73% と比較して優位に良好であった．しかし Mjoen ら[5]は対象群を腎提供できる健常人として年齢，性別，収縮期血圧，body mass index と喫煙の既往をマッチさせた場合は，生体腎ドナーの生命予後が悪いことを示し，さらに高年齢のドナーの生命予後は一般健康人と比較した場合，短期では差は認めなかったが，15 年以上の長期では心血管疾患に伴う死亡率が高いと報告されている．

　これらの結果から考えて，ドナー特に高齢者のドナーは心血管疾患に注意し，腎提供後も腎機能だけでなく，高血圧，脂質異常症，耐糖能異常，動脈硬化に外来で気を付けて長期にわたり経過観察が必要であると考える．

■参考文献

1）日本臨床腎移植学会・日本移植学会. 表 15. ドナーの背景. 腎移植臨床登録集計報告（2018）2017 年実施症例の集計報告と追跡調査結果. 移植. 2018; 53: 102.

2）Kido R, Shibagaki Y, Iwadoh K, et al. Very low but stable glomerular filtration rate after living kidney donation: is the concept of "chronic kidney disease" applicable to kidney donors? Clin Exp Nephrol. 2010; 14: 356-62.

3）Ibrahim HN, Foley R, Tan L, et al. Long-term consequences of kidney donation. N Engl J Med. 2009; 360: 459-69.

4）Berger JC, Muzaale AD, James N, et al. Living kidney donors ages 70 and older: recipient and donor outcomes. Clin J Am Soc Nephrol. 2011; 6: 2887-93.

5）Mjoen G, Hallan S, Hartmann A, et al. Long-term risks for kidney donors. Kidney Int. 2014; 86: 162-7.

〈相川　厚〉

IV

血液透析療法の理論と実際

IV-A
血液透析療法ハード面の整備

IV-A-1. 透析設備

A. 透析施設における透析設備

わが国には，約4,300施設の透析施設が存在する．透析医学会の統計調査によると，そのうち，47%が私立診療所であり，残りが病院となっている[1]．これらの施設では，施設透析が行われているが，まずこうした施設透析における透析設備について解説を行う[2]．

血液透析では，ダイアライザ・ダイアフィルタで過剰な水・溶質が除去される．そうした血液浄化器に，①血液と透析液を流し，②除水を行い，③抗凝固剤を注入し，④モニタリングを行うことが，透析装置の機能として必要とされる．また，透析装置に供給される透析液をどのように作成するかにより，わが国で一般的な多人数用透析液供給装置と，欧米で一般的な個人用透析装置に分けられる．

①多人数用装置

多人数用装置では，透析液供給システムを使用して，各ベッドに置かれた透析用監視装置に透析液が供給される．図 IV-1 に示すように，原水から，水処理装置により作成された透析用水を用いて，AおよびB粉末溶解装置によりA原液・B原液が作成され，多人数用透析液供給装置から透析液を供給するという流れである．透析用水，透析液については，それぞれ生物学的な水質基準と，化学的水質基準が存在する[3]．水質基準についての詳細は他稿にゆずる．ここでは，水処理の手順，多人数用透析液供給装置について解説を加える．

a. 水処理装置

原水としては，水道水が多く使用されているが，地下水を使用している施設もみられる．こうした原水をまず一次フィルタを通過させ，原水中に含まれる濁り物質や，不要性の物質など粒子径が大きな物質を除去する．そのあとに引き続く装置の前処理となる．フィルタの前後に圧力計を設置し，その圧力差でフィルタの目詰まりを検出する．

次に軟水化が行われる．これは，多価のイオンは析出しやすいため，逆浸透膜（RO膜）への沈着を抑制するために行われるものである．軟水化装置は，陽イオン交換樹脂（スチレン・ジビ

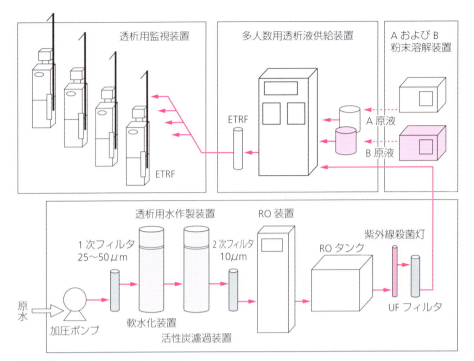

図 IV-1　多人数用透析装置の構成
多人数用透析液供給装置で作成された透析液が，各ベッドサイドの透析用監視装置に供給される．透析液用水作成装置は，後に述べる個人用透析装置と共通である．（川崎忠行. 血液透析機器・装置. In: 透析療法合同専門委員会, 編. 血液浄化療法ハンドブック 2019. 東京: 2019. p.51-64[2]）

ニルベンゼン共重合体）によって，CaやMgなどの二価の陽イオンとNaイオンとを交換するものである．こうして交換されたNaイオンは，RO装置で除去される．陽イオン交換樹脂であるため，Ca, Mgイオンが樹脂内で飽和すると，それ以上軟水化が行われなくなってしまう．このため，定期的に高濃度のNaCl溶液で，軟水器の再生が必要とされる．この高濃度NaCl溶液を作成するために，定期的なNaClの補充が行われる．軟水化のモニタリングとしては，装置出入口での硬度が測定される．

　その後，活性炭により，残留塩素，クロラミン，有機物が吸着・除去される．これは，RO装置が塩素系化合物を除去できないため，その前で除去する必要があるためである．残留塩素，クロラミンは溶血事故の原因となり，特に，井戸水を使用している場合，これを塩素消毒するとクロラミンが産生される可能性があることに注意する．なお，活性炭濾過装置以降では，消毒作用のある塩素が除去されているため，細菌の繁殖に注意する必要がある．残留塩素の測定は，ジエチル-Pフェニレンジアミン硫酸塩（DPD）法で測定され，遊離塩素・結合塩素の双方を総残留塩素として測定する．

　その後，軟水化装置や，活性炭濾過装置から出る微粒子を除去するため，二次フィルタを通過した水がRO装置に送り込まれる．RO装置は，工業用・家庭用の純水作成のためにも使用されるが，透析用のRO膜では，塩素イオン以外の溶質がほぼ除去される．

　加圧ポンプで，1MPa以上の圧で，セルロース系膜，芳香族ポリアミド系膜，合成複合膜などからなるRO膜を透過させ，その中に含まれる溶質を除去する．処理能力は水温と加圧に比例し，水温が低い場合には加温してからRO処理する場合もある．処理水量，処理水質，入り口・出口

圧力差などが監視項目としてあげられるが，RO 膜の寿命は供給される水質にも依存する．作成された RO 水は，RO タンクに貯留され，タンクが容量のバッファーとして機能する．作成された RO 水は塩素がすでに除去されているため，細菌が繁殖しやすい．このため，紫外線殺菌灯が RO タンク，給水ラインに設置され細菌の繁殖を抑えている．

最終的に，限外濾過膜フィルタ（UF フィルタ）を通過させ，ここで水処理装置の最終段階が担保される．モニタリングとしては，膜の目詰まり，リークの判別の他，生物学的汚染の予防のため，定期的消毒が行われる．

b. 多人数用透析液供給装置

多人数用透析液供給装置は，図 IV-2 に示されるように，水処理装置で作成された透析用水を使用し，透析液原液あるいは透析液粉末製剤を希釈あるいは溶解して，ベッドサイドの透析用監視装置に供給する装置である．一般には，「機械室」に設置されている．

透析液を中央供給することで，スタッフの労務軽減が図られることが最大のメリットである．個人用透析装置では，各ベッドサイドに透析液を治療ごとに運ぶ必要があるが，多人数用透析液供給装置を用いることで，こうした透析液を運搬する必要がなくなる．一方，患者個人の病態に応じて，電解質の濃度を調整することは，後で述べる個人用透析装置に比較すると困難である．作成された透析液の電解質の濃度を個別に低下させることは困難であるが，透析液からのナトリウムの補充，回路からのカリウムの投与によって，これらの電解質の濃度を個別に上昇させることは可能である．

多人数用透析液供給装置では，透析液原液を希釈あるいは粉末を溶解し，透析液を作成するが，その溶解の方法は，A・B 液とも原液を用いる方法，片側のみ粉末を用いる方法，双方とも粉末を使用するタイプがある．粉末を使用する場合には，手動でタンクに粉末を投入し透析用水で溶解するもの，ホッパーで粉末を計量して透析用水で溶解するものの双方がある．

A 液，B 液，透析用水が所定の比率で混合され，透析液が作成されるが，いずれも液剤を用いる場合には，透析用水：A 原液：B 原液は 32.74：1：1.26 の比率で希釈混合される．希釈方法には，間欠液に希釈するバッチ式連続比例混合方式，重量落下方式と，連続的に希釈する連続比例希釈，

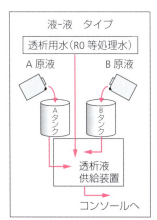
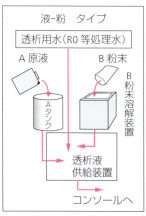
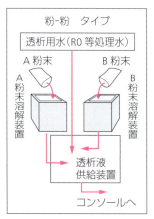

図 IV-2 多人数用透析液供給装置における透析液作成方法
多人数用透析液供給装置では，液・粉末から透析液が作成され，各ベッドサイドに供給される．（川崎忠行．血液透析機器・装置．In：透析療法合同専門委員会，編．血液浄化療法ハンドブック 2019．東京：2019．p.51-64[2]）

連続比例混合方式がある．

作成された透析液は，エンドトキシン補足フィルタ（Endotoxin Retentive Filter: ETRF）を通して透析用監視装置に送られる．A液は酸を含むため細菌の繁殖は抑制されるが，B液は生物学的汚染を生じやすい．透析液作成装置，供給装置は次亜塩素酸，酢酸などを用いた消毒・洗浄が定期的に行われる．

②透析用監視装置（ベッドサイドコンソール）

多人数用透析液供給装置は，通常透析用監視装置とともに用いられる．この透析用監視装置は，透析治療中の体外循環，監視，制御を行う．図Ⅳ-3 には，こうした透析用監視装置の概要を示すが，大きく血液体外循環系と，透析液循環系に分けられる．さらに，圧モニタ，気泡検知器，漏血検知器，温度センサーなどのセンサー，安全装置が取り付けられている．

a. 血液体外循環系

血液体外循環系は装置の外側に置かれ，患者ごとに取り換えられる部分である．穿刺針に接続された回路を通して，血流ポンプで血液が取り出される．ポンプの前に，動脈側陰圧検出部（いわゆるピロー）がある回路では，視覚的に脱血圧をモニタすることができる．その後，抗凝固注入が行われ，動脈エアトラップチャンバに流れ込む．ここでは，血液だまりの上方から血液が流入し，下方から取り出されることで，気泡をダイアライザに送り込まないような仕組みとなっている．ダイアライザを通過した血液は静脈エアトラップチャンバに流れ込む．ここでも動脈チャンバ同様に気泡が除去される．気泡検知器，血液回路遮断器を通過して体に血液が戻っていく．

静脈エアトラップチャンバは回路を通じて圧力トランスデューサーにつながっており，返血側の圧力（静脈圧）がモニタされる．そのほか，動脈エアトラップチャンバの圧力もモニタする場合もある．いずれにしても，血流が低下すると圧力は低下し，下流の抵抗が増加すると，圧力が増加する．このようにして，血液が安定して循環しているかどうかを確認している．

b. 透析液循環系

多人数用透析液供給装置から透析液の供給を得て，一定の流量としたのち，ヒーターや熱交換器（ダイアライザから戻る透析液の余熱を利用して，ダイアライザに流れ込む透析液を加温する）

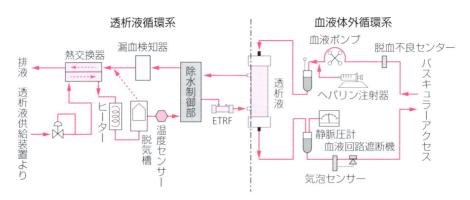

図Ⅳ-3　透析用監視装置の構造
透析液循環系と，血液体外循環系に分けられる．血液体外循環系はディスポーザブルの機材・回路が使用される．（川崎忠行．血液透析機器・装置．In: 透析療法合同専門委員会，編．血液浄化療法ハンドブック 2019．東京: 2019．p.51-64[2]）

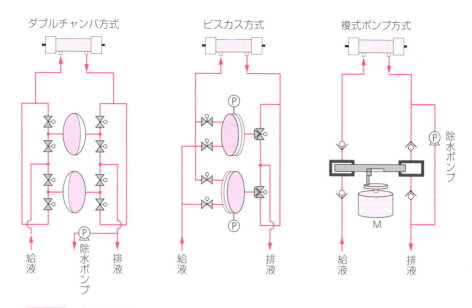

図 IV-4　除水制御方式
本文中にも記載したように，血液透析では，非常に精密な除水制御が必要とされる．各メーカーによってこの図に示すようなそれぞれの方法によってこうした精密な除水制御を可能としている．（川崎忠行. 血液透析機器・装置. In: 透析療法合同専門委員会, 編. 血液浄化療法ハンドブック 2019. 東京: 2019. p.51-64[2]）

を通し，脱気槽で気泡を除去したのち，除水制御部へ送られる．透析液の流量は一般的には500mL/分程度であるが，ダイアライザに流入する透析液と，流出する透析液排液の流量の違いから除水を行う．一般的に，除水は100mL/回の精度が求められる．透析液は1回あたり120L程度であるから，透析液のダイアライザへの流入と流出との誤差は0.1％という非常に高い精度が求められる．通常の輸液ポンプ，シリンジポンプの流量誤差は10％，5％であるから，透析液循環系の精度が非常に高いことが理解される．

こうした高い精度を保つために，いくつかの方法がある．ダブルチャンバ方式（東レメディカル，ジェイ・エム・エス），ビスカス方式（ニプロ），複式ポンプ方式（日機装）である 図 IV-4．ダブルチャンバ方式，複式ポンプ方式では，別個に除水ポンプが用いられる．

このようにして，作成された透析液は最終的に ETRF を通過し，最終的な生物学的汚染を防止する．

③個人用透析装置

個人用透析装置は，各ベッドサイドで透析液を作成するものである．このため，各ベッドサイドには，透析液ではなく，水処理装置で作成された RO 水が供給されている．個人用透析装置は，先述の患者監視装置と，透析液作成装置が一体化したものといえる．患者監視装置については，多人数用装置と同一の構成となっている．一方，透析液作成部分は，多人数用透析液作成装置とは異なり，粉末製剤が使用されることはなく，液剤が用いられる．

この濃縮透析液原液の希釈方法で，大きく3つの方法がある．1つは，定容量混合方式であり，2つ目は定量ポンプ混合方式，もう1つがフィードバック方式である．いずれの場合にも，透析用水に一定の割合でA・B原液を注入・混合するものである．

多人数用透析装置同様に，生物学的汚染が生じる可能性がある．このため，装置内部を薬液あるいは熱水で消毒を行う必要がある．透析液作成部から，ダイアライザまでの間にETRFが設置され，混入するエンドトキシン量を低減している．

④血液濾過透析装置

現在，血液濾過透析（hemodiafiltration：HDF）は，全透析患者の約1/4を占めるに至っており[1]，その多くが前希釈オンラインHDFのモードで行われている．製剤として作成されバッグに詰められた補充液を使用するオフラインHDF，透析液の一部を補充液・置換液として使用するオンラインHDFとも専用の装置を必要とする．

オフラインHDF装置については，図IV-5 に示すように，補充液が補充液ポンプで通常はヘモダイアフィルタの後ろに補充される（後希釈法）が，透析液循環系内の除水制御部が補充液量と濾過量との差を除水量分にするように，制御信号が送られ，調整が行われている．

一方，オンラインHDF装置では，図IV-6 に示すように，透析液供給装置から供給された透析液が，除水制御部を通過したのち，無菌性を担保するため，二連のETRFを通過する．その後，2つに分けられ，片側は補充液ポンプによって，補充液として，ダイアフィルタの前（前希釈法），あるいは後（後希釈法）で血液回路に注入される．残りの透析液が，そのままダイアフィルタに流入する．このため，ダイアフィルタに流れ込む透析液は，もともとの透析液流量をQD，補充液流量をQSとすると，QD－QSに低下する．このため，オンラインHDFでは，拡散による物質除去の性能が低下する．こうした理由から，オンラインHDFでは，通常の血液透析に比較すると，QDを増加させて治療が行われる．また，オフラインHDF同様に，除水制御部から補充液ポンプへ制御信号が送られ，濾過量と補充液量との差がちょうど除水量分となるように調整が行われている．

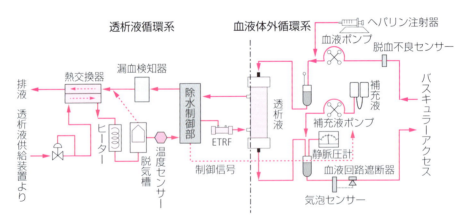

図 IV-5　オフラインHDF装置
オフラインHDFでは，補充液の投与量と濾過量との間の制御が重要である．除水制御部から，補液ポンプへフィードバック信号が送られている．（川崎忠行. 血液透析機器・装置. In: 透析療法合同専門委員会, 編. 血液浄化療法ハンドブック 2019. 東京: 2019. p.51-64[2]）

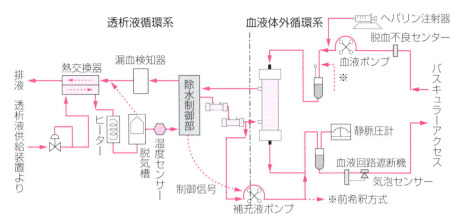

図 IV-6 オンライン HDF 装置
オンライン HDF 装置では，オフライン同様に補充液の投与量と濾過量との間の制御が重要となる．（川崎忠行．血液透析機器・装置. In: 透析療法合同専門委員会, 編. 血液浄化療法ハンドブック 2019. 東京: 2019. p.51-64[2])）

B. 在宅血液透析の装置[4)]

　2017 年末では，約 33 万人の患者が透析を受けていたが，その 0.2% 684 人が在宅血液透析を受けていた[1)]．在宅血液透析では，週 3 回，4 時間の治療の枠を超えた透析が可能となる．在宅血液透析研究会の調査によると，90％以上の患者で，少なくとも 1 日あき，60％の患者では，週 5 回以上の透析が行われていることが示されており，至適透析量の指標である hemodialysis product（HDP，透析時間×週当たり回数[2)]）が 72 以上の患者が 80％に上ることが示されている[5)]．

　こうした在宅血液透析と施設透析との最大の違いは，在宅血液透析では透析装置を自宅に設置する必要がある点である．在宅血液透析では，個人の治療であるため，個人用透析装置が用いられる．また，逆浸透装置（RO 装置）についても，個人用透析装置に直接接続された個人用 RO 装置が用いられる．このように，ベッドサイドで，透析用水の作成から，透析治療自体まですべてが行われる．

　透析治療では，水と電力が重要であり，水については，透析液の約 2 倍，電力については，透析装置自体は 15A，RO 装置は 3A 程度の電力を必要とするため，透析装置だけで約 20A の電力が必要となる．また，コンセントも通常の家庭用のものではなく 3P のアース端子があるものが必要とされ，これらの工事が必要となる．

　水は原水は水道から取水し，排水は下水への排水が行われるが，水道の供給圧は各家庭・地域により異なり，水圧が低い場合にはポンプを用いて圧を上げる必要があり，逆に水圧が高い場合には，減圧弁をとりつける必要がある．水道水は透析処方によっても異なるが，おおよそ 1 カ月あたり 8〜10m³ の水を用いる．

　家屋についても，改築が必要となる場合がある．個人用透析装置，RO 装置をあわせて 150〜200kg 程度の重さであるため，基本的には床の補強は必要とはならないが，特に集合住宅ではステンレスパンなどの漏水対策が必要となる．また，和室の場合には，フローリングにリフォームすることもある．透析を行うためのスペースはおおよそ 3 畳ほどになる．さらに，ダイアライザ，回路，透析液，医療器具・薬剤を収納するためのスペースが 1 畳程度必要となる．

このような電気・水道料金が通常の料金に上乗せされるため，自治体によっても異なるが，おおよそ1〜2万円程度の料金が必要となる．また，廃棄物の処理についても，自治体による違いが大きく，自治体による回収が行われる自治体もあるが，病院で収集しなければならない自治体も多い．

■参考文献
1) 新田孝作, 政金生人, 花房規男, 他. わが国の慢性透析療法の現況（2017年12月31日現在）. 透析会誌. 2018; 51: 699-766.
2) 川崎忠行. 血液透析機器・装置. In: 透析療法合同専門委員会, 編. 血液浄化療法ハンドブック2019. 東京: 協同医書出版社; 2019. p.51-64.
3) 峰島三千男, 川西秀樹, 阿瀬智暢, 他. 2016年版　透析液水質基準. 日本透析医学会雑誌. 2016; 49: 697-725.
4) 井手健悟. 機器の自宅設置の実際. In: 中本雅彦, 他, 編. 在宅血液透析のすすめ　患者さんが望むシステム作りの基本. 東京: 東京医学社; 2009, 95-8.
5) 政金生人.【在宅透析－光と影】総論　わが国の在宅血液透析患者の動向. 腎と透析. 2016; 81: 743-8.

〈花房規男　内田啓子〉

Ⅳ-A-2. 透析膜の種類と効果・限界

　血液浄化器は血液浄化療法の本体といえる部分であり，血中の溶質除去特性を決定する重要な要素である．最も一般的な血液浄化療法である血液透析（hemodialysis: HD）は，腎臓とは全く異なる機序にて溶質除去を行っている．HDと生体腎において決定的に異なるのは，HDは間欠的な治療であることである．限られた時間で生体腎の機能を代替するには，生体腎よりも単位時間当たりの溶質除去能に優れた血液浄化器を開発する必要があった．次いで，不十分な溶質除去によるものや，血液浄化器に対する生体不適合によって生じる合併症を克服するために進歩を重ねてきた．

　本稿ではHDおよび血液濾過透析（hemodialfiltaration: HDF）で使用される血液透析器（ダイアライザ）および血液濾過透析器（ヘモダイアフィルタ）の種類・機能について述べる．

A. 血液透析器・血液濾過透析器の種類

①透析膜の種類

　血液透析が初めて行われた20世紀前半では，透析膜に関する最大の要求性能は，1回の治療を完遂するための機械的強度であった．その後，ダイアライザの構造の変化とともに高分子化学も発展し，強度については十分に担保されるようになると，溶質除去能の向上を目的とする膜の薄膜化・大口径化による透過性の改良が行われてきた．

a. 素材による透析膜の分類

　透析膜は天然素材のセルロース系と石油由来の合成高分子に大別される．透析膜として初めて開発された再生セルロースは，綿花を煮出して再構成することにより得られる．再生セルロースの化学構造には3つの水酸基（-OH）が含まれ，生体適合性を低下させる原因となる．この欠点を克服するため，水酸基を酢酸エステル化した半天然素材のセルロースアセテート（CA），セル

ロースジアセテート（CDA），セルローストリアセテート（CTA）が開発された．これらの改良膜は，生体適合性だけでなく透水性や溶質除去能にも優れているため，特に CTA は現在でも汎用されている．

合成高分子膜で最も古くから使用されているのは，1969 年に開発された AN69® であり，開発年度がその名の由来となっている．AN69® は膜電位が-70mV と強いため，静電的効果による吸着特性が期待され急性血液浄化療法で広く使われている．

本邦ではポリメチルメタクリレート（PMMA）膜（東レ），エチレンビニルアルコール共重合体（EVAL）膜（クラレ）が開発され上市されている．世界市場占有率が最も高いのは，ポリスルホン（PSf）膜（フレゼニウスメディカルケア）である．現在では，東レ，旭化成も製造販売を行っている．PSf にポリアリレートを配合したのが，ポリエステル系アロイ（PEPA）膜（日機装）である．PSf 系と分類されるものの一種にポリエーテルスルホン膜（PES）がある．PSf には内分泌かく乱物質とされるビスフェノール A 骨格が含まれているが，PES には同骨格が存在しない．PSf, PES, PEPA 膜は疎水性のため，限外濾過性能が求められる透析膜としてそのまま使用することができない．このためポリビニルピロリドン（PVP）を配合して親水処理を行い，高い透水性能が得られている．一方，PVP はダイアライザの透過特性に影響を与えるだけでなく，血中に溶出し透析患者に何らかの影響を与える可能性がある．

b. 物理的な構造による透析膜の分類

走査型電子顕微鏡により透析膜断面を観察すると，高倍率下でも全体が均一な状態であるもの（均質膜）と，平滑化された内腔表面，その近傍の緻密な部分（緻密層）その外側の疎な部分（支持層）の 3 層からなるもの（非対称性膜），内腔に近い側に明らかな緻密層が見られないが，外側から内腔に向かい緻密になるマクログラジエント構造を呈するものの 3 種に分類される．均質膜にはセルロース系膜，AN69®，PMMA，EVAL が，非対称性膜には PSf, PES が主として含まれる．マクログラジエント構造は PEPA に認められる．

c. 機能による分類

■ 血液浄化療法開発の歴史

血液浄化器の機能を語るうえで，血液浄化療法の開発史を避けることは難しい．1960 年代にキール型ダイアライザと外シャントが開発され，現在の HD の基礎が築かれた．当時の透析膜素材はセルロースであり，溶質除去対象物質は尿素（60Da），クレアチニン（113Da）などの小分子であった．HD を行う目的も重症の急性腎障害患者の救命であった．1970 年代になり，小分子よりも大きな溶質の除去効率が良好な腹膜透析（PD）では末梢神経障害の頻度が少ないことから，中分子の除去が重要であるとの仮説が提唱された．1970 年代後半には，合成高分子を使用した中空糸血液浄化器が開発され，1985 年に HD 患者の長期合併症であるアミロイドーシスのアミロイドを構成する主な蛋白質が β_2-ミクログロブリン（β_2MG, 11,800Da）であることが，Gejo らにより明らかにされた．この発見により，除去すべき中・大分子溶質のマーカーが特定されたため，β_2MG を効率よく除去することができる透析膜の開発が進められた．

d. 機能分類と機能区分

1996 年，日本透析医学会より血液浄化器の「機能分類」が初めて提唱された．一方，「機能区分」は健康保険の特定保険医療材料の材料価格として構造，膜面積，透析能を区分けするために使われている．これらは，血液浄化器を機能の面から分類するものであるが，内容は異なっていた．

ダイアライザの「機能分類」は，1996年に，①スタンダード膜透析器，②ハイパフォーマンス膜透析器，③血液濾過透析器（ダイアフィルタ），④血液濾過器（ヘモフィルタ）の4つに分けられ，それぞれに適応病態が付与されていた．その後5つに再編された．「機能区分」も2006年までは2つに分けられていただけだったが，主としてβ_2MGのクリアランスによりI〜V型の5区分に再編された．2016年度にようやく「機能分類」と「機能区分」が同じ内容となった．

　1996年の「機能分類」では，①スタンダード膜濾過器と，②ハイパフォーマンス膜透析器の間には，尿素・クレアチニン・β_2MGのクリアランスには明確な差が認められた．このことにより，それまでの小分子物質の除去および電解質・酸塩基平衡異常の是正，体重増加分の除水に加えダイアライザが長期透析に伴う合併症の予防およびactivity of daily living（ADL）・quality of life（QOL）の低下を予防することを目的として使われる端緒になった．

　1999年に「機能分類」が改訂された．機能分類と性能基準はそのままであったが，スタンダード膜透析器から血液濾過器までにそれぞれにI型からIV型まで番号による型式分類となった．また，I型（スタンダード膜透析器）の使用用途として，「不均衡症候群並びにアミノ酸や蛋白質の損失が栄養学的に有害と考えられる病態」と注釈がつけられ，より適応が狭められた．III型（血液濾過透析器：ダイアフィルタ）では，内部濾過促進型HD，III-a少量置換型（5L≦置換量≦15L）およびIII-b大量置換型（15L≦置換量）に分けられた．III型を利用するHDFでは，大量液置換時に大量のアルブミン損失のリスクが存在し，栄養障害・血圧低下などを生じるリスクがあるためである．

　2005年以降は膜の進歩に伴い，透水性の高いダイアライザに対して内部濾過促進型ダイアライザとしてII型のハイパフォーマンス膜ダイアライザがII-a，II-bの2つに分類されたが，臨床ではあまり用いられなかった．2006年度の「機能区分」の改定において，内部濾過促進型ダイアライザの区分よりもβ_2MGのクリアランスの違いによりI〜V型に区分けされたため，臨床の場では，ダイアライザはβ_2MGの除去効率を参考に選択されることが多くなった．

e. 血液浄化器（中空糸型）機能分類（2013）

　2006年度の診療報酬改定に伴い「機能区分」が，内部濾過促進型ダイアライザの区分ではなく，β_2MGのクリアランスの違いによりI〜V型に区分けされたため，臨床の場ではダイアライザはβ_2MGの除去効率を参考に選択されることが多くなった．この臨床上の潮流は，日本透析医学会による「機能分類」との大きな乖離が生じたことを意味している．そこで日本透析医学会では，「学会の機能分類は学術的な見地からなされるべきものであるが，個々の患者に適した血液浄化器が使用されるという本来の趣旨からすると乖離は好ましくない」という見地から「機能分類」の見直しが行われた．

■血液浄化器（中空糸型）機能分類（2013）の要点 表IV-1

❶治療法

　治療法である血液透析（HD），血液濾過透析（HDF），血液濾過（HF）の分類に変更はないが，「機能分類（2013）」で対象とする血液浄化器は中空糸型のみであり，いわゆる特定積層型は含めない．

❷血液透析器（ダイアライザ）の分類

　ダイアライザについては，従来の2分類（I型，II型）に加えてS型が新設され，それぞれのダイアライザはI型/II型/S型のいずれか1つの型として使用されなければならない．わが国では，後述の機能区分IV型（50mL/min≦β_2MGクリアランス<70mL/min）が72.8%，V型（70mL/min

表IV-1　血液浄化器の機能分類と性能基準 (2013年)

治療法	HD					HDF		HF
血液浄化器	血液透析器 [1]					血液濾過透析器 [2]		血液濾過器
	I型		II型		S型 (特別な機能を持つもの)	血液透析用 (後希釈用)	(前希釈用)	
測定条件	I-a (蛋白非透過型/低透過型)	I-b (蛋白透過型)	II-a (蛋白透過/低透過型)	II-b (蛋白透過型)				
膜面積 A (m)			1.5			2.0	2.0	2.0
血流量 Q_B (mL/min)			200 ± 4			250 ± 5	250 ± 5	250 ± 5
希釈後 Q_B (mL/min)			—			—	490 ± 10	—
透析液流量 Q_D (mL/min)			500 ± 15			500 ± 5	600 ± 18	—
流入 Q_D (mL/min)			—			—	360 ± 11	—
濾過量 QF または補充液流量			15 ± 1 (10 ± 1/min/m)			60 ± 2 (30 ± 1mL /min/m²)	240 ± 4 (120 ± 2mL /min/m²)	60 ± 2 (30 ± 1mL/mn/m)
Q_S (mL/min)						200	180 [2]	55 ≦
性能条件 [1]　尿素クリアランス (mL/min)	125 ≦		185 ≦		125 ≦	200 ≦	180 [2] ≦	55 ≦
β_2MG クリアランス (mL/min)	<70		70 ≦		0 ≦	200 ≦	70 [2] ≦	35 ≦
アルブミンふるい係数 SC	<0.03	0.03 ≦	<0.03	0.03 ≦	—			
透析液または補充液水質基準	超純粋透析液水質基準					濾過型人工腎臓用補充液またはオンライン透析液水質基準		濾過型人工腎臓用補充液またはオンライン透析液水質基準
特徴 [3]	小分子から中分子(含むβ_2MG)溶質の除去を主目的とする		小分子から大分子まで(含むβ_2MG)溶質の積極的な除去を主目的とする		特別な機能 [4]:生体適合性に優れる、吸着によって溶質除去できる、抗炎症、抗酸化性を有するなど	核酸と濾過を積極的に利用し、小分子から大分子までと広範囲にわたる溶質の除去を目的とする [5]		濾過を積極的に利用し、中・大分子溶質の除去を主目的とする

1) それぞれの血液透析器はI型/III型/S型のいずれか1つの型として使用されなければならない。
2) それぞれの血液濾過透析器は、後希釈用もしくは前希釈用のどちらかの性能基準を満たさなければならない。基準を満たしたものは、膜を介して濾過・補充を断続的に行う「間歇補充用」にも使用可能である。

[1] 性能基準値については、表中膜面積の値とする。他の面積では、勘案して読み替えるものとする。(その際、測定条件も適宜変更する).
[2] 希釈補正後の値
[3] 特徴については、あくまでも1つの目安を示すもので厳格に分類されるものではない。
[4] 特別な機能については、別途それぞれ評価するものとする(血液透析器に含める).
[5] 内部濾過促進型は含まない(血液透析器に含める).

治療あたりのアルブミン喪失量を規定し、低アルブミン血症をきたさぬよう十分配慮すべきである.

(川西秀樹, 他. 血液浄化器(中空糸型)の機能分類 2013. 透析会誌. 2013; 46: 501-6 [3] より一部改変)

≦β_2MG クリアランス）が 21％と欧米諸国と比べ super-high flux 膜の使用が突出していた．この国内事情により，β_2MG クリアランス 70mL/min が機能分類Ⅰ型とⅡ型の境界とされた．

Ⅰ型・Ⅱ型ダイアライザに関して，蛋白非透過/低透過型（a 型）と蛋白透過型（b 型）に再分類することにし，アルブミンふるい係数（SC）値 0.03 を境界値とする．

S 型ダイアライザは溶質除去能（尿素，β_2MG クリアランス）とは異なる特別な機能をもつものと定義される．具体的には，その特別な機能のゆえに，一部の臨床家から支持を受けているが，使用頻度が少ないため市場原理によって淘汰されるおそれがある生体適合性に優れる，吸着によって溶質除去できる，抗炎症性，抗酸化性を有するなどの特徴をもつ一部のダイアライザである．現時点では，EVAL 膜と PMMA 膜のみが S 型と分類されることに制限されており，今後の新たに開発されるダイアライザについては，その都度検討される．

❸血液濾過透析器（ダイアフィルタ）

ダイアフィルタは単一の分類，それぞれのダイアフィルタは後希釈用または前希釈用のどちらかの性能基準を満たさなければならない．この性能基準を満たしたダイアフィルタは，膜を介して濾過・補充を断続的に行う「間歇補充」用にも使用可能である．なお，いわゆる内部濾過促進型はダイアフィルタに含まれず，ダイアライザに分類される．

❹血液濾過器（ヘモフィルタ）

ヘモフィルタは単一の分類とされ，内容は機能分類 2005 と同様である．

❺膜面積

性能基準となる血液浄化器の膜面積は，それぞれダイアライザ $1.5m^2$，ダイアフィルタ $2.0m^2$，ヘモフィルタ $2.0m^2$ とする．他の膜面積では勘案して読み替えるものとするが，その際測定条件も適宜変更する．

❻アルブミン喪失量

治療当たりのアルブミン喪失量の設定は，低アルブミン血症をきたさないように十分配慮する．

■血液浄化器（中空糸型）機能分類（2013）の詳細

❶血液浄化器の形状

現在臨床で使用されている血液浄化器の形状は，中空糸型と特定積層型である．実際の特定積層型は AN69® ダイアライザ１種のみで，生体適合性に特徴があることから S 型に分類することも検討されたが，診療報酬上の機能区分に合わせて対象外となった．特定積層型を機能分類に含めることについては，今後の検討課題となった．

❷Ⅰ型，Ⅱ型ダイアライザについて

診療報酬上の血液浄化器の「機能区分」は β_2MG クリアランスにより以下の５つに分類されている．

　　　・Ⅰ型　10mL/min 未満
　　　・Ⅱ型　10mL/min 以上 30mL/min 未満
　　　・Ⅲ型　30mL/min 以上 50mL/min 未満
　　　・Ⅳ型　50mL/min 以上 70mL/min 未満
　　　・Ⅴ型　70mL/min 以上

わが国では，Ⅳ型とⅤ型で実質的な使い分けがなされていることから，β_2MG クリアランス 70mL/min をⅠ型とⅡ型の境界値と定められた．

Ⅰ型・Ⅱ型ダイアライザについて，さらに蛋白非透過（a型），蛋白透過型（b型）に細分された．従来の透析膜はアルブミンの分離を目標とした分画分離特性が開発目標となっていたが，現在ではアルブミン近傍あるいはアルブミンに吸着した尿毒素物質を除去することを目的とする広い分画分離特性をもつ透析膜が一部の患者に必要とされるようになった．この状況から，蛋白非透過・蛋白透過の2型に分類し，患者の状況に応じて使い分けられるように設定された．

a型，b型を分類する方法については，日本透析医学会により策定された「血液浄化器の性能評価法2012」に準拠したアルブミンのふるい係数の値が採用された．具体的な境界値の設定法について，2012年のコンセンサスカンファレンスでは，文献調査による臨床評価での値で分ける案も提示されたが，診療報酬上の「機能区分」は，医器工機能分類審査会（医器工）において牛血系評価の値を基に審議することから，測定法を含めた具体案の提示が医器工に諮問された．医器工は，ウシ血漿の取り扱い，抗凝固薬の使用，蛋白濃度の影響，分析法による差違，測定時の経時変化などについて，メーカー各社で分担して検討し，ブロモクレゾールグリーン（BCG）法を基礎とする統一した測定を策定した．次いで，各社市販ダイアライザのアルブミンふるい係数が同法によって計測され，臨床での使用状況を考慮して0.03が境界値となった．BCG法にはアルブミン以外の分画も検出する問題点があるが，血液浄化器メーカーが統一した方法で評価できることが重視され本法が採用された．免疫比濁法などの通常の臨床検査で採用されている方法による測定値より，高めの値になることに注意が必要である．

❸ S型ダイアライザについて

特別な機能として，生体適合性に優れる，吸着による溶質除去が可能，抗炎症性，抗酸化性を有するなどがあげられる従来の溶質除去能（尿素・β_2MGクリアランス）だけでは特徴を表現しきれないダイアライザの一群がS型ダイアライザである．臨床的な見地からは，溶質除去よりもその特別な機能によって，一部の患者の病態改善に役立つものと定義される．

EVALは構造水を有するためPVPなどの親水化剤を必要とせず，血漿蛋白の吸着が他の膜よりも少ない．透析中の経皮酸素分圧の変化は改質セルロース膜やPSf膜ダイアライザに比べてEVAL膜ダイアライザの方で変動が小さく，微小循環に及ぼす影響が少ない．また，血小板の活性化および好中球活性化によって生じる活性酸素（reactive oxygen species: ROS）産生が少ないという報告もあり，生体適合性が高いと推測される．

PMMAはほぼ均一な対称構造を有するため，比較的大きな細孔をもち，アルブミンに近い大分子溶質除去に優れている．PVPなどの親水化剤が不要なことから蛋白を吸着する特徴があることから，膜を透過することが難しい大分子溶質の吸着除去が可能である．これらの特性によって，痒みの改善や高齢者の体重維持に有効との報告がある．

❹ 血液濾過透析器（ダイアフィルタ）について

以前は，後希釈法オフラインHDFが主流であったが，わが国のHDF療法は2012年の診療報酬改定に伴い，急激にオンラインHDFが普及している．この背景には，わが国では透析液清浄化レベルが高く，後希釈法では積極的な液置換が困難であることがあげられる．

しかしながら，ダイアフィルタの性能は後希釈用，前希釈用として明確に区別することは困難であり，実臨床上多種多様なヘモダイアフィルタを患者の病態に合わせ制限なく選択することができるように単一の分類とされた．

膜を介して濾過・補充を間歇的に行う間歇補充型HDFがオンラインHDFの一法として認めら

れている．オンライン HDF としての保険適用として，①認可された血液濾過透析器の使用，②認可された専用透析装置の使用，③オンライン透析液水質基準をクリアすること，の 3 条件を満たすことが必要である．従来行われていたプッシュプル HDF は，原理的には間歇補充型・オンライン HDF の一種と考えられるが，上記 3 条件を満たすことが適わないため，オンライン HDF として保険請求することはできない．

　一方，逆濾過透析液を間歇的に補充する間歇補充型 HDF（intermittent infusion HDF：I-HDF）は，例をあげると 1 回 200mL の逆濾過透析液を 150mL/min の流量で 30 分ごとに計 7 回間歇補充するものであり，ダイアフィルタ内側表面に生じる血中成分の付着や濃度の偏りを是正する働きがあるため，溶質除去効率の低下が抑えられると考えられている．上記の 3 条件を満たせば，オンライン HDF としての保険請求もできる．I-HDF は 1 回の治療あたり 1.5L 程度の少量オンライン HDF であり，間歇補充用の特別な透析装置も不要で基準を満たしたダイアフィルタであれば，「間歇補充用」として使用することができる．

B. 透析膜の効果・限界

①溶質の透過特性

a. 対称性膜と非対称性膜

　透析膜における物質移動は，膜に存在する細孔を介して行われると考えられる．この物質移動を数学的に表現したモデルを細孔理論という．CTA および PES 膜を走査型電子顕微鏡で観察すると，古典的な CTA 膜では血液が触れる内側と透析液が触れる外側で細孔に大きな違いはなく均質であることが確認される．一方 PES 膜では，内側には CTA と同様な細孔が認められるが，外側には巨大な穴（マクロポア）が存在し，非対称性構造であることが示される．

　従来，透析膜には均質膜が使われてきたが，スポンジ構造やフィンガ構造をもつ非対称性膜が盛んに用いられている．その第一の目的は，アルブミンよりも小さい数万程度の分子量の病因物質を速やかに体外へ排出することである．均質膜のように透過速度の小さい tight な領域が膜全体に分布していると，溶質の除去効率は極端に低下する．そこで tight な緻密層を薄くし，その層で膜表面の小孔に入りうる溶質と入らない溶質を分離し，次の 2 次的な分離を loose な支持層にて行うという発想をもとに開発された．この試みは非常に奏効し，現在の透析膜設計の原点となっている．非対称膜における濾過を伴う透析では，緻密層および支持層の両方の構造が拡散濾過係数（拡散速度）に影響しており，拡散濾過係数の差によって，溶質除去の選択性が与えられる．このように非対称性膜の場合，設計を行う因子が多いことが透析膜開発に大きな可能性をもたらしている．CTA 膜においても，新規に開発されたものにおいては，内側に比べ外側にマクロポアが存在するものも商品化されている．

b. ファウリング

　小分子はもとより，β_2MG をはじめとする中・大分子量物質にも高いクリアランスをもつハイパフォーマンス膜を用いられたダイアライザは高い溶質除去性能を有している反面，ファウリング（膜表面への蛋白質付着）による HD 中の性能低下が問題となる．PSf 膜ダイアライザに対してウシ全血を用いた *in vitro* の性能評価試験では，中分子物質の β_2MG のクリアランスは経時的

に変化が見られなかったが，大分子物質の α_1-microglobulin（α_1MG）(33,000Da) やアルブミンのクリアランスは経時的に低下し，ファウリングの影響を強く受けることが示された．

ファウリングの影響を受けにくくするために，ダイアライザの形状が工夫されたものが販売されている．現時点で，除去特性の観点からは β_2MG のクリアランス向上は限界に近く，アルブミンの漏出が許容範囲（2〜4g/ セッション）に抑えられた範囲で，α_1MG クリアランスより上昇させる透析膜・ダイアライザ形状などの開発・改善が期待されている．

②生体適合性

血液透析療法は合成材料に血液を接触させることにより，尿毒症物質を除去することで成り立っている．必然的に異物への接触を避けることはできないため血液反応が生じる．言い換えれば，常に生体非適合性（bio-incompatible）な状態にある．

特にダイアライザは接触面積が大きいため反応の主要な場となり，透析膜内部での濾過や逆濾過による圧変化のストレスや透析液からの流入物質や配管系の汚染により影響を受ける．そのため生体適合性へ影響する大きな因子としては，透析膜との接触による反応や透析液による反応，汚染物質による反応，内圧・流速による反応を考える必要がある．

a. 透析膜との接触による反応

■補体系反応

直接的な反応は，補体と白血球の反応による白血球減少および肺胞内への白血球集積である．透析膜の開発初期に用いられていた再生セルロース膜では，補体活性基である遊離-OH 基が存在するため，HD 中に血中の補体第二経路が活性化され，生体に強力な作用を有するアナフィラトキシンである C3a, C5a が産生される．この活性化した補体は顆粒球を刺激して接着分子発現を促し，血管内皮細胞への接着遊走が生じる．透析膜による補体活性化には，-OH 基の数，膜の陰性荷電・親水性の程度，-OH 基への蛋白吸着性などが規定因子となる．

補体活性化には好中球やリンパ球，単球刺激，活性酸素の産生を介する免疫能低下，透析アミロイドーシス・動脈硬化などの長期透析合併症の促進因子となる．以上のような機序が明らかになるにつれて，透析膜素材の開発が進行した．ポリエチレングリコール（PEG），ビタミン E，ジエチルアミノエチル（DEAE）にて-OH 基を修飾した改質セルロース膜および-OH 基を酢酸に置き換えた酢酸セルロース膜が開発された．酢酸セルロース膜のうちセルローストリアセテート（CTA: 前述）は，合成高分子膜に引けをとらない生体適合性を有している．

■陰性荷電症候群（カリクレイン・キニン系）

HD 中に凝固系とカリクレイン・キニン系が活性化することは古くから知られていた．臨床的生体反応として明らかになったのは，陰性荷電膜である AN69® とアンジオテンシン変換酵素阻害薬（ACE-I）との相互作用による．AN69® 膜や low density lipoprotein（LDL）吸着に用いられるデキストラン硫酸セルロースビーズ使用時には，陽性荷電因子であるプレカリクレイン，第 XI 因子，第 XII 因子，高分子キニノーゲンなどが膜表面上で反応を生じ，ブラジキニンが産生される．通常はキニナーゼ I および II によりブラジキニンは不活化される．キニナーゼ II は ACE と同一の酵素であり，ACE-I はキニナーゼ II を不活化するため，陰性荷電膜と ACE-I を併用するとブラジキニンの作用が持続し，血圧低下，胸部症状，気道粘膜腫脹による呼吸困難，痺れ，悪心，嘔吐，下痢などの症状が起こる．

■ 血小板−好中球反応

透析膜との接触によって活性化した血小板は，膜や回路表面に凝集塊を形成して血栓形成を誘発する．さらにアラキドン酸カスケードを活性化し，プロスタノイドを産生する．併せて β-トロンボグロブリン（β-TG）や血小板由来増殖因子（PDGF）などを産生・放出する．活性化した血小板は，細胞質内に存在している接着因子の P-セレクチンが細胞表面に発現し，好中球表面に存在する糖鎖リガンド（P-セレクチンリガンド）と結合する．こうして血小板−好中球複合体が形成され，好中球にシグナルが伝達されて活性酸素やサイトカインが誘導される．

■ インターロイキン仮説（単核球反応）

再生セルロース膜と血液が接触することにより，単球が活性化されインターロイキン-1（IL-1），IL-6，IL-8，腫瘍壊死因子（TNF）などの炎症性サイトカインが分泌される．この反応は，透析膜だけでなく透析液中の酢酸やエンドトキシンなどの汚染物質にも影響される．汚染された透析液中に存在するエンドトキシンは，強力なサイトカイン産生刺激となる．汚染された透析液に対してダイアライザ自体がカットフィルタとして働き生体に影響を及ぼさないと考えられていたが，あらゆる種類のダイアライザであっても汚染物質が透過し，血中にサイトカインが遊離することが証明され，膜上の小孔径が小さい low flux ダイアライザ使用時にも透析液清浄化が必須であること示された．現在汎用される high flux のダイアライザでは，透析膜の透過性が向上しているため透析液の清浄化はさらに重要である．エンドトキシンより小さい細菌由来の DNA フラグメント（6〜20 核酸，分子量 1200〜25000Da）の流入が懸念されている．これは大半のダイアライザを素通りするものであり，さらなる透析液清浄化が必要である．

インターロイキン仮説は，その後の Malnutrition Inflammation and Atherosclerosis syndrome（MIA 症候群）というサイトカインに代表されるメディエーターによって生じる長期合併症の理論的な基礎となった．

③生体適合性　透析膜からの溶出物

ダイアライザからの溶出物は，患者との異物反応に関わる重要な要素であることが古くから指摘されている．

a. ポリビニルピロリドン（PVP）

ダイアライザの原材料に用いられている物質から溶出する可能性のあるものを選び出し，それぞれに適した抽出法や分析法を用いて生体との異物反応を生じさせる物質を同定する必要がある．現在のダイアライザの使用状況から，最も患者に生体反応を引き起こす可能性があるものと認識されている物質が PVP である．

PVP は疎水性の強い合成高分子である PSf 系膜に添加されている．PVP により血液と接する膜表面が親水化され，血中蛋白質の付着量や付着した蛋白質によって活性化する血球系の異物反応が減少する．PVP は現在 PSf 系膜だけでなく多種の合成高分子膜に使用されている．

特定のダイアライザでアレルギー反応を生じた患者の補体活性および治療開始直後の白血球減少は，ダイアライザの PVP 含有量が多いほど大きな反応が生じたとする報告がある．

b. ビスフェノール A（BPA）

PVP 以外に着目されている溶出物として BPA があげられる．BPA は PSf 膜，ポリカーボネート，ポリアリレート，エポキシ樹脂などに用いられている化学物質で内分泌攪乱物質と考えられている．

透析膜に対するアレルギーの原因物質としてBPAがその1つであると考えられる報告が存在する.

④抗炎症能・抗酸化能

ダイアライザの性能向上は著しいが，生体にとっては異物であり血液透析膜と血球との接触で生じる生体反応の完全な制御はできていない．ダイアライザの膜表面との接触刺激により，好中球からはフリーラジカル，単核球からは炎症性サイトカインが分泌され微小炎症を生じさせ，ひいてはMIA症候群などのHD患者特有の長期合併症，生命予後の増悪につながる．このため，透析膜の生体適合性を高めることは喫緊の課題であり，透析膜表面の化学的・物理的生体適合性を高めること（血球への刺激の低減）に努力がはらわれてきた.

一方，生体適合性を高めるだけでなく，膜との接触により生じたフリーラジカルの消去や反応を軽減する作用を有するダイアライザも実用化されている.

a. 透析膜の抗炎症作用・抗酸化作用

MIA症候群をはじめとするHD患者の長期合併症を予防し，生命予後を改善するために，HD患者における微小炎症を制御することが重要であることは周知されている．HD患者における微小炎症の原因として透析液の組成・清浄化とともに透析膜の生体適合性も大きな影響力をもつと考えられている.

従来の再生セルロース膜から合成高分子膜への転換において，透析膜の生体適合性は大きく進歩・向上したと考えられ，再生セルロース膜と合成高分子膜の間での比較では，後者の生体適合性が有意に良好であるとの報告がある.

一方，抗酸化能膜・抗炎症能膜は，透析膜自体に「血液・血球の刺激により産生されたフリーラジカルなど」を捕捉する，「炎症性サイトカイン」を吸着することにより微小炎症反応を停止・中断させる機能・特性を有するものとされる.

b. 抗炎症能，抗酸化能を有する膜

抗炎症能・抗酸化能をもつ透析膜として，本邦で使用されているのはPMMA膜，ポリアクリルニトリル膜（PAN: AN69®），ビタミン-EコーティングPSf膜である.

PMMA膜・PAN膜（AN69®）は，サイトカインを吸着することが報告されている．血中のサイトカインを吸着することにより，サイトカインネットワークによる炎症活性化を中断・軽減すると考えられている．ビタミン-EコーティングPSf膜はHD過程において産生される酸化ストレス（ラジカルストレス）をスカベンジすることが期待されている.

⑤生体適合性　次世代ダイアライザの開発

前述のように，小・中分子の溶質クリアランスの向上は限界に近づいており，次世代ダイアライザの開発は，長期合併症予防に重要である透析膜の生体適合性の向上が重視されている．この目的の達成には，ダイアライザの膜表面と血液が接する界面において，異物反応を最小化する技術が求められる．このような技術を開発するためには，透析膜が血液に接触した際に生じる初期現象の分子レベルでの理解が必要である.

a. ダイアライザの膜表面で起こる現象

透析膜に血液が接触すると，はじめに血中の水分子やイオンが膜表面に吸着される．膜表面は

数秒〜数分で飽和含水状態になる．次いでアルブミン，フィブリノーゲンなどの蛋白質が膜表面と相互作用して吸着する．吸着した蛋白質は経時的に構造変化を生じ，吸着したフィブリノーゲンは血小板粘着部位を露出する．膜表面に吸着した蛋白質の量・組成・構造・分布・凝集構造は時々刻々と変化する．血球細胞は，細胞表面の受容体を介して吸着したフィブリノーゲンの構造変化により露出した細胞接着部位を認識して接着する．その後，認識した蛋白質の種類や量に応じて異なった細胞内のシグナル伝達経路の活性化が生じる．膜表面に吸着した蛋白質の状態に応じて血球細胞の初期接着状態が変化するといえる．細胞の初期接着形態，接着機構に応じて膜-血球相互作用が変化し，血液透析性能に影響を与える．血液の最大成分である水分子は，蛋白質の吸着や血栓形成の場を提供している．したがって，血液中の水分子の構造や運動性が血液透析性能に多大な影響を与える．

b. 透析膜表面に存在する水分子の役割

　　生体を形成しているすべての物質は，水和することで機能を発現する．生体表面・界面は，多彩な生体反応が進行する場であり表面・界面の水分子は重要な構成要素である．血液中の蛋白質や細胞は，不凍水，中間水，自由水からなる水和殻をもち，この構造によって安定に存在できる．血中成分は水和殻を形成し安定化されているが，異物表面の不凍水が直接この水和殻に接して攪乱・破壊すると，生体成分の膜表面への吸着・活性化が生じる．

　　生体適合材料では，中間水が生体成分の水和殻と膜表面の不凍水の間に存在し，直接的な接触を抑制するため異物反応が起きないと考えられる．

c. 生体適合性の高い次世代透析膜の分子設計

　　含水した材料に形成される中間水は，生体適合性素材の共通点である．有機合成化学の技術を駆使することにより，合成高分子の主鎖・側鎖の化学構造を系統的に変化させることができる．合成高分子の主鎖・側鎖の分子運動性と水分子との結合力を制御することで，中間水量を変化させることが可能である．新規合成高分子においても，中間水量と生体適合性には強い正の相関があった．中間水の量によって，透析膜表面への蛋白質の吸着と構造変化，ひいては血球の反応をも制御可能であると考えられ，合成高分子の化学構造の設計によって中間水の量を制御する本技術が次世代透析膜の開発の基礎となると考えられる．

■参考文献
1) 小久保謙一, 小林こず恵, 小林弘祐, 他. 血液浄化器と治療法の変遷. 人工臓器. 2017; 46: 42-9.
2) 富沢成美, 山下明泰. ダイアライザ機能分類. 腎と透析. 2017; 82: 669-75.
3) 川西秀樹, 峰島三千男, 友 雅司, 他. 血液浄化器 (中空糸型) の機能分類 2013. 透析会誌. 2013; 46: 501-6.
4) 福田 誠, 西村健吾, 森本柾允, 他. VII 性能比較表 (ダイアライザ / ヘモダイアフィルタ). In: 竹沢真吾, 福田 誠, 編. 新ハイパフォーマンスダイアライザ Up to Date. 東京: 東京医学社; 2016. p.286-323.
5) 内藤秀宗. 透析膜の特性. 透析会誌. 1992; 25: 43-50.
6) 崎山亮一, 峰島三千男. 透析膜の変遷と展望. 人工臓器. 2010; 39: 77-80.
7) 酒井清孝. 血液透析治療の歴史―装置工学的側面から見た―. Membrane (膜). 2012; 37: 2-9.
8) 山下明泰. 血液透析と先端医療 1. 透析膜の進歩. 最新医学. 2017; 72: 1653-60.
9) 峰島三千男, 大平久英. 特別な機能を持つ血液透析器の定義とその判断基準. 透析会誌. 2017; 50: 364-8.
10) 土田健司. 生体適合性: 透析膜からの溶出物. 透析会誌. 2017; 50: 384-6.
11) 友 雅司. 抗炎症能・抗酸化能. 透析会誌. 2017; 50: 397-9.
12) 田中 賢. 生体適合性: *in vitro* 評価法. 透析会誌. 2017; 50: 373-8.

〈清水芳男〉

IV-A-3. 透析液の特徴と使用上の注意

はじめに

　　血液透析の目的は，腎不全患者の体内に蓄積した毒素を除去し，水・電解質および，酸塩基平衡異常を補正することにある．よって，このために使用する透析液は透析治療の根幹と言えるものである．透析液の組成や作成法は時代と共に変遷してきた．現在では，重炭酸透析液と酢酸フリー透析液が主流となっており，これらの透析液を作成するためのA剤，B剤には，剤質上，液体タイプとパウダー（粉末）タイプの2つの種類があり，これらは，臨床現場においては，①A液‐B液，②A液‐B粉末，③A粉末‐B粉末の3パターンの組み合わせで使用されている．透析液原液を希釈する希釈水の水質に関しては，薬局方の注射用水の基準が求められている．したがって，希釈水の清浄化はきわめて重要であり，安全で質の高い血液透析治療を提供するための基本である．日本透析医学会や臨床工学技士会から水質基準や手順書が示されており，適正な管理が求められる．本稿では，液体およびパウダー透析液の特徴，作成に際しての使用上の注意事項，そして水処理に関して解説する．

A. 液体透析液の特徴，メリット・デメリット

　　液体透析液は一般的にA透析液原液（A原液）タンクとB透析液原液（B原液）がそれぞれプラスチック容器におよそ透析1回分の必要量が入っている状態で販売されている．図IV-7はA原液およびB原液を用いた場合の透析液作成工程図である．この方法では，A原液・B原液・透析用水を混合し作成する．個人用透析装置，透析用監視装置のいずれにおいても実施可能である．

①処方透析（透析液の濃度調整）

　　個人用透析装置を用いる場合，患者の状態に合わせて透析液の電解質濃度を補正することが可能である．電解質濃度の補正には2通りの方法がある．1つは透析液の原液タンクに目的とする電解質を添加して透析液の基本濃度を高くするやり方であり，もう1つの方法は，透析装置の透

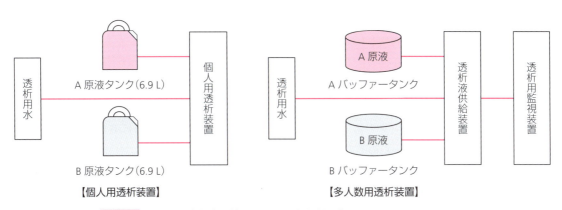

図 IV-7　液体透析液（原液）を用いた透析液作成工程図

析液希釈倍率を変更することにより透析液の基本濃度を調整するやり方である．例えば前者では，高度の低カリウム（K）や低リン（P）血症を呈する例に対してKやPを付加する．後者では，高度の低ナトリウム（Na）血症やアルカローシス例に対して過剰補正を避けるために透析液を希釈する．ただし，実施に当たっては使用する透析装置ごと，治療ごとに濃度測定を行うなど慎重に対応する必要がある．

■**濃度調整の実際（カリウム濃度の調整）**

透析液内のカリウムは塩化カリウムとしてA原液に含まれ2.0mEq/Lの濃度で販売されているものがほとんどである．透析液原液6Lの場合31.32gの塩化カリウムが含まれていることになる．この液のカリウム濃度を3mEq/Lにする方法として，カリウム濃度1.0mEq/Lに相当する粉末塩化カリウム15.66gをA原液のタンクに入れ十分に撹拌することにより調整することができる．

②使用量について

現在，液体原液は6Lまたは9Lで販売されている．希釈倍率をA原液：B原液：透析用水＝1：1.26：32.74，透析液流量を500mL/minの条件で透析を行う場合の透析液原液の使用量は以下の通りとなる．

- A原液は35倍に希釈されるため

  30（L/hr）/35＝0.86（L/hr）
- B原液は約27.8倍に希釈されるため

  30（L/hr）/27.8＝1.08（L/hr）

A原液に比べB原液の使用量が多く，6Lタンクでは約5.6時間分，9Lタンクでは約8.3時間分ということになる．ただし，ここには個人用透析監視装置の立ち上げ分や人工腎臓の透析液側のプライミング分は含まれていないため，実際に使用する際には，これらの必要量を勘案しておく必要がある．また，液体透析液を用いて長時間治療を行う場合には，通常量では不足する可能性があり，使用量に十分留意する必要がある．なお，清浄化の観点から一度開封した原液タンクは一治療ごとに残液を破棄する．

③装置

多人数用透析装置で液体透析液を用いる場合は，透析液の使用量が多いことからもコンソールの使用台数によっては不向きな一面もある一方，パウダーでは使用が必須となる溶解装置を要しないため，作成工程全体として機器の台数が減ることから機器トラブルによる透析治療中断というリスクは少なくなると言える．また，溶解装置の維持費用も不要となる．

多人数用透析装置で液体透析液を用いる場合，ある程度の原液容量を確保することを目的に，A・B原液それぞれをバッファータンクに移し替えてから供給装置へ送液することが多い．この場合，バッファータンクの衛生管理を徹底することが必要である．特にB原液タンクでは微生物汚染が発生しやすいためその管理は重要となる．

④物品管理

液体であるため重量が重く，保管場所もパウダータイプに比べて2〜3倍広く必要とする．

また，使用後のタンクも大きさがあるため廃棄にも手間を要する．

B. パウダー透析液の特徴，メリット・デメリット 図IV-8

図IV-8はA剤およびB剤にパウダーの透析液を用いた場合の透析液作成工程図である．

透析液の作成はパウダーのA剤およびB剤をそれぞれ溶解装置にて希釈水にて溶解し，透析液供給装置に送液し透析用水を用いて希釈する．その後透析用監視装置に送液する．

パウダーはビニール袋またはプラスチックボトルの容器に入っているものが多い．袋タイプは1袋あたり10LのA液を作成し，ボトルタイプは1本あたり9LのA液を作成することができる．希釈比率はA液：B液：希釈水＝1：1.26：32.74で作成するのが一般的だが，製品によってはその限りではない．この方法による透析液作成は多人数用透析装置のみに用いることが可能である．透析液が流れるラインは臨床終了後に次亜塩素酸・酢酸・過酢酸などを用いて洗浄され清潔を保っている．

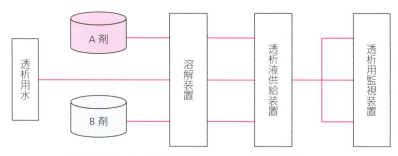

図IV-8 パウダー透析液を用いた透析液作成工程図

①処方透析

透析液を一括管理しているため，1人だけ電解質濃度を変更することは不可能である．ただし，透析監視装置のオプションによってナトリウムを注入し高ナトリウム透析を行うことは可能だが，現在はあまり使われていない．

②濃度管理

透析液供給装置にて一括で透析液を作成しているため，すべての透析監視装置で濃度測定をする必要はなく，末端の透析監視装置から透析液を採取し濃度測定を行う．多人数用透析液供給装置から供給される透析液配管の末端透析液や，個人用透析装置の完成した透析液の濃度が処方通りであることを確認する．（血液浄化業務指針：日本臨床工学技士会）

③使用機器

パウダー透析液の溶解には専用の溶解装置が必要であり，液体透析液の場合に比べて装置が増える分，機器の故障による透析治療中断という可能性が増す．そのため，各機器による故障時の緊急時対応を理解する必要がある．

④スペース

　液体透析液と比較してパウダー透析液の保管スペースは液体の半分から3分の1程度である．また，ゴミも液体透析液はタンクが残るがパウダーは袋のみのため，液体と比べコンパクトである．

⑤薬価

　一般的にパウダーは液体透析液と比較し安価である．ただし，溶解装置は機種によって異なるものの，運用に際しては，溶解回数や本数を前もって設定しないと，手動で停止させない限り持続的にパウダーを溶解し続け無駄が発生する．使用量・患者人数を踏まえて必要量を溶解する．

⑥補充

　補充時において，ビニール袋の場合は開封した粉末を直接溶解装置に投入する．このため，粉末が作業者の眼に入る，誤って吸入してしまうなどの危険性がある．また，種類を間違えて投入したり，ビニール片が投入される可能性があるため注意が必要である．

　一方，プラスチックボトルの場合は，ボトルごと専用の溶解装置内にセットする仕様になっており，装置内で自動的に開封・溶解・送液の工程が行われる．このため，ビニール袋のタイプであげたようなリスクは回避される．しかしながら，溶解装置に合わせた透析液原液を購入する必要があるために，透析液の選択の幅が狭くなるため，処方透析などの医療上のニーズに対応できない場合もある．溶解装置は残量に応じて作成し続ける．そのため，適宜補充が必要である．補充時にはしばしばみられる固まりを崩さなければ濃度異常が起きることがある．

おわりに

　現在の透析液監視装置のシェアは多人数用が91.4%で個人用が8.6%であり，透析液のシェアは①A液-B液は21%，②A液-B粉末は7%，③A粉末-B粉末が72%（うち3剤の透析用剤が1%）となっており半数以上が多人数用透析監視装置でパウダー透析液を使用している（現在市販されている透析用剤一覧は **表IV-2～4** 参照）．

表IV-1　液体透析液とパウダー透析液の比較

液体	パウダー
・個人用，多人数用透析装置のどちらにも使用可能	・多人数用のみ使用可能
・溶解装置が不要	・使用機器が多い
・重い	・軽い
・保管面積を広く必要とする	・物品スペースの確保が小さい
・バッファータンクの衛生管理が必要	・バッファータンクが不要
・薬価が高い	・薬価が安い
・使用台数が多い場合には不向き	・使用量に応じて補充が必要
・タンクの破棄に手間を要する（個人用透析装置の場合）	
・個々の患者に対応して濃度調整が可能	・電解質濃度の調整不可
・一治療ごとに残液は破棄する	・供給量に応じて溶解量を設定できる
・治療ごと，機械ごとに濃度測定が必要	・濃度管理が行いやすい

表 IV-2　透析剤組成等一覧表

		重炭酸塩型透析液								粉末型透析液					
製品名		キンダリー透析剤 AF4号	キンダリー透析剤 AF4P号	キンダリー透析剤 AF3号	キンダリー透析剤 AF3P号	キンダリー透析剤 AF2号	キンダリー透析剤 AF2P号	キンダリー透析剤 AF1号	キンダリー透析剤 AF1P号	キンダリー透析剤 4D	キンダリー透析剤 4E	キンダリー透析剤 3D	キンダリー透析剤 3E	キンダリー透析剤 2E	キンドライ透析剤 T-30
剤型		液-液	液-末	液-液	液-末	液-液	液-末	液-液	液-末	粉末型	粉末型	粉末型	粉末型	粉末型	粉末型
組成	塩化ナトリウム	21.78g	21.78g	21.89g	21.89g	21.27g	21.27g	20.25g	20.25g	2,178.0g	2,178.0g	2,229.0g	2,229.0g	2,127.0g	2,127.0g
	塩化カリウム	0.522g	0.522g	0.522g	0.522g	0.522g	0.522g	0.65g	0.65g	52.2g	52.2g	52.2g	52.2g	52.2g	52.2g
	塩化カルシウム水和物	0.707g	0.707g	0.643g	0.643g	0.772g	0.772g	0.90g	0.90g	70.7g	70.7g	64.2g	64.2g	77.2g	77.2g
	塩化マグネシウム	0.356g	0.356g	0.356g	0.356g	0.356g	0.356g	0.53g	0.53g	35.6g	35.6g	35.6g	35.6g	35.6g	35.6g
	無水酢酸ナトリウム	1.72g	1.72g	2.30g	2.30g	1.72g	1.72g	1.72g	1.72g	172.0g	172.0g	172.0g	172.0g	172.0g	172.0g
	ブドウ糖	4.375g	4.375g	5.25g	5.25g	3.5g	3.5g	—	—	437.5g	437.5g	525g	525g	350g	350g
	炭酸水素ナトリウム	6.42g (B液)	808.5g (B末)	5.83g (B液)	735g (B末)	7g (B液)	882g (B末)	7g (B液)	882g (B末)	808.5g (B剤)	808.5g (B剤)	735g (B剤)	735g (B剤)	882g (B剤)	882g (B剤)
希釈調整時の濃度 (mEq/L)	Na^+	140	140	140	140	140	140	135	135	140.0	140.0	140.0	140.0	140.0	140.0
	K^+	2.0	2.0	2.0	2.0	2.0	2.0	2.5	2.5	2.0	2.0	2.0	2.0	2.0	2.0
	Ca^{2+}	2.75	2.75	2.5	2.5	3.0	3.0	3.5	3.5	2.75	2.75	2.5	2.5	3.0	3.0
	Mg^{2+}	1.0	1.0	1.0	1.0	1.0	1.0	1.5	1.5	1.0	1.0	1.0	1.0	1.0	1.0
	Cl^-	112.25	112.25	114.5*2	114.5*2	110	110	106.5	106.5	112.25	112.25	114.5	114.5	110	110
	CH_3COO^-	8*	8*	8*	8*	8*	8*	8*	8*	8*	8*	8*	8*	8*	8*
	HCO_3^-	27.5	27.5	25	25	30	30	30	30	27.5	27.5	25	25	30	30
	ブドウ糖 (mg/dL)	125	125	150	150	100	100	—	—	125	125	150	150	100	100
販売開始年月		(6L) 2012年6月 (9L) 2015年6月	2011年3月	(6L) 1998年9月 (9L) 1993年6月	1993年6月	(6L) 1998年7月 (9L) 1989年6月	1989年6月	1981年9月	1981年9月	2011年3月	2011年3月	1998年6月	2001年7月	2001年7月	2000年9月
薬価基準収載年月日		(6L) 2012年6月 (9L) 2015年6月	2011年3月	(6L) 1998年7月 (9L) 1993年6月	1993年6月	(6L) 1998年7月 (9L) 1989年6月	1989年6月	1981年9月	1981年9月	2011年3月	2011年3月	1998年6月	2001年7月	2001年7月	2000年7月
希釈倍率		A液:B液:希釈水 1:1.26:32.74	A液:(B末水溶液+希釈水) 1:34	A液:B液:希釈水 1:1.26:32.74	A液:(B末水溶液+希釈水) 1:34	A液:B液:希釈水 1:1.26:32.74	A液:(B末水溶液+希釈水) 1:34	A液:B液:希釈水 1:1.26:32.74	A液:(B末水溶液+希釈水) 1:34	A剤水溶液:B剤水溶液:希釈水 1:1.26:32.74	1:1.26:32.74	1:1.26:32.74	1:1.26:32.74	1:1.26:32.74	1:1.26:32.74

（注）A液・B液は 100mL 中、B末は 1 包中、粉末型は A剤・B剤とも 1 包中の含量。

* 氷酢酸 (pH調節剤) の CH_3COO^- 2mEq/L を含む　*2 (希) 塩酸 (pH調節剤) の Cl^- 約 2mEq/L を含む

(2018 年 4 月作成)

表 IV-3　透析剤組成等一覧表（粉末型）

製品名	キンダリー透析剤 4D	キンダリー透析剤 4E	キンダリー透析剤 3D	キンダリー透析剤 3E	キンダリー透析剤 2E	キドライム透析剤 T-30	リンパック透析剤 TA1	リンパック透析剤 TA3	Dドライ透析剤 2.5S	Dドライ透析剤 2.75S	Dドライ透析剤 3.0S	カーボスター透析剤・P
メーカー	扶桑薬品工業	扶桑薬品工業	扶桑薬品工業	扶桑薬品工業	扶桑薬品工業	富田＝扶桑	ニプロ	ニプロ	日機装	日機装	日機装	陽進堂
A原液量	10L	10L	10L	10L	10L	10L	9L	9L	9L	9L	9L	10L
（A剤）	A-1剤1包 (2,550.5g) 中	A剤1包 (2988.0g) 中	A-1剤1包 (2,595.0g) 中	A剤1包 (3,120g) 中	A剤1包 (2,856g) 中	A剤1包 (2,856g) 中	A剤1包 (2,565g) 中	A剤1包 (2,682g) 中	A剤1瓶 (2,670.4g) 中	A剤1瓶 (2,676.2g) 中	A剤1瓶 (2,682.0g) 中	A剤1包 (2,883g) 中
塩化ナトリウム	2,178	2,178	2,229	2,229	2,127	2,127	1,923.7	1,969.8	1,969.8	1,969.8	1,969.8	2,148
塩化カリウム	52.2	52.2	52.2	52.2	52.2	52.2	47	47	47	47	47	52
塩化カルシウム水和物	70.7	70.7	64.2	64.2	77.2	77.2	57.9	69.5	57.9	63.7	69.5	77
塩化マグネシウム	35.6	35.6	35.6	35.6	35.6	35.6	32	32	32	32	32	36
無水酢酸ナトリウム	172	172	172	172	172	172	142.1	206.7	206.7	206.7	206.7	—
pH調節剤	氷酢酸 42	氷酢酸 42	氷酢酸 42	氷酢酸 42	氷酢酸 42	氷酢酸 42	氷酢酸 47.3	氷酢酸 42	氷酢酸 42	氷酢酸 42	氷酢酸 42	クエン酸水和物 クエン酸三ナトリウム水和物 適量
ブドウ糖	A-2剤1包中 437.5g	437.5g	A-2剤1包中 525g	525g	350	350	315	315	315	315	315	525
炭酸水素ナトリウム	B剤1包中 808.5g	B剤1包中 808.5g	B剤1包中 735g	B剤1包中 735g	B剤1包中 882g	B剤1包中 882g	B剤1包中 741.3g	B剤1包中 661.6g	B剤1瓶中 661.6g	B剤1瓶中 661.6g	B剤1瓶中 661.6g	B剤1包中 1,030g
Na^+	140	140	140	140	140	140	138	140	140.0	140.0	140.0	140
K^+	2.0	2.0	2.0	2.0	2.0	2.0	2.0	2.0	2.0	2.0	2.0	2.0
Ca^{2+}	2.75	2.75	2.5	2.5	3.0	3.0	2.5	3.0	2.5	2.75	3.0	3.0
Mg^{2+}	1.0	1.0	1.0	1.0	1.0	1.0	1.0	1.0	1.0	1.0	1.0	1.0
Cl^-	112.25	112.25	114.5	114.5	110	110	110	113	112.5	112.5	113	111
CH_3COO^-[1]	8	8	8	8	8	8	8	10.2	10	10	10	—
$Citrate^{3-}$	—	—	—	—	—	—	—	—	—	—	—	2
HCO_3^-	27.5	27.5	25	25	30	30	28	25	25	25	25	35
ブドウ糖 (mg/dL)	125	125	150	150	100	100	100	100	100	100	100	150
包装 1組	A-1剤1袋 A-2剤1袋 B剤1袋	A剤1袋 B剤1袋	A-1剤1袋 A-2剤1袋 B剤1袋	A剤1袋 B剤1袋	A剤1袋 B剤1袋	A剤1袋 B剤1袋	A剤1袋 B剤1袋	A剤1袋 B剤1袋	A剤1瓶 B剤1瓶	A剤1瓶 B剤1瓶	A剤1瓶 B剤1瓶	A剤1袋 B剤1袋
組/箱	3組	3組	3組	3組	3組	3組	3組	3組	4組	4組	4組	3組
薬価基準収載年月	2011年3月	2011年3月	1998年6月	2001年7月	2001年7月	2000年7月	2008年6月	2008年6月	2009年9月	2017年5月	2009年9月	2007年6月
販売開始年月	2011年3月	2011年3月	1998年6月	2001年7月	2001年7月	2000年9月	2003年7月	2003年7月	2009年9月	2017年6月	2009年9月	2007年7月
薬価基準	1,550	1,499	1,547	1,515	1,477	1,453	1,293	1,278	1,328	1,296	1,263	1,412

※1 氷酢酸 (pH調節剤) の CH_3COO^- を含む. ※2 酢酸ナトリウム

(2018年4月作成)

表IV-4　透析剤組成等一覧表（液・液・末型）

製品名	キンダリー透析剤 AF4号	キンダリー透析剤 AF4P号	キンダリー透析剤 AF3号	キンダリー透析剤 AF3P号	キンダリー透析剤 AF2号	キンダリー透析剤 AF2P号	キンダリー透析剤 AF1号	キンダリー透析剤 AF1P号	AK-ソリタ透析剤 DL	AKクリタ透析剤 DP	AK-ソリタ透析剤 FL	AK-ソリタ透析剤 FP	カーボスター透析剤 L	カーボスター透析剤 M
メーカー	扶桑薬品工業												陽進堂	
A原液量	6L/9L	10L	6L/9L	10L	6L/9L	10L	9L	10L	9L	9L	9L	9L	6L/9L	10L
組成（W/V%） A液(A剤) 塩化ナトリウム	21.78	21.78	21.89	21.89	21.27	21.27	20.25	20.25	21.48	21.48	21.79	21.79	21.48	21.48
塩化カリウム	0.52	0.52	0.52	0.52	0.52	0.52	0.65	0.65	0.52	0.52	0.52	0.52	0.52	0.52
塩化カルシウム水和物	0.71	0.71	0.64	0.64	0.77	0.77	0.9	0.9	0.77	0.77	0.64	0.64	0.77	0.77
塩化マグネシウム	0.36	0.36	0.36	0.36	0.36	0.36	0.53	0.53	0.36	0.36	0.36	0.36	0.36	0.36
無水酢酸ナトリウム	1.72	1.72	2.3	2.3	1.72	1.72	1.72	1.72	2.87*	2.87*	2.59*	2.59*	–	–
pH調節剤	氷酢酸 0.42g	氷酢酸 0.42g	希塩酸適量	希塩酸適量	氷酢酸 0.42g	氷酢酸 0.42g	氷酢酸 0.42g	氷酢酸 0.42g	塩酸適量	塩酸適量	塩酸適量	塩酸適量	クエン酸水和物 クエン酸ナトリウム水和物 適量	クエン酸水和物 クエン酸ナトリウム水和物 適量
ブドウ糖	4.375	4.375	5.25	5.25	3.5	3.5	–	–	3.5	3.5	3.5	3.5	5.25	5.25
B液(B剤・B末) 炭酸水素ナトリウム	6.42	(未 808.5g)	5.83	(未 735g)	7	(未 882g)	7	(未 882g)	5.84	(未 672g)	6.42	(未 738g)	8.17	(未 1,030g)
希釈時の濃度（mEq/L） Na⁺	140	140	140	140	140	140	135	135	140	140	143	140	140	140
K⁺	2.0	2.0	2.0	2.0	2.0	2.0	2.5	2.5	2.0	2.0	2.0	2.0	2.0	2.0
Ca²⁺	2.75	2.75	2.5	2.5	3.0	3.0	3.5	3.5	3.0	3.0	2.5	2.5	3.0	3.0
Mg²⁺	1.0	1.0	1.0	1.0	1.0	1.0	1.5	1.5	1.0	1.0	1.0	1.0	1.0	1.0
Cl⁻	112.25	112.25	114.5*3	114.5*3	110	110	106.5	106.5	113*3	113*3	114*3	114*3	111	111
CH₃COO⁻	8*2	8*2	8	8	8*2	8*2	8*2	8*2	10	10	9	9	–	–
Citrate³⁻	–	–	–	–	–	–	–	–	–	–	–	–	2	2
HCO₃⁻	27.5	27.5	25	25	30	30	30	30	25	25	27.5	27.5	35	35
ブドウ糖 (mg/dL)	125	125	150	150	100	100	–	–	100	100	100	100	150	150
包装 1組	A液6L B液7.56L / A液9L B液11.34L	A液10L B末808.5g	A液9L B液11.34L / A液6L B液7.56L	A液10L B末735g	A液9L B液11.34L / A液6L B液7.56L	A液10L B末882g	A液9L B液11.34L	A液10L B末882g	A剤9L B剤11.5L	A剤9L B剤672g	A剤9L B剤11.5L	A剤9L B剤738g	A剤9L B剤11.5L / A剤6L B剤7.6L	A剤10L B剤1.030g
組/箱	1組	2組	1組	2組	1組	2組	1組	2組	1組	1組	1組	1組	1組	1組
薬価基準収載年月日	(6L)2012年6月 (9L)2015年6月	2011年3月	1993年6月	1993年6月	(6L)1998年7月 (9L)1989年6月	1989年6月	1981年9月	1981年9月	2008年6月	2008年6月	2008年6月	2008年6月	(9L,6L)2007年6月	2007年6月
販売開始年月	(6L)2012年6月 (9L)2015年6月	2011年3月	1993年6月	1993年6月	(6L)1998年9月 (9L)1989年6月	1989年6月	1981年9月	1981年9月	1990年7月	1990年6月	1994年12月	1994年12月	(9L,6L)2007年6月	2007年7月
薬価基準	(9L)2,965 (6L)2,195	1,495	(9L)2,987 (6L)2,196	1,547	(9L)2,914 (6L)2,210	1,456	3,280	1,714	2,619	1,279	2,542	1,449	(9L)2,918 (6L)2,236	1,527

＊酢酸ナトリウム　＊2 氷酢酸（pH調節剤）のCH₃COO⁻ 2mEq/L を含む　＊3 (希) 塩酸（pH調節剤）のCl⁻ 約2mEq/L を含む

（2018年4月作成）

現在は，各機器により安定した透析液を供給できているが，今後，長時間透析や頻回透析など
の治療方法が増えてきた場合，現在の透析液電解質ではリン・マグネシウム・カリウムの低下が
懸念されるため，それらに対応した透析液が必要となってくると考えられる．

C. 水処理：水質基準

血液透析療法は大量の水を使用する治療であり，患者は1回の血液透析で約120Lの水に曝露
される．原水中には一般細菌やエンドトキシン，多くの微量元素物質が含まれる．そのため透析
療法で使用する水には生物学的汚染，化学的汚染の観点から厳密な管理基準が設けられている．

①水質基準に関して

2016年に「2016年度版日本透析医学会水質基準」が日本透析医学会（JSDT）から提示され，
日本臨床工学技士会から「2016年版透析液水質基準達成のための手順書」が提示された．これ
により現在，臨床現場へ統一された手順と基準値が示されている．

この水質基準と手順書はインターネット上で公開されており閲覧可能である．そのため透析療
法に携わる者，特に臨床工学技士は基準や手順を把握し対応を行っていく必要がある．また今後
も改訂されることが推察されるため常に最新の情報を把握するよう努めるべきであろう．なお
2018年度診療報酬改定において，旧来の透析液水質確保加算1が，人工腎臓の算定要件となった．
そのため人工腎臓の診療報酬請求を行う上で，関連学会から示されている基準に基づいて水質管
理を適切に実施することが必須となっている．

■透析用水の水質基準

透析用水の水質基準は生物学的汚染と化学的汚染の2つに関して考える必要がある．

❶生物学的汚染

透析用水の水質の管理基準は，標準透析液と同様の生菌数100CFU/mL未満，ET 0.050EU/mL
未満（アクションレベル50CFU/mL，ET 0.025EU/mL）と定められている．これは最低限到達すべ
き目標であり，超純粋透析液の基準 生菌数0.1CFU/mL未満，ET 0.001EU/mL未満（測定感度以下）
の達成を目指して管理をしていくべきと考える．透析液の約94％は水が主成分であり，透析液
作成の原点は水作成であるといっても過言ではない．

❷化学的汚染

透析用水の化学的汚染物質としてはISO13959で透析での毒性が知られている物質（第1グルー
プ：アルミニウム，総塩素，銅，フッ素化合物，鉛，硝酸塩，硫酸塩，亜鉛），透析液中の電解
質（第2グループ：カルシウム，マグネシウム，カリウム，ナトリウム）の12項目が該当する．
これら12項目についてISO基準値（以下，化学的汚染基準）内で管理することが求められる．
なお基準値を逸脱した場合には，RO装置の点検を行い基準値未満となるまで装置の再構成を行
う必要がある．化学的汚染の確認は供給水源，原水，RO水それぞれに対して水道水質基準，化
学的汚染基準をもとに行う必要があり，詳細なプロセスについては図IV-9，図IV-10を参照され
たい．これら基準達成のために，逆浸透（Reverse Osmosis：RO）装置は血液透析療法に不可欠な
ものとなっている．

【RO 装置設置時 ※RO モジュール交換時を含む】

供給水源 51 項目の公表値，測定値を確認し水道水質基準に合致していることを確認する．

原水の化学的汚染物質 12 項目の測定を行い，水道水質基準，化学的汚染基準と比較する．

※原水中の化学的汚染物質が水道水質基準内であれば，下記透析用水の結果判明前に装置の稼働は可

透析用水の化学的汚染物質 12 項目の測定を行い化学的汚染基準と比較する．

- 透析用水の化学的汚染物質で化学的汚染基準値外の場合，RO 装置の点検を行い基準値を達成するまで再構成を行う．
- 透析用水の化学的汚染物質 12 項目が基準値内であっても，原水にて化学的汚染基準外の場合，年 1 回透析用水の当該物質の測定を行う（Ca, Mg, 総塩素は除く）．

図 IV-9　化学的汚染物質の確認プロセス（RO 装置設置時）

② RO 装置に関して

RO 装置は大別すると，血液透析室用で使用する大型の RO 装置と，在宅や集中治療領域，一般病棟で使用する個人用 RO 装置に分けられる．

a. RO 装置（個人用以外）

装置は大型であり設置にあたっては電源，給水管径，排水管径や材質，供給水量また設置する床の耐荷重など施設設備側のスペックと合せて確認する必要がある．RO 装置は RO 膜流入前の前処理装置部と生成された RO 水を各装置へ運搬するための運搬装置部そして RO 膜で構成されるシステムとして成り立っている 図 IV-11．以下，要素部ごとの詳細を述べる．

❶原水タンク

RO 膜へ流入する水量を一定にするためのタンクである．フロートスイッチ，ボールタップにて水位を制御する．

❷原水ヒーター

原水温度を 25 度前後に維持するため原水タンク内に組み込む．RO 膜の透過水量は水温に依存するため必要である．

❸プレフィルター

原水中の鉄錆，砂や懸濁物質を取り除く目的でイオン交換装置前（一次側）および活性炭濾過装置後（二次側）に取り付ける．一次側は 10〜25 μm，2 次側は 1〜10 μm の孔径が一般的である．

【日常管理（水道法による規制に基づいた水道）】

供給水源51項目の水質結果を季節ごとに確認する．

供給水源の化学的汚染物質12項目が化学的汚染基準値内であることを確認する．

基準値内であれば，透析用水の測定は不要となる．

基準値外の場合，
- 水質結果を注視し，透析用水の汚染の可能性の有無を判断する．
- 汚染の可能性がある場合，年1回透析用水にて当該物質の測定を行う．
- 透析用水の化学的汚染物質で化学的汚染基準外の場合，RO装置の点検を行い基準値を達成するまで装置の再構成を行う．

【日常管理（水道法による規制を受けない水道）】

原水の水質基準を担保する（水道法に則り水質検査計画を策定し実施する．）

- 原水の水質基準を担保する場合，水道法による規制に基づく水道と同様．
- 担保しない場合，原水および透析用水の化学的汚染物質12項目の測定を年1回行う．またRO装置の性能を確認する．

透析用水の化学汚染物質で化学的汚染基準外の場合，RO装置の点検を行い基準値を達成するまで装置の再構成を行う．

図 IV-10 化学的汚染物質の確認プロセス（日常管理に関して）

❹イオン交換装置

　原水中の2価以上のカルシウム，マグネシウムイオンといった硬度成分を除去するため設置する．RO膜表面にカルシウム，マグネシウムスケールが析出することで膜負担が生ずる．そのため，イオン交換樹脂や孔径が5nm未満のNF（nano filter）膜といったイオン交換装置を用いる．イオン交換装置はスチレン・ジビニルベンゼン共重合体を用いたイオン交換樹脂が一般的であったが，NF膜が登場し純度向上やRO膜寿命延長が期待されている．ただしNF膜は軟水化の能力としてはイオン交換樹脂よりも劣るため原水水質によっては，NF膜のみでは不十分となる場合がある．

❺活性炭濾過装置

　原水中の遊離残留塩素と結合残留塩素（クロラミン）を除去するために設置する．これらはRO膜劣化を引き起こすだけでなく，溶血性貧血の原因となる．特にクロラミンはRO膜での除去が難しく，日常点検での確認が重要である．クロラミンは地下水や井水中のアンモニアやアンモニア化合物と反応することで形成される．そのため原水に井水を利用している施設は特に注意

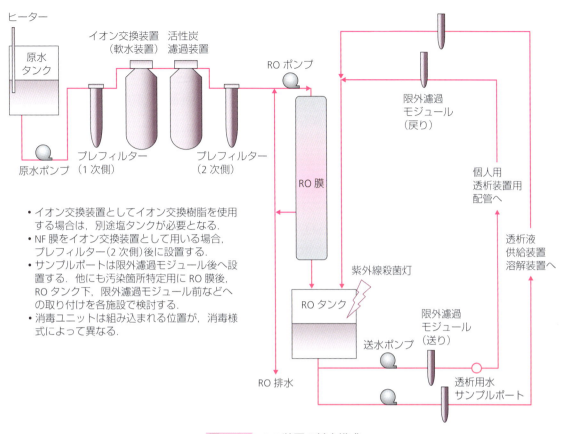

図 IV-11 RO 装置の基本構成

を要する.

❻ RO 膜

RO 装置の中心的役割を担っている. その孔径は 0.5nm であり, 水分子以外の物質（イオン, 有機物, 細菌, エンドトキシンなど）を透過させない. 膜の一次側と二次側に生じる浸透圧以上の圧力を加圧ポンプによって膜へ加えることで不純物, エンドトキシン, 細菌を取り除いた透過水（RO 水）が得られる.

❼ RO タンク

生成された RO 水を貯留するタンクである. 細菌増植を防ぐため紫外線殺菌灯をタンク内に組み込む.

❽ 限外濾過モジュール

RO 膜のエンドトキシン, 細菌阻止率は非常に優れているが, 100％の阻止は不可能である. そのため RO タンク以降に限外濾過モジュールを組み込む必要がある.

❾ 配管

古くは塩化ビニル製の配管が多く使用されていた. しかし近年では接液部の材質にフッ素樹脂を利用した配管が複数メーカーより市販されている. 具体的には, PVDF（ポリフッ化ビニリデン）, PFA（パーフルオロアルコキシアルカン）, PTFE（ポリテトラフルオロエチレン）, KC チューブがあげられる. それぞれ耐薬品, 耐熱, 加工性が異なるため, 各施設の消毒様式や装置設置状

況を踏まえ選択する必要がある.

❿消毒ユニット

　RO 装置内部に汚染が生じると,RO 水の水質悪化は避けられない.そのため定期的な消毒を行うことが重要となる.近年,RO 装置に消毒ユニットを組み込み夜間タイマー動作で消毒を行えるようになってきた.消毒様式として熱消毒,薬液消毒（過酢酸,次亜塩素酸ナトリウム）があり,RO 装置入口からの消毒が可能な装置も販売されている.

⓫その他

　上記以外にもオプションユニットや付加機能が登場している **表 IV-5**.具体的にはエンドトキシン濃度,生菌数低減,RO 膜寿命延長目的で RO 膜前段に L（Loose）RO 膜,N（Nano）RO 膜,RO 膜を装着したシステム,原水中のエンドトキシン濃度,生菌数減少効果とともに RO 膜寿命延長を目的とした PUF システムや LL システムなどがある.LRO 膜は NF 膜と同孔径レベル,NRO 膜は NF 膜よりも孔径が小さく RO 膜により近い孔径となっている.RO 水タンクに貯水された RO 水を高流量で RO 膜に再循環させ水質向上,RO 膜面の清浄化をはかる RO 水ダブル逆浸透機構,高流量多段階 RO 膜自動洗浄機構といったものもある.

表 IV-5　RO 装置のオプション,付加機能

機能名	効果	概要
● Doble RO　システム ● 直列 2 段膜濾過システム ● 逆浸透 2 段処理システム	エンドトキシン濃度・生菌数軽減 RO 膜寿命延長	RO 膜前段に LRO（Loose RO）膜,NRO（Nano RO）膜,RO 膜のいずれかを設置する.イオン交換装置が不要となるメーカーもある.
● RO 水ダブル逆浸透機構	RO 水質向上	RO 水タンクの RO 水を高流量で再循環させ,濾過・逆浸透させる.2 段 RO の効果がある.
● 高流量多段階 RO 膜自動洗浄機構	RO 膜寿命延長	RO 水タンクの RO 水で RO 膜面を高流量で洗浄させることで,目詰まりを防止し,常時膜面を清浄な状態に保つ.
● 排水回収装置 ● 濃縮水回収システム	節水	RO 膜前段に設置された NF 膜,LRO 膜の濃縮排水を原水へ戻すシステム.濃縮排水の処理として,専用の RO 膜もしくは限外濾過膜を使用する.
● RO 水排水熱回収システム	節電	RO 排水の熱量を熱交換器にて,原水加温用として利用する.
● EDI システム	エンドトキシン濃度・生菌数軽減 純水の作成	電気再生純水（Electric Deionization: EDI）装置を RO 水タンク後段に設置することで,RO 膜で除去困難な化学的汚染物質を吸着除去する.生菌やエンドトキシンも高度の除去が可能となる.
● LL システム ● PUF システム	原水の生菌数・エンドトキシン濃度の低減 RO 膜寿命延長	精密濾過膜もしくは限外濾過膜にて原水中のエンドトキシン,生菌数を低減させる.
● 電解水透析システム	血液透析患者の酸化ストレス低減.およびそれに伴う多彩な臨床効果.	原水を電気分解した際にできる電解陰極水を RO 処理するシステム.
● J モニター	スタッフ不在時間の警報発生時の連絡 日常業務軽減	警報内容をメールにて自動通報する.RO 装置運転情報が自動作成できる.

現在，より高純度の RO 水作成のための電気再生純水（Electric Deionization: EDI）装置，RO 排水の有効利用のための RU システム，排水回収システム，RO 排水の熱を再利用する RO 排水熱回収システム，電解水を作成可能な電解水透析用 RO 製造システムも使用されており，またインターネット回線を利用し，夜間などスタッフ不在時の警報発生を把握できるシステムも登場している．

b. 個人用 RO 装置

病棟や在宅血液透析用として使用される RO 装置である．電源は AC100V，給水量は一般家庭の水量で駆動が可能である．また小型でありキャスターにて移動が可能な設計となっている．装置は，多人数用 RO 装置と比較すると簡易的な構成となっており，原水タンク，RO 水タンク，紫外線殺菌灯，イオン交換装置や限外濾過モジュールなどを装着していない装置もある．

旧来は消毒ユニットがなく水質管理に難渋することが多かったが，近年，熱水や薬液消毒が可能な装置が登場した．またサンプリングポートも装置内部に設置可能であり，個人用 RO 装置でもエンドトキシン，生菌レベルを抑えることが可能になっている．ただ血液透析室以外の場所でも RO 水の作成が可能で利便性が高いが欠点もある．個人用 RO 装置は，大型の RO 装置と異なり使用しない際は水が滞留した状態となる．そのため長期間使用しないことは汚染の原因となり定期的な装置稼働が必要となる．また限外濾過モジュールを搭載していない装置が多く RO 膜以降の汚染が ET 濃度や生菌数に直接的に反映してしまう．すなわち大型の RO 装置と同様に厳格に管理をしていく必要がある．ほかにも稼働式であるが故に，移動中の振動により装置内のロック部分の弛みが生じ漏水の原因となることもあり，内部の定期的な点検が必要である．

このように RO 装置は多くの構成要素から成り立つ複合的なシステムである．ゆえに，使用者はそれぞれの要素を十分に理解し日常管理にあたる必要がある．日常管理は他の医療機器と同様に点検表を用いて，異常状態や経時変化を把握すべきである．参考までに各要素の点検ポイントを **表 IV-6** にまとめる．なお **表 IV-6** に示したのは一般的な RO 装置についてのものである．そのため **表 IV-5** に示したオプションユニットや付加機能に関しての点検項目は製造業者に確認されたい．また消耗部品の交換についても交換計画を策定し実施していく必要があるため，製造メーカーは日常管理，消耗部品の交換計画に対し適切な情報提供，助言を行う必要がある．

おわりに

血液透析療法を実施していくうえで，透析液の水質管理はとても重要である．透析液や水処理装置の特徴や使用上の注意をよく理解し業務を行い，日常点検や定期点検などの保守管理も適切に行うことで，血液透析療法の質と安全を担保できると考える．このために，透析業務従事者は，日本臨床工学技士会で開催している「透析液安全管理責任者研修会」や「透析液安全管理基礎研修会」などを受講して新しい知識や技術の習得すること，水質基準や手順書を遵守し，施設の実状にあった対応で透析液の水質管理を行うことが求められる．

表 IV-6　RO 装置の日常点検ポイント

項目 / 日付		備考
水温（℃）原水 / 処理水		RO 水温が 25℃ 前後
タイマー	設定時間確認	夜間軟水再生，逆洗，消毒のタイマー設定の確認
イオン交換装置	軟水チェック	硬度 1mg/L 以下
	塩量チェック	溶解していない塩が存在すること 塩橋を形成していないこと
カーボン	遊離塩素チェック	0.1mg/L 未満
	総残留塩素チェック	0.1mg/L 未満
圧力（Mpa）	10μフィルタ入口	使用状況により目安値は異なるのでメーカーに確認
	軟水機入口	
	カーボンフィルタ入口	
	カーボンフィルタ出口	
	RO 膜入口	使用状況により目安値は異なるのでメーカーに確認
	RO 膜出口	
	送水ポンプ	使用状況により目安値は異なるのでメーカーに確認
	限外濾過モジュール圧力（送り側）入口	使用状況により目安値は異なるのでメーカーに確認
	限外濾過モジュール圧力（送り側）出口	
	限外濾過モジュール圧力（戻り側）入口	
	限外濾過モジュール圧力（戻り側）出口	
流量（L/min）	RO 水量	変動がなく一定であること経時変化の確認
	排水水量	
	循環水量	
RO 水質（μS/cm）		ガイドラインでは＜ 25μS/cm（アクションレベル：12.5μS/cm）だが，10μS/cm 未満であることが望ましい
警報履歴		
UV ランプ		7,000 〜 8,000 時間未満であること
消毒ユニット	薬液消毒	薬液が規定量減少していること 残留がないこと 手動薬液バルブの閉止
	熱水消毒	データログより昇温温度，80℃ 以上の時間確認
点検時刻		

※原水温 / 処理水温は地域によっては夏季に 25℃ を大きく超えるところがある．そのため適宜，循環水量の調整が必要となる．
※ RO 水質は電気伝導阻止率でも確認可能である．JSDT の 2016 年版透析水質基準では 93％以上を維持することとなっている．

■参考文献

- 日本臨床工学技士会. 血液浄化業務指針.
- 日本臨床工学技士会　透析液等安全委員会. 透析液清浄化ガイドライン Ver.2.01（公社）.
- 臨牀透析編集委員会. 血液浄化機器. 2013; 29: 7.
- 峰島三千男, 川西秀樹, 阿瀬智暢, 他. 透析会誌. 2016; 49: 697-725.
- 日本臨床工学技士会. 2016 年版透析液水質基準達成のための手順書.
  (http://www.ja-ces.or.jp/for-ce-medical-staff/publication/reports-on-blood-purification/)

〈金 学枠　井上芳博　森谷しのぶ　平山智之　中山昌明〉

Ⅳ-A-4. 透析様式による治療効果の違いと限界

A. 血液透析（hemodialysis: HD）

①原理

　透析とは,「溶液 A を半透膜を介して溶液 B に曝露させることにより, 溶液 A の溶質組成が変化する過程」をいう[1]. 血液透析（HD）は, 上記過程を利用して, 血液中の病因物質を除去または不足している物質を補給して, 疾患の治療や予防を行う医療技術である. 半透膜とは, ある溶質成分は透過させ別のある溶質成分は透過させないような「孔の空いた膜」をイメージすればよく, 膜の孔を通過できる物質は, 下記に示す拡散と限外濾過の 2 つの原理によって輸送される 図 Ⅳ-12.

a. 拡散

　拡散とは, 溶質の濃度差を推進力とした物質の移動現象である. ある溶質の濃度が透過可能な半透膜を介して異なる場合に, 溶質は濃度の高い方から低い方へ濃度が均一になるまで移動する（溶媒は逆向きに移動する: 浸透）.

　拡散による溶質の移動では, 溶質の分子量が小さいほど拡散速度が速くなる. これは, 拡散による溶質の移動が不特定な分子運動の結果として起こるものであるためである. 小分子溶質は溶液中を高速で移動するため, 膜に衝突する頻度がその分高くなり, 膜を透過する確率が高くなる. 一方, 大分子溶質は, たとえそれが膜の孔径を通過可能な溶質であったとしても, 分子運動が緩徐であるために膜への衝突頻度が低く, そのため膜を透過する確率は低くなる.

b. 限外濾過

　濾過とは, 溶液にかかる圧力差を推進力とした物質の移動現象である. 半透膜を介した 2 つの溶液の片方に陽圧あるいは他方に陰圧をかけると, 陽圧側から陰圧側に溶液の一部が移動する. このとき, 膜の孔を通過可能な溶質は溶媒とともに, 膜通過前の濃度と近似した濃度のまま, 膜を通過して押し出される（膜の孔より大きい分子量の大きな物質は, 半透膜を通過できず元の分画に残る）. このときの物質の移動は, 拡散のときのような分子量に規定される不特定な分子運動によらないため, 膜の孔径より小さな分子量の物質は, その分子量の大小に依らずほとんど同じ率で移動することになる.

　透析で用いられる透析膜の平均細孔径は 10Å 程度であり, 限外濾過に分類される. 上述の濾過の特徴から, 拡散では除去困難な中分子量物質から低分子量蛋白までも除去が可能になる（後

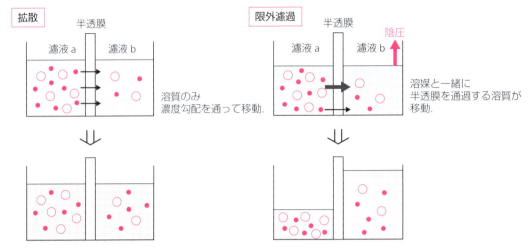

図 IV-12　拡散と限外濾過

(鈴木正司, 信楽園病院腎センター編. 透析療法マニュアル. 8版. 東京: 日本メディカルセンター; 2014. p.61-8[2] を改変)

に詳述)[2].

■限外濾過と溶質クリアランスの関係

実際の透析は，上記2つの原理を用いて行われている．血液透析（HD）では，主に拡散の原理を用いて溶質除去を行うため，中分子物質や低分子量蛋白などの分子量の大きい物質の除去効率は低い．一方，これらの分子量の大きい物質を除去するために，主に限外濾過の原理を用いて溶質除去を行うのが，血液濾過（HF）や，これを HD と組み合わせた血液濾過透析（HDF）である（詳細は後述）．血液濾過は，限外濾過による溶質除去を十分にするために大量の限外濾過液を回路から引き，その分の置換液（引いた限外濾過液分の体液量の補充）を回路へ補う方法である．血液透析（HD）における除水の際にも限外濾過の原理を用いるが，下図の通り HD における除水では血流量（QB）に対する限外濾過液量（＝除水量）は非常に小さく，この場合，溶質除去はあくまで拡散がメインである．

②方法

詳細は他章に譲るが，図 IV-13 の通り，血液透析装置は血液回路と透析液回路からなり，両者はダイアライザーで交わる．

透析液は，清浄化された水と濃縮透析液から作られる．まず，透析液中の分子量が小さい汚染物質は拡散により血液中に入ってしまうため，清浄化の過程が必要である．透析患者に有害な水中の汚染物資としては，アルミニウム，クロラミン，フッ素，銅，亜鉛，細菌やエンドトキシンなどがあげられる．これらは水清浄化の過程により安全基準を満たすよう管理されている．濃縮透析液は，適正な組成の透析液を作成するのに必要な電解質を含んでおり，その純度は厳しく規制されている．これらの清浄化された水と濃縮透析液から作成される透析液の一般的な組成を表 IV-7 に示す．透析を考える上では，除去すべき病因物質の他にも，これらの電解質が血液中の濃度との差に基づいて，主に拡散により半透膜を介して移動することに留意する必要がある．

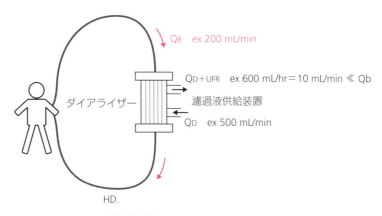

図 IV-13 血液透析装置の模式図

表 IV-7 一般的な透析液の組成

Na	K	Ca	P	重炭酸
140mEq/L	2mEq/L	3mEq/L	0mEq/L	25mEq/L

ダイアライザーは，血液回路と透析液回路が交わり，半透膜を介して透析液と血液の間で分子が移動する部位である[1]．血液と透析液との境界には，多数の中空糸または平板の膜を用いることで，物質の交換を行う境界の膜面積が最大になるよう工夫がなされている．

ダイアライザーに用いられている透析膜は，その素材から大きく4種類（セルロース膜，置換型セルロース膜，セルロース合成膜，合成膜）に分けられる．非置換型セルロース膜では膜表面に存在する遊離 OH 基が血中に移行することで補体を活性化してしまうのに対し，補体活性化が起こりにくい置換型セルロース膜，セルロース合成膜，合成膜は生体適合性が良いとされている．

透析膜の効率については，まず，尿素などの小分子溶質を除去する能力は基本的に膜面積により決まる．膜面積が大きいほど除去能力が高く，高効率ダイアライザーは，基本的にその大面積で尿素を除去する．血液透析で除去が難しい分子量の大きい物質の除去目的に，近年ではハイフラックス膜が使用されている．ハイフラックス膜は大孔径の孔を持つため，β_2-MG のような大分子を通過させることができる．以前は β_2-MG を除去するような透過性の高いダイアライザーではアルブミン喪失が増加してしまう傾向があったが，近年のナノテクノロジーによるハイフラックス膜の登場により，少ないアルブミン喪失かつ高い β_2-MG の除去効率が実現できるようになった．

以下，一般的な透析処方について述べる 図 IV-14．尿毒症の毒性には小分子のみならず大分子の尿毒症物質も関与しているが，透析の処方量は，尿毒性の強い低分子物質の集団の代表としての尿素（分子量60）の除去量に基づいて評価される．

適正透析に関して報告された研究の多くは，尿素除去の目安として spKt/V（single-pool Kt/V）を用いている．spKt/V は，浄化された血漿量（Kt）を尿素分布量（V）で割った値で，単位を有しない比率の指標である（K：ダイアライザーの血液水分尿素クリアランス（L/時），t：透析時間（時），V：尿素の分布量（L））[1]．

透析量が spKt/V 1.2 未満の場合には死亡率が増加するという大規模横断研究[3]の結果を受けて，KDOQI（Kidney Disease Outcome Quality Initiative）ガイドラインでは，週3回透析の患者で spKt/

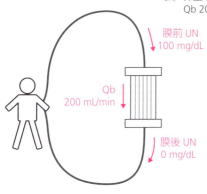
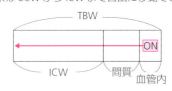

ex) 体重 50 kg, BUN 100 mg/dL の人に，
　　Qb 200 mL/min で 4 時間血液透析した場合

・ダイアライザーを通った血液中の尿素は全て除去されると仮定できる

$K = Qb = 0.2$ L/min

$Kt/V = \dfrac{0.2 \text{ L/min} \times 60 \text{ mL/hr} \times 4 \text{ hr}}{50 \text{ kg} = 0.6 \text{ L/kg（尿素の分布容積）}} = 1.6$

尿素は ECW から ICW まで自由に移動できる．

図 IV-14 一般的な透析処方における Kt/V

V 1.2 以上を維持することを推奨，目標値は spKt/V 1.4 と設定している[4]．透析効率をどこまで上げるかという点は議論があるが，HEMO study において，spKt/V が 1.3 と 1.7 の患者間で生命予後，入院率その他有意差は認められておらず[5]，必要以上に spKt/V を上げる根拠には乏しい状況である．

ダイアライザーのクリアランス K は，血流量・透析液流量・ダイアライザーの膜面積によって決まるが，血流量＜透析液流量の場合，ダイアライザーを通過した血流中の尿素は基本的に全て除去されるため，通常の透析では透析量の評価に用いる尿素のクリアランスは血流量に一致する．

透析時間については，尿素や Na，水のみならず，他の透析されにくい物質の最低限の除去を保証するため，上述の KDOQI ガイドラインでは少なくとも週 3 回，3 時間以上の透析が推奨されている．しかし，DOPPS study のデータベースでも 4 時間以上透析を行った患者の方が生存率が高く[6]，適正な spKt/V を達成することが重要である．

③適応と限界

まず**表 IV-8** に，各血液浄化療法の分類と適応疾患を示す．

血液浄化療法は，疾患の病態形成に関与している血液中の病因関連物質を除去することを目的としている．これら尿毒症物質は，1978 年に Bergstroem らにより，以下のように定義されている．

1) 化学組成が明確にされ，かつ尿毒症患者体液中での定性的・定量的検討がなされること
2) 尿毒症患者の血漿あるいは組織内濃度が健常者よりも明らかに高いこと
3) 血漿濃度の上昇と尿毒症症状の関連が認められること
4) 尿毒症毒素としての有害作用がヒト，動物での検討で確認でき，*in vitro* の実験でその物質の濃度が尿毒症患者の体液内濃度と同程度であっても有毒作用を呈すること

尿毒症物質は，その分子量の大きさから，小分子量物質（～500Da 程度），中分子量物質（500～5,000Da 程度），大分子量物質（5,000Da 以上，低分子量蛋白質 10,000～55,000Da がこれに含まれる：アルブミンより小さな蛋白領域）に分類される[2]．また，尿毒症症状と関連が指摘されている尿毒症物質の対応を**表 IV-9** に示す．

表 IV-8 各血液浄化療法の分類と適応疾患

治療法	概要	適応疾患
交換輸血	患者血液の部分廃棄, 輸血による置換	高ビリルビン血症
限外濾過 (ECUM)	限外濾過による水分の除去	心不全
血液透析 (HD)	拡散, 濾過による溶質, 水分の除去	腎不全
血液濾過 (HF)	濾過による溶質, 水分の除去, 電解質の補充	心不全, 腎不全
血液濾過透析 (HDF)	拡散, 濾過による溶質, 水分の除去, 電解質の補充	腎不全
単純血漿交換 (PE)	膜分離, 遠心分離にて血漿分離し, 新鮮血漿を置換	急性肝不全, 免疫関連疾患
二重膜濾過血漿交換 (DFPP)	一次膜で分離した血漿成分を, 二次膜により分画し血漿成分に濃縮, 廃棄し, 有用な血漿成分を体内に戻す	動脈硬化性疾患, 血液疾患
血漿吸着 (PA)	膜分離した血漿成分の吸着除去	脂質代謝性疾患, 肝不全
血液吸着 (HA)	直接血液灌流による原因物質の吸着除去	薬物中毒, 敗血症
腹膜透析 (PD)	透析液を腹腔内に注液, 腹膜を半透膜として利用	腎不全

(鈴木正司, 信楽園病院腎センター, 編. 透析療法マニュアル. 8版. 東京: 日本メディカルセンター; 2014. p.61-8[2] より)

表 IV-9 尿毒症物質の分子量による分類

小分子量物質	水, ナトリウム, カリウム, 無機リン, 尿素, アンモニウム, マグネシウム, クレアチニン, 尿酸, フェノール, ミオイノシトール, アンモニア, シュウ酸, ポリアミン, グアニジン化合物, シアン類, ホモシステイン, 水素イオンなど
中分子量物質	ポリペプチド, ポリオールなど
大分子量物質	副甲状腺ホルモン, β_2-MG, インスリン, プロラクチン, レニン, 成長ホルモン, ガストリン, リボヌクレアーゼ, ユビキチンなど

(鈴木正司, 信楽園病院腎センター, 編. 透析療法マニュアル. 8版. 東京: 日本メディカルセンター; 2014. p.61-8[2] を改変)

図 IV-15 に各血液浄化療法の除去物質領域を示す. 上述の通り, 原則としては, 主に拡散の原理を用いる血液透析 (HD) では低分子量物質の除去効率が良い一方, 分子量の大きい物質は限外濾過の原理を用いる血液濾過 (HF) の方が除去効率は良い.

ハイフラックス膜の改良など近年のダイアライザーの進歩により, 血液透析 (HD) においてこれまで除去効率が悪かった中〜大分子量物質の除去効率も改善してきている. 一方, 拡散と限外濾過の原理を考えると, これら分子量の大きい物質の除去には, 血液濾過 (HF) や血液濾過透析 (HDF) など限外濾過の原理を用いた透析が有利であり, 目標物質に応じて適正なモダリティが選択されるべきである.

各物質の透析性については, 分子量の他にも, その物質の分布容積・蛋白結合率がこれを規定する. 血液透析 (HD) における物質の除去の程度は, それぞれの物質が体内で血漿中の透析にさらされる "遊離分画" にどの程度分布するかに左右される. すなわち, その物質の分布容積が大きいほどその中で透析を受ける血漿中へ分布する比率が低くなるために透析性は低くなり, また上述の通り蛋白の透析性は低いことから蛋白結合率の高い物質はその分血漿中の "遊離区画" が小さく透析性が低いことになる. 分子量・分布容積・蛋白結合率からその物質の透析性を知ることは, 薬剤の透析性や, 中毒における血液浄化療法の適応などを検討する場面でも役に立つ考え方である.

表 IV-10　尿毒症症状との関連が想定されている尿毒症毒素

尿毒症症状	原因物質
・貧血	
赤血球造血障害	ポリアミン，中分子量物質，リボヌクレアーゼ，PTH
溶血亢進	メチルグアニジン，アルミニウム，グアニジノプロピオン酸，マロンジアルデヒド
・出血傾向	
血小板機能障害	グアニジノコハク酸，フェノール，クレアチニン，尿素，中分子量物質，サイクリック AMP
・胃腸症状	グアニジン誘導体，アンモニア，尿素，ガストリン，アミン類
・高血圧	
体液過剰	水，ナトリウム
・精神神経症状	インドール化合物，アミン類，フェノール，グアニジン誘導体，尿素，βアミノイソ酪酸
・末梢神経症状	グアニジン誘導体，ミオイノシトール，中分子量物質，PTH，トランスケトラーゼ抑制物質
・色素沈着	リポクローム，中分子量物質，メラニン細胞刺激ホルモン
・皮膚瘙痒症	PTH，カルシウム，リン
・カルシウム代謝障害	PTH，リン，アルミニウム，水素イオン，マグネシウム
・浮腫	
体液過剰	水，ナトリウム
血管透過性亢進	ナトリウム利尿ホルモン，メチルグアニジン
・高中性脂肪血症	中分子量物質，インスリン，PTH，lypolytic activity 抑制物質
・糖代謝障害	グルカゴン，成長ホルモン，糖利用障害ペプチド
・二次性痛風	尿酸，シュウ酸，ピロリン酸
・免疫不全	メチルグアニジン，中分子量物質，DNA 合成阻害因子，小分子量蛋白，β_2ミクログロブリン由来ヘプタペプチド，ジプチルサイクリック AMP，リボヌクレアーゼ
・透析患者のアミロイドーシス	β_2ミクログロブリン，AGEs，ユビキチン
・その他	活性酸素，サイトカイン，エンドトキシン，AGEs，ィンドキシル硫酸

(鈴木正司，信楽園病院腎センター，編. 透析療法マニュアル. 8版. 東京: 日本メディカルセンター; 2014. p.61-8[2)]より)

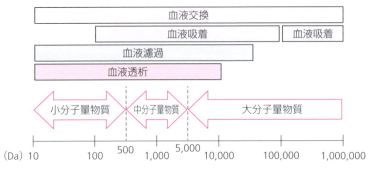

図 IV-15　各治療法の除去物質領域

(篠田俊雄: 血液浄化療法の基礎と技術. In: 透析療法合同専門委員会編. 血液浄化療法ハンドブック (改訂第7版). 東京: 共同医書出版; 2014. 108-10 より改変・引用)

B. 血液濾過法（hemofiltration：HF）

①原理

血液濾過法は濾過膜にかかる膜間圧較差により血液から濾液を抽出して溶質を除去し，除水量を差し引いた量を補充液量として血液内に注入する治療法である．

限外濾過圧により濾液を除去し，不足した体液を補充液として注入することにより，体液・電解質平衡の是正を行う．拡散減少を主体としたHDでは小分子が除去されやすい一方で，分子量の大きいものは除去されにくい．それに比べると，HFでは濾過による対流を主体として物質移動を行うので，ダイアライザーの膜の孔よりも小さいものは一律除去でき，比較的分子量の大きいもの（β_2-MGなど）の除去率が高い．小分子量の除去率はHDに劣るが，浸透圧の変化も小さくなり，循環動態が不安定なケースで使いやすい．

HDでは，濾液量と補充液量のバランスが重要となる．HFのクリアランスは濾過速度とヘモフィルタのふるい係数により規定される．

②方法

a. 補充液

注入量は1回の治療あたり体重の30〜40％が目安とされる．補充液の電解質組成は透析液とほぼ同じであるが，アルカリ剤としては乳酸，重炭酸が用いられている．乳酸は血中濃度が上昇しても酢酸不耐症のような症状は認めないが，肝臓で代謝されるため，重症肝障害患者での使用は酢酸透析液と同様に避けるべきである．また，糖尿病患者においても乳酸利用障害のため使用は好ましくないとされている．

b. 補充方法

補充液の注入法には，前希釈法と後希釈法がある 図IV-16 [1]．

前希釈HFは血液濾過膜血液入口側手前から補充液を注入するのに対して，後希釈HFは血液濾過膜血液出口側以降で補充液を注入する方法である．前希釈HFは血液濾過膜手前で補充液が入るため，血液が希釈され除去効率は低下する．しかし血液希釈により膜での血液濃縮が軽減されるため，血液濾過膜表面の蛋白質などによる目詰まりや回路内凝固をきたしにくいという利点がある．逆に後希釈HFは先に限外濾過を行い，濃縮された血液に後から補充液を注入する方法で，物質除去には優れているが，血液濾過膜の目詰まりを起こしやすいという欠点がある．

c. 血液浄化器

透水性が高く，低分子量蛋白質に対するふるい係数の大きな膜材質を用いた血液浄化器が望ましい．慢性腎不全では，大分子量物質除去に適する大孔径で，細かい細孔分布をもつ膜材質を用いた大面積（$1.6m^2$以上）の血液浄化器が多く使用されている．

③適応と限界

HFの適応としては循環動態が不良でHDに耐えられない場合，不均衡症候群が強い場合，緑内障，脳浮腫・眼底浮腫，瘙痒症，透析困難症などが一般的にあげられる．

1990年代後半にLocatelliらにより，手根管症候群（CTS）の発症に与える影響をHDとHFま

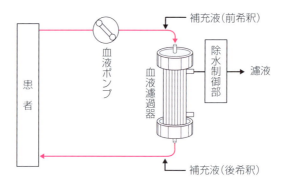

図 IV-16　HFの模式図
(飯田喜俊, 他. 臨床透析ハンドブック. 4 版. 東京: メディカル・サイエンス・インターナショナル; 2009. p.21-45[1] より)

たは HDF の濾過療法で比較した研究で, CTS の手術が濾過療法で 41％減少したと報告された[8]. その後, イタリアの多施設前向きランダム試験で, On-line HF では HD との比較で透析低血圧の発生頻度が低く, 3 年生存率も高かったとの報告がある[9]. また, ESA 抵抗性貧血や栄養状態の改善なども HF の適応としてあげられるが, 明確なエビデンスは示されていない.

上述の通り, HD が施行困難な場合など多くの適応があげられるものの, 実際, HF は 1 回の治療で大量の補充液が必要でコストがかかることからわが国では純粋な HF はほとんど行われない. 施行する場合も, 前希釈法では 60〜80L の置換液を使用するため On-line HF が理想的といえるが, わが国では保険認証されていない. そのため, 25〜30L 程度の置換液を用いた後希釈法による Off-line HF を選択することとなる.

C. 血液濾過透析法 (hemodiafiltration: HDF)

HDH はバッグなどに入った電解質液を補充液として使用する Off-line HDF と, 無菌化・清浄化した透析液を補充液として使用する On-line HDF にまずは大別される. On-line HDF については後述するため, HDF 一般と Off-line HDF についてここでは触れていく.

①原理

HDF は HD のモードにおいて除水量を増やしてその分補液をすることによって HD に HF の効果を追加する方法である.

HDF では, 小分子量物質領域から低分子量蛋白質領域に至るまでの広い分子量範囲の尿毒症物質が高能率で除去される. 対象病因物質分子量は 50,000Da 以下である.

HDF では血液浄化器を使用して HD を行いつつ, 10L 前後の限外濾過, 補充液注入を行う 図 IV-17.

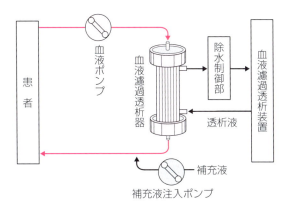

図 IV-17 HDF の模式図

(飯田喜俊, 他. 臨床ハンドブック. 4 版. 東京: メディカル・サイエンス・インターナショナル; 2009. p.21-45[1] より)

②方法

a. 補充液

　　補充液の組成は，ほとんど透析液と同じである．HDF の置換液量は，1 回の治療で 5〜10L の少量液置換，10〜20L の中等量液置換，20L 以上の大量液置換に便宜的に分類される．HDF の臨床的意義を溶質除去に求める場合は，後希釈で 10L/session 以上，前希釈ではその 3 倍以上が必要とされる．

　　したがって置換液量に限度があるため，off-line HDF は前希釈法に適していない．QB 200mL/min では QF 50〜60mL/min（1 時間当たり 3〜3.5L）程度で実施される．

b. 補充方法

　　HF と同様補充液の注入法には，前希釈法と後希釈法がある．

　　欧米では後希釈法が主に行われ，わが国では前希釈法が圧倒的に多い．それぞれの溶質特性は図 IV-18 に示す[10]．

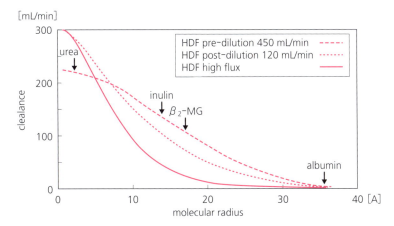

図 IV-18 前希釈 HDF，後希釈 HDF，HD における溶質除去特性の比較

(Eknoyan G, et al. N Engl J Med. 2002; 347: 2010-9[5] より)

c. 血液浄化器

透水性の高い，低分子量蛋白質のふるい係数の大きいものが使用される．

③適応と限界

HF同様，HDでの除去に限界がある分子量の大きな尿毒症物質の蓄積が関与すると想定されている病態，すなわちイライラ感，皮膚瘙痒感，レストレスレッグ症候群，色素沈着，ESA抵抗性貧血，透析アミロイド症による骨関節障害および透析困難症などが適応と考えられる．

わが国の日本透析医学会統計調査から，透析アミロイド症の発症リスクを比較した Nakai らの検討では，Off-line HDF は HD に比較して 0.117 倍，On-line HDF は HD に比較して 0.013 倍少ないと報告されている[11]．

HD で使用されるダイアライザーの性能が近年飛躍的に向上したことにより，HD でも 35〜40mL/min 程度の内部濾過が自然発生しているとされ，後希釈 HDF で 40mL/min 以下の QF では，β_2-MG のクリアランスにおいて HD を凌駕できない 図IV-19[12]．そこで HDF の臨床的意義を溶質除去に求める場合は，後希釈では 10L/session 以上で有意となる．後希釈 HDF の QF は QB の 1/3〜1/4 程度が限度であることから，QB が 200mL/min では 4 時間で 12L 程度が上限となり，それ以上の液置換を目指す場合には 250〜300mL/min 程度の高血流が必要である．高血流が得られない症例では前希釈 HDF が有利である．ただし前希釈法では大量液置換が必須であり，On-line 方式が必然的に選択される．

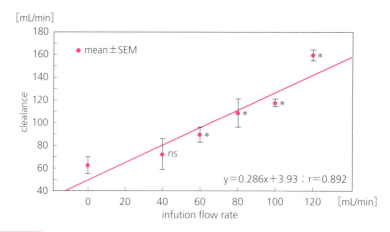

図IV-19 後希釈 HDF における β_2-MG のクリアランスと補充液注入速度の関係
（Tentori F, et al. Nephrol Dial Transplant. 2012; 27: 4180-8[6] より）

D. On-line HDF

①原理

市販の補充液を用いずに，透析液から連続的に補充液を作製するシステムにより行う HDF である．容易に大量の補充液を作製可能であることから，置換液量の増大に対応しやすく，後希釈 HDF，前希釈 HDF のいずれにも適応できる．大量に濾過を行えることから，高効率な低分子蛋白除去が期待される．

②方法

a. 補充液・透析液の清浄化

On-line HDF を実施する際は，承認された血液浄化装置を用い，透析液および補充液は日本透析医学会の 2016 年版透析液水質基準を満たすこと，血液濾過透析器（HDF フィルタ）を使用することが条件となる．最終的に血液回路内に補充される On-line 補充液の理論上の細菌数は 10^{-6} CFU/mL 未満，ET 濃度 0.001EU/mL を担保しなければならない **表 IV-11** [13]．

b. 補充方法

わが国ではダイアライザーの前から補充液を注入する前希釈で行われることが多い．1 回の治療当たり 60～72L という比較的大量の補充液を用いる **図 IV-20**．

c. 血液浄化機

血液浄化機としては，限外濾過率が高い，低分子量蛋白質領域の除去特性が高い，アルブミンリークが少ないものが使用される．

③適応と限界

適応については Off-line HDF と同様である．Off-line HDF と大きく異なることとしては，保険適応の点である．健康保険の適用は従来「血液透析によって対処できない透析アミロイド症又は透析困難症」に限定されていたが，On-line HDF ではこの縛りは撤廃されており，すべての慢性維持透析患者に対して実施可能である．

臨床効果として，栄養状態の評価ではアルブミン濃度および nPCR については HD と On-line HDF で明らかな差は認められないものの，血清クレアチニン濃度および％ CGR では On-line HDF で HD より高く，炎症の指標としては CRP 濃度が HD と比較して On-line HDF で低い傾向

表 IV-11 透析液水質基準

種類	項目	管理基準	測定頻度
透析用水	細菌数	100 CFU/mL 未満	3 カ月毎（基準を満たしていない場合は 1 カ月毎）
	ET	0.050 EU/mL 未満	
標準透析液	細菌数	100 CFU/mL 未満	※ 1
	ET	0.050 EU/mL 未満	
超純粋透析液	細菌数	0.1 CFU/mL 未満	※ 2
	ET	0.001 EU/mL 未満	
オンライン補充液	細菌数	10^{-6} CFU/mL 未満	※ 3
	ET	0.001 EU/mL 未満	※ 4

※ 1　毎月少なくとも末端透析装置 2 基が試験され，各装置が少なくとも年 1 回試験されるように装置を順番に測定する．

※ 2　システムが安定するまでは 2 週間毎．透析液製造者によってバリデートされたと判断された後は毎月少なくとも末端透析装置 2 基が試験され，各装置が少なくとも年 1 回試験されるように装置を順番に測定する．

※ 3　10^{-6} CFU/mL 未満の測定は不可能であり，オンライン補充液は超純粋透析液を担保する．システムが安定するまでは 2 週間毎．透析液製造者によってバリデートされたと判断された後は毎月少なくとも末端透析装置 2 基が試験され，各装置が少なくとも年 1 回試験されるように装置を順番に測定する．

※ 4　システムが安定するまでは 2 週間毎．透析液製造者によってバリデートされたと判断された後は毎月全ての末端透析装置及び補充液を測定する．

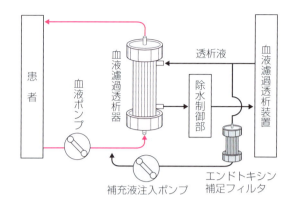

図 IV-20　On-line HDF の模式図
(飯田喜俊，他．臨床透析ハンドブック．4 版．東京：メディカル・サイエンス・インターナショナル；2009. p.21-45[1]）より）

が示されている．一方，血清リン濃度はOn-line HDFでHD患者よりやや高かったとされる[14]．

　生命予後についてはCONTRAST, ESHOL, FRENCH, TURKISHの4つのRCT研究にプールされた患者データを用いた解析研究が行われている．この解析では，On-line HDFは23Lの置換液量を用いた場合に，死亡の相対危険度を軽減させ，心血管疾患による死亡，感染症による死亡，突然死に対する相対危険度を軽減するとの結果を報告している[15]．複数のメタ解析においても後希釈On-line HDFの死亡に対するリスク軽減，特に心血管死亡リスク軽減との報告が得られている．しかし，これらの結果についてはいずれも後希釈HDFの結果であり，わが国で多く行われている前希釈HDFと従来のHDを比較した大規模なRCTは現状行われていない．今後わが国のデータベースから，前希釈On-line HDFの効果についてのエビデンス発信が望まれる．

■参考文献

1) 飯田喜俊，秋澤忠男，椿原美治．臨床透析ハンドブック．4版．東京：メディカル・サイエンス・インターナショナル；2009. p.21-45.
2) 鈴木正司，信楽園病院腎センター，編．透析療法マニュアル．8版．東京：日本メディカルセンター；2014. p.61-8.
3) Owen WF, Lew NL, Liu Y, et al. The urea reduction ratio and serum albumin concentration as predictors of mortality in patients undergoing hemodialysis. N Engl J Med. 1993; 329: 1001-6.
4) National Kidney Foundation. Clinical practice guidelines for hemodialysis adequacy. Am J Kidney Dis. 2006; 48 (Suppl 1): s12-s47.
5) Eknoyan G, Beck GJ, Cheung AK, et al. Effect of dialysis dose and membrane flux in maintenance hemodialysis. N Engl J Med. 2002; 347: 2010-9.
6) Tentori F, Zhang J, Li Y, et al. Longer dialysis session length is associated with better intermediate outcomes and survival among patients on in－center three times per week hemodialysis: results from the Dialysis Outcomes and Practice Patterns Study (DOPPS). Nephrol Dial Transplant. 2012; 27: 4180-8.
7) 鈴木正司，信楽園病院腎センター編．透析療法マニュアル．8版．東京：日本メディカルセンター；2014. p.67-72.
8) Locatelli F, Marcelli D, Conte F, et al. Comparison of mortality in ESRD patients on convective and diffusive extracorporeal treatments. Kidney Int. 1999; 55: 286-93.
9) Santoro A, Mancini E, Blizani R, et al. The effect of on-line high-flux hemofiltration versus low-flux hemodialysis on mortality in chronic kidney failure: a small randomized controlled trial. Am J Kidney Dis. 2008; 52: 507-18
10) Leypoldt JK. Solute fluxes in different treatment modalities. Nephrol Dial Transplant. 2000; 15 (Suppl 1): 3-9.
11) Nakai S, Iseki K, Tabei K, et al. Outcomes of hemodiafiltration based on Japanese dialysis patient registry. Am J Kidney Dis. 2000; 38 (4 Suppl 1): S212-6.
12) Lornoy W, Becaus I, Billouw JM, et al. On-line haemodiafiltration. Remarkable romoval of beta 2-microglobulin. Long-term clinical observations. Nephrol Dial Transplant. 2000; 15 (Suppl 1): 49-54.
13) 峰島三千男，川西秀樹，阿瀬智暢，他．2016年版 透析液水質基準．日本透析医学会雑誌．2016; 49: 697-725.
14) 日本透析医学会統計調査委員会．血液透析濾過．図説 わが国の慢性透析療法の現況．2016年12月31日現在．

p.25-9.
15) Peters SA, HDF Pooling Project Investigators. Haemodiafiltration and mortality in end stage kidney disease patients: a pooled individual participant data analysis from four randomized controlled trials. Nephrol Dial Transplant. 2016; 31: 978-84.

〈種本史明　中島大輔〉

Ⅳ-A-5. 透析時間による治療の効果の違いと限界

はじめに

　　血液透析療法は—保険適応や実際的な患者負担等々の問題を考慮しなければ—その1回当たりの透析時間やその回数を増やすことは容易である．現実的には週3回，1回当たりの透析時間は3〜5時間程度の血液透析が現在最も多く行われている．その標準的な透析に関連した問題を解決する手段として，時間や回数といった血液透析処方を変更する試みが行われてきている．

　　本稿では，さまざまな血液透析処方のスタイルとその臨床成績について，主に透析時間の長短・透析間間隔の長短による差異につき，現時点で得られている知見に基づいて論じる．

A. 血液透析処方に関する定義

　　さまざまな血液透析処方のあり方につき，本稿では**表Ⅳ-12**に示した日本透析学会の透析処方ガイドラインの定義[1]に基づき，以後の議論を展開する．

　　同ガイドラインでは従来型の透析を週3回，1回当たり3〜6時間未満を標準血液透析とし，長時間血液透析とは1回当たり6時間以上の血液透析をいい，頻回血液透析とは週当たり5回以上の血液透析としている．

　　透析時間については5時間以上も長時間血液透析とする考え方もあるが，ガイドライン作成時点でわが国では5時間以上の血液透析はすでに保険適応上の点数がつけられていたこともあり，特殊とまでは言えない点で6時間以上とされている．2018年度の保険改定では6時間以上の透析に点数がつけられたが，点数名も長時間透析として別建てで点数化されている．

　　また頻回血液透析については週5回以上の血液透析と定義されるが，1回1.5〜3時間の頻回短時間血液透析と，1回6〜10時間の頻回長時間血液透析に分けるとしている．

表Ⅳ-12　血液透析処方に関する定義と用語

・標準血液透析（intermittent conventional HD）: 週3回，3〜6時間未満
・長時間血液透析（long intermittent HD）: 週3回，6時間以上
・頻回血液透析（連日血液透析，daily HD, quotidian HD）: 週5回以上
・頻回短時間血液透析（連日短時間血液透析，short daily HD）: 週5回以上，1.5〜3時間未満
・頻回標準時間血液透析: 週5回以上，3〜6時間未満
・頻回長時間血液透析（連日長時間血液透析 long daily HD，頻回夜間睡眠中血液透析，daily nocturnal HD）: 週5回以上，6時間以上

注）英語表記は参考として記した．

（日本透析医学会．維持血液透析ガイドライン: 血液透析処方．透析会誌 2013; 46 [1]）

またここでは透析時間・頻度を基準に分類されているが，血液透析の行われる場所として施設血液透析と在宅血液透析の2つがある．標準的血液透析は医療機関である施設透析が主流であるが，世界的にみて頻回長時間血液透析や短時間頻回血液透析は在宅血液透析で行われることがほとんどであり，頻回長時間透析や頻回短時間透析における海外からの報告も在宅透析での症例が多い．したがってこれらの報告には在宅血液透析と施設血液透析の違いという症例バイアスも含まれており，時間・頻度の違いによる評価を一層困難にしている．

またオーバーナイト透析という表現もあるが，これはその名の通り，血液透析をほとんど睡眠中に行うことである．通常8〜10時間行われることが多く，時間・頻度という面では長時間血液透析・頻回長時間とほぼ同義である．わが国では在宅血液透析の頻度が欧米などに比較し少ないことから長時間血液透析やオーバーナイト透析を行っている透析施設も最近見られるようになってきている．またその他の方法として週4回の血液透析や中2日の間隔を作らないよう日曜日を透析施行日に組み入れ2週間で7回血液透析を行う隔日血液透析なども試みられているが，報告例も少ないため今回は割愛する．

透析時間・回数・施行時間帯の違いによる透析処方を模式図で示した 図IV-21．

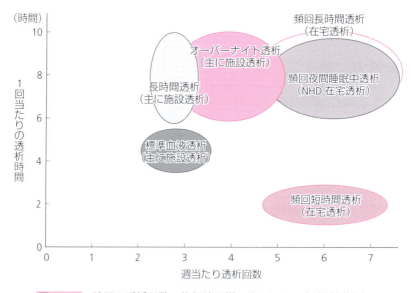

図IV-21　時間と透析回数，施行時間帯の違いによる血液透析処方

B. 標準血液透析

血液透析療法は拡散と限外濾過の原理を応用し，腎臓機能における尿毒素の排泄や電解質，酸塩基平衡，体液量などの恒常性維持を代替えする治療法である．従来型の血液透析に加え2012年以降血液濾過透析療法も増加傾向にあるが，同療法を含めると混乱する可能性があるためここでは血液透析療法についてのみとする．その治療時間については2017年末年のわが国の慢性療法の現況[2]からは平均透析時間は238.7分であり，240分以上270分未満の透析が67.9%である．また透析の週当たりの回数については，保険適応上の制約（1月14回まで算定可）もあり週3回

の透析がほとんどを占める．したがって，この「週3回・1回あたり4時間」の血液透析が，本邦における「標準血液透析」であるとみなすことができる．なお後述のように，この「週3回・1回あたり4時間」の血液透析は，国際的観点からも標準的なスタイルの治療法である．

　現在の標準血液透析が普及することになった歴史をたどると，1960年米国において血液透析療法が開始されたが，当時は5〜7日ごとに尿毒症症状の有無を評価しながら行っていた．しかしそれでは尿毒症状のコントロールが不十分であることより，週2回を経て週3回に1回8〜10時間かけて血液透析が行われるようになった．その後，この週3回の透析が1973年までに全米に広がったとされる．また透析時間についてはキール型から中空糸型と，より効率よいダイアライザーの開発に伴い，透析時間は4〜6時間と短くなり，今日広く用いられている週3回の透析の形式ができあがった．

　この標準血液透析は主に週7日間のうち3日間血液透析を行う形式で，通常月水金や火木土の日中に1回4時間の透析を行う．したがって最初の2回は中1日の隔日に行い週の最後の透析のみ隔日ではなく中2日の透析となる．この標準血液透析については，この時間，日数で行う血液透析において確保される透析量が適切かどうかという問題と，尿毒素の排泄は無尿で残腎機能がほぼないと仮定すると，最大中2日間尿毒素の排泄は全くなく，また体液量の管理についても透析終了後から次回の透析開始までの間，増加しつづけるという問題がある．したがって次回透析の直前になるほど非代償性の心不全を発症したり，高カリウム血症に代表される電解質異常による不整脈など起こすことはよく経験する．実際，透析患者の突然死や入院がこの中2日の直前に起こりやすいと報告されている[3]．透析患者の最大の死亡原因は心不全であり，突然死のリスクも高いことを考えると，治療が間欠的であることに起因する問題は多い．食事制限や飲水制限などの患者側の要因にも影響されるが，その面を考慮しても透析の間隔があいてしまうことのリスクは明らかである．このような観点からも透析間隔の工夫が検討されているが，まずは透析量・時間の面からこの標準血液透析を考察してみることにする．

　透析量については除去する物質の種類によって異なり，またいくつかの評価方法が用いられているが，最もよく用いられるのは小分子物質の除去の指標としてKt/V-ureaがある．これは分子量60である尿素の除去量を示す指標である．尿素は腎不全によって蓄積し透析で除去され，高濃度で尿毒素として毒性を持つ．また測定が容易であり，かつ可溶性で細胞膜を自由に通過するため体液に比較的均一に分布することから数学的な動態モデルに適合するという特徴がある．したがって尿素の除去量の評価を行うことで小分子量の尿毒素の動きをとらえることができる．

　Kt/V-ureaについては数学的モデルの違いによるいくつかの計算式があるが，簡単に概念のみ説明しておく．K（尿素クリアランス）にt（時間）をかけたものをV（体液量）で割ったものである．つまりKt/Vが1であるということは1回の透析で総体液量分の尿素を除去したことを意味している．このKt/V-ureaは過去の観察研究にて0.8以上で予後がよいことが報告され[4]，その後Kt/V-ureaが上昇するに従って死亡リスクの低下を認めることが報告されたが，1.2以上にしても死亡率の改善効果がみられなくなったことが報告された[5]．ちなみにこの1.2という値はドライウェイトが50kg程度の透析患者であり，標準的な尿素クリアランスのダイアライザー，血流量200mL/min，透析液量500mL/minとした場合に4時間前後で達成できる．

　これらの検討をもとに2013年に日本透析医学会より報告された透析処方ガイドラインにおいてはステートメントとして「透析量は，尿素のsingle-pool Kt/V-urea（spKt/V）を用いることを推

奨する（1B）」とされ，透析量の目標としては「最低確保すべき透析量として，spKt/V 1.2 を推奨する（1B）」，「目標透析量としては spKt/V 1.4 以上が望ましい（2B）」とされている．spKt/V とは前述した Kt/V の数学的モデルの 1 つで体液全体を一区画とみなした single-pool model のことで，このほかのモデルとしては透析後の尿素に rebound がみられることを考慮して体液を二区画とみなして計算する double-pool model があるが，ここでは本稿の目的とは異なるため詳しくは解説しない．

このように透析量を Kt/V-urea で評価した場合にも問題がある．詳しくは後述するが，透析量の指標として尿素のクリアランスとは独立した指標としての透析時間の問題があると考えられる．Kt/V-urea はその計算上尿素クリアランスと時間が相互補完な関係にある：つまり尿素クリアランスを上昇させれば，時間が短くなっても同じ Kt/V-urea を達成できる．尿素クリアランスは主には血流量の増加とそれに見合った透析液流量によって増加させることができるため，1980 年代半ばより主に米国において尿素クリアランスを増加させて一定の Kt/V-urea を確保したうえで透析時間を短縮する（短時間高効率血液透析）傾向が強まった．これは，同じ Kt/V-urea が得られるのであれば，人工物たる透析膜と血液との接触時間が短ければ短いほど予後は良好になるであろう…との理論的側面からの期待（思い込み）によるものであった．しかし実際には，短時間透析の推進と時期を同じくして米国の透析患者の生命予後が日欧に比較して不良であることが指摘され始めた[6]．その後，透析時間が 3.5 時間未満の患者群では透析時間がそれ以上の群に比較して死亡リスクが高いことが報告された．さらに 2006 年に報告された DOPPS（Dialysis Outcomes and Practice Patterns Study）研究においても，透析時間が 3 時間から 3.5 時間，4 時間から 4.5 時間と長くなるにしたがって生命予後改善効果が強くなることが示された．透析時間が長くなれば当然 Kt/V-urea の値が大きくなることは明らかだが，この報告では Kt/V-urea の値とは独立して透析患者の生命予後改善に寄与していることが示された 図IV-22[7]．言い換えると尿素の除去量で代表される尿毒素物質の除去量とは関係なく透析時間が生命予後と関係していることが示された．

透析時間が尿素の除去量の指標である Kt/V-urea と独立して生命予後の指標となる原因としては，中分子量以上の尿毒症物質の除去向上が想定されている．これらの物質は比較的均一に体液に分布し，また体液の異なる分画への移動がスムーズである低分子量の尿素に比較し，透析による除去に時間依存性があると考えられている．また溶質除去以外の要因として，過大な除水速度に伴う透析後低血圧などの合併症，除水不足に起因する高血圧と左心肥大，血流量を確保するた

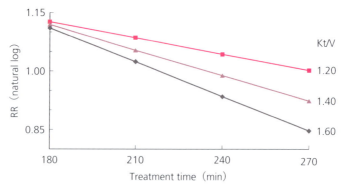

図IV-22 透析時間および Kt/V による透析患者の生命予後

(Saran R, et al. Kidney Int. 2006; 69: 1222-8[7])

めの人工血管バスキュラーアクセスやカテーテルなど体液管理，循環動態の側面からの可能性が考えられている．

現在のところ4時間未満の透析については多くの報告で生命予後の悪化が報告されており，少なくとも透析時間を4時間未満にすべきではないと考えられており，前述の透析処方ガイドラインにおいても「透析時間は4時間以上を推奨する（1B）」とステートメントが出されている[1]．ただ，それ以上の透析時間延長に関しては国や報告により推奨内容が異なっており，必ずしも最適解が出ているわけではない．

Kt/V-urea による透析量，それと独立した透析時間と予後との関係から「標準的血液透析」が成立しているが，Kt/V-urea が1.4以上を達成したとしても透析が腎臓機能の代替えをしている点で振り返ると GFR に換算するとせいぜい10mL/min 程度しかないとされている．これは CKD のステージ分類と照らし合わせてみるとステージ G5 の GFR である．すでに無尿で残腎機能がほぼないと仮定すると従来型透析患者は CKD ステージ G5 が継続していると考えられる．透析導入以前の CKD の状態においてもステージが上がるごとに生命予後が悪化することを考慮すると透析量として十分かどうかは疑問が残る．実際，透析の長期合併症である CKD-MBD について，リンの通常透析での除去量は，透析学会で推奨されている蛋白摂取量から予想されるリン負荷量に対してその除去量は不十分であり，食事面での工夫以外にリン吸着剤の投与を要している．

また体液量過剰について，透析終了直後にはドライウェイトとしてリセットされるが，その後は次回透析開始まで増加し続けることになる．このことは当然心負荷や高血圧に対するリスクになる．また除水に関してはドライウェイトを維持するために一定の除水速度を要するが，その速度による血圧低下に伴うリスクもあり，それが適切かどうかという問題がある．

このように，さまざまな透析の長期合併症に対して，現行の標準血液透析における限界（溶質除去の不足・除水速度の上限）が多少なりとも関与している可能性が推察される．無論，これらは hard endpoint である生命予後として前述の諸報告によりまとめられていると考えられるが，生命予後のみでは評価しきれない ADL の維持，QOL など，また最近言われるような健康寿命の観点などから，現在広く行われているこの標準血液透析が透析時間・回数として適切かどうかについては，今後さらに検証され続ける必要がある．

C. 長時間血液透析・頻回長時間血液透析

前段で標準血液透析における—主に理論的観点からの—限界を述べたが，この解決方法として血液透析を長時間行うか透析回数を増やすこと，またはその両者を行うことが考えられる．表IV-13 に示した分類では単純に1回あたりの透析時間を6時間以上で行うものが長時間血液透析であり，さらに週5回以上行えば頻回長時間血液透析である．頻回長時間血液透析では，日中に行うとなると社会生活の制限が大きくなるため，夜間睡眠時在宅透析（nocturnal home hemodialysis: NHD）の形式がとられることが多く欧米での頻回長時間血液透析での報告はほとんどNHD での報告である．わが国では最近は増加傾向にあるが，在宅血液透析（home hemodialysis: HHD）がまだ圧倒的に少ない（2017年末で680名）こともあり，透析施設でも長時間透析や夜間睡眠時血液透析（オーバーナイト透析）も行われている．2017年末の時点で6時間以上の長時間透析を行っているのは全透析患者の1%以下である[2]．

表 IV-13　長時間透析・頻回血液透析の適応に関するステートメント

Ⅲ　透析スケジュール

ステートメント

1. 長時間血液透析とは 1 回あたり 6 時間以上の血液透析をいい，頻回血液透析とは週あたり 5 回以上の血液透析をいう．
2. 以下のような症例の場合，透析時間の増加，回数の増加を考慮すべきである．
   1) 通常の血液透析では管理困難な兆候を有する症例．
      (1) 心不全兆候を認める，または透析中の血行動態が不安定な症例．
      (2) 日本透析医学会ガイドラインに従った適切な除水，適切な降圧薬投与，適切な塩分制限を行っても高血圧状態が持続する症例．
      (3) 適切な食事管理，日本透析医学会ガイドラインに従った適切なリン管理を行っても，高リン血症が持続する症例．
3. 通常の血液透析により安定している症例で，さらに透析時間・回数を増加することにより，よりよい状態に維持できる可能性がある症例．

補足

＊透析時間・回数を増加する場合には，患者・その家族に利点・欠点を説明し，同意を得ることが必要である．
＊透析時間・回数を増加する場合には，在宅血液透析が有用である．

(日本透析医学会. 維持血液透析ガイドライン: 血液透析処方. 透析会誌. 2013; 46: 587-632 [1] より抜粋)

①生命予後に対する効果

　　長時間血液透析の有用性を示した報告は，おそらく 1992 年に Charra らによる観察研究が最初のものと考えられる．1 回 6〜8 時間，Kt/V-urea の平均 1.67 の長時間血液透析を施行された患者群を対象としたこの報告において，その生存率は 5 年で 87％，10 年で 75％，15 年で 55％，そして 20 年で 43％と標準血液透析患者に比較し良好な生命予後を認め，貧血の改善，全例において降圧薬の内服を必要としない良好な血圧コントロールが得られたと報告している [8]．またカナダでの Daily/Nocturnal haemodialysis レジストリーデータでは 247 名の頻回長時間血液透析が登録され，1 年生存率は 95.2％，5 年生存率は 80.1％と良好な成績が報告されている [9]．また Pauly らは 1 回 8 時間の週 6 回の頻回長時間透析では献腎移植に匹敵する生存率を認め，透析関連の合併症である栄養障害，循環器合併症，皮膚や神経などの不定愁訴がなく健常腎とほとんど変わらない身体コンディションであると報告しており [10]，頻回長時間透析は QOL の改善にもつながる可能性があるとしている．このように，観察研究や後ろ向き研究においては，長時間血液透析・長時間頻回血液透析の有用性を示唆する報告は数多く存在する．

　　一方，長時間血液透析・長時間頻回血液透析によって真に生命予後の改善が得られるかどうかを示すには，ランダム化比較試験（RCT）が必要である．米国 FHN（Frequent Hemodialysis Network）で，在宅において頻回長時間血液透析を行った群と，同じく在宅での標準血液透析を行った群でのランダム化比較試験では，3.7 年の追跡期間において頻回長時間血液透析群において—当初の予想に反し—3 倍死亡率が高いという衝撃的な結果であった [11]．この報告では対照群の死亡率が低すぎた点やあくまでも在宅透析間での比較検討であるなど問題点はあるが，いずれにせよ現時点では長時間血液透析・頻回長時間血液透析の生命予後の改善を明確に示した RCT はないことについて，十分な注意が払われる必要がある．

②個別のパラメータ（心不全・血行動態・血圧・リンコントロール）に対する効果

　　2018 年度の保険改定にて初めて長時間透析に対する加算が算定できるようになった．その算

定要件は2013年に出された維持血液透析ガイドライン：血液透析処方の透析スケジュールのステートメントに準じている **表IV-13**[1]．算定要件は通常の血液透析では管理困難な兆候を有する症例とされ，具体的には，a.心不全兆候を認めるまたは血行動態が不安定な症例，b.適切な除水，適切な降圧薬投与，適切な塩分制限を行っても高血圧状態が持続する症例，c.適切な食事管理，適切なリン管理を行っても高リン血症が持続する症例，とされている．以下，a～cのそれぞれについて詳述する．

a. 心不全兆候を認めるまたは血行動態が不安定な症例

長時間血液透析では，総除水量が同じであれば当然時間当たりの除水速度を小さくできるため体液コントロールの改善が期待できる．また血行動態についてもより安定しやすいことが予想される．透析時間の延長で透析中の低血圧などが予防されることは日常よく経験することである．

頻回長時間血液透析はさらに透析回数が増えることで，透析間隔が短縮されるためさらに循環動態には有利となる．透析終了後より次回透析開始時まで体液量は通常増加し続けるため，透析間隔が短くなることでこの負荷が小さくなることが予想される．このため左心室肥大の改善が期待できる．また透析間隔が短くなることで当然1回透析当たりの総除水量が減少することで透析時低血圧の頻度もさらに低下することが期待できる．実際，頻回長時間透析では透析低血圧が減少し，左心室不全の改善が報告されている[12]．このように長時間血液透析，頻回長時間透析では心機能の改善，血行動態の安定，血圧コントロールの改善が期待できる．

b. 適切な除水，適切な降圧薬投与，適切な塩分制限を行っても高血圧状態が持続する症例

長時間血液透析・長時間頻回血液透析では除水速度を落とせることで透析低血圧の発生が低下するため，より厳密なドライウェイトの管理が可能となる．また頻回長時間血液透析ではその透析間隔が短縮されることで，透析間の体重増加が抑えられる．このため血圧のコントロールが容易となる．先に述べたCharraらの報告[8]でも全例で血圧コントロールが改善し，降圧薬の内服も不要であった．ドライウェイトを変更しないランダム化比較試験でも長時間血液透析では良好なコントロールが得られることが示されている．

c. 適切な食事管理，適切なリン管理を行っても高リン血症が持続する症例

血液透析療法では尿素のような低分子物質で体液分画間の移動に抵抗のないものは，除去が拡散に依存するため透析時間が延びるごとに拡散効率が低下するという特徴がある．しかしリンの分子量は小さいが，血液中に比較して組織内に大量に存在し，さらにその分画間の移動には酸塩基平衡など多くの要因が複雑に絡んでいるため，リンの除去量を増加させる方法の1つとして透析時間の延長は有用である．頻回長時間血液透析では，リン摂取量の増加にも関わらず，血清リン値の低下とリン吸着薬の著明な減少が報告され，むしろ低リン血症の防止のため透析液にリンの補充を必要としている[13]．結論として週当たりの透析時間が多いほどリン除去量は増加する．

③長時間血液透析の欠点

a. 社会生活の制限

血液透析療法はその施行中，回路にシャントがつながっているため移動の制限を中心とした行動の自由が制限されるという特徴がある．したがって患者・家族に透析時間・回数の増加を行うことの利点を十分に説明する必要がある．

b. 過大な溶質除去

　現在わが国で市販されている透析液は長時間透析用として開発されたものはない．これらは標準血液透析を前提に作られており，そのためカリウム，リンなどが過剰に除去され低カリウム血症や低リン血症，その他電解質の過剰な低下をきたす可能性がある．これは特に頻回長時間血液透析で顕著となる．このため血流量や透析流量を調節することやリンの添加などが必要となる．またその他微量元素や水溶性ビタミン，アミノ酸，カルニチンなど，ほかの通常測定しない低分子物質も低下をきたす可能性があり注意深い観察が必要である．

c. バスキュラーアクセストラブルの増加

　頻回長時間血液透析では当然，穿刺頻度が多くなり，アクセス不全や穿刺トラブルの増加が予想される．実際 FHN-trial では頻回穿刺でアクセス不全が増加したとされている．ボタンホール法や補助器具が開発されているのでこれらを用いることや，頻回にアクセスを観察することでアクセストラブルを減らすことも重要である．また頻回な穿刺は感染リスクも増加させる可能性がある．

D. 頻回短時間血液透析

　頻回短時間血液透析とは 1 回 1.5 時間～3 時間未満の血液透析を週 5 回以上行う方法である．血液透析は拡散を用いて物質を除去するが，血液透析開始から時間が経過するにつれこれら尿毒素の血液中の濃度が低下するに従い除去効率は低下していく．このため標準血液透析の週当たりの透析時間が 12 時間だとして，1 回 2 時間の血液透析を週 6 回行ったほうがより効率良いとされている．

　Scribner らは kt/V より臨床的な相関が高い指標として hemodialysis product（HDP）という指標を提唱した[14]．この HDP は 1 回当たりの透析時間に週当たりの透析回数の 2 乗をかけて算出される．例えば標準血液透析である 4 時間週 3 回透析の HDP は 4×3×3＝36 となるのに対して，1

表 IV-14　HDP（Hemodialysis Product）の値とそれに対応する臨床所見

透析時間（1 回毎）	透析回数（週毎）	HDP *	臨床症状
3	3	27	不適切な透析量　重篤な栄養障害
4	3	36	不適切な透析量　高い確率で栄養障害
5	3	45	境界線上の透析量　栄養障害のリスクあり 血圧コントロール困難
8	3	72	週 3 回の血液透析で唯一適切な透析量
5	4	80	まだ報告例が少ない
3	5	75	報告例はすくないが血圧コントロールは容易
2～3	6	72～108	限定された報告例だが塩分制限下では血圧良好
8	6	288	現時点では最良　なぜならリンが正常化し血圧が容易にコントロールされる

* Hemodialysis Product ＝（1 回当たりの透析時間）×（週当たりの透析回数）^{2}
(Scribner BH, et al. The Hemodialysis Product (HDP): A Better Index of Dialysis Adequacy than Kt/V, Dialysis & Transplantation. 2002; 31: 13-5[14]）より改変）

回 2 時間，週 6 回の頻回短時間血液透析の HDP は $2 \times 6 \times 6 = 72$ となり週当たりの総透析時間は同じにもかかわらず HDP はほぼ 2 倍となる．ちなみに前述の長時間血液透析であると週 3 回 8 時間とすると HDP は $8 \times 3 \times 3 = 72$ となり頻回短時間血液透析と同等という結果となる．そしてこの HDP の多寡が血液透析患者の血圧コントロールや全身状態，栄養状態などによく相関するとしている **表 IV-14**．

HDP は透析液量，血流量，膜面積などや実際の測定値などは問わないことから，真に定量的でないという問題は残るが，血液透析の頻度・時間に対して考察するにはよい指標と思われる．また除去効率の増加に加えて，透析間隔が短くなること透析間の体重増加が低下することによる高血圧の改善，心不全の改善が期待できる．

①有用性に関する報告

越川らの報告では 23 名の透析患者において標準血液透析を施設での 2 時間週 6 回の頻回短時間血液透析に変更し 4 週間観察し，変更前と比較した検討がある．この報告では頻回短時間血液透析への変更後有意な血圧の改善，貧血の改善，体重の増加や QOL の改善が認められたとされている [15]．またヨーロッパと北米の限られた施設での後ろ向き観察データ研究では，415 名の頻回短時間血液透析のデータを収集し 5 年生存率 68％，10 年生存率は 42％と報告し，患者状態をマッチさせた米国透析データ（United States Renal Data System: USRDS）と比較すると頻回短時間血液透析では標準血液透析より 50％生存率は 2.5 年～10.9 年長いと報告している [16]．ランダム化比較試験では北米において Frequent Hemodialysis Network（FHN）-trial が行われた．これは 12 カ月の検討で頻回短時間血液透析の効果を施設透析で標準血液透析と比較し一時アウトカムで左室重量比の改善と SF-36 を用いた Physical-health composite（PMC）score において有意差を認めた．また二次アウトカムにおいて血清リン値の低下，収縮期血圧において有意な低下を認めたと報告されている．ただし一次アウトカムである生命予後に有意差は認められていない [17]．以上のように頻回短時間血液透析は週当たりの総透析時間に比較して高い透析量が確保でき，QOL や心機能も改善する可能性がある．

②頻回短時間血液透析の問題点

頻回短時間血液透析は施設透析では通院頻度がほぼ連日になるため社会的な制約が多くなる．またわが国の保険適応では月 14 回までしか透析回数が認められておらず，事実上週 3 回以上の透析のコストが取れないという問題がある．したがって長時間透析と比較しても施設透析ではハードルが高いといえる．施設透析でも行っているところもあるが，現実的には在宅透析で行うことが妥当と考えられる．在宅透析であれば患者自身で開始時間を決めることができるため，頻回に行うことに対する社会的な制約も小さくなることが予想される．しかし在宅透析は全症例で導入できるわけではないのでこの点も制約がある．またそのほかの問題としては当然ブラッドアクセスについても穿刺頻度が多くなることからアクセストラブルやアクセス不全のリスクの悪化が予想され，また感染のリスクも高くなる．頻回長時間透析と比較しリンの除去量は劣り，良好にコントロールするためには 3 時間程度血液透析を必要とするという報告もあり，そうなると，もはや短時間であるメリットを感じられないかもしれない．

さらに重要な問題点として，頻回短時間血液透析では生命予後が標準血液透析に劣る可能性が

指摘されている．2013 年，Suri らは頻回短時間血液透析患者と標準血液透析患者との多国籍・多施設間における予後比較を propensity score matching の手法を用いて行った．その結果，頻回短時間血液透析患者の標準血液透析患者に対する死亡ハザード比は—これも当初の予想に反し—1.6 と有意に高値である状況が確認された[18]．

E. オーバーナイト透析

オーバーナイト透析とはその名の通り夜間睡眠中に血液透析を行うことをさす．透析時間・頻度という観点からみると夜間睡眠中に行う長時間血液透析または頻回長時間血液透析と同じである．先に示した長時間血液透析・頻回長時間血液透析での臨床効果もそのほとんどは欧米での夜間睡眠時在宅血液透析（NHD）の報告例であり，オーバーナイト透析と同じである．長時間血液透析と夜間長時間血液透析とを夜間睡眠中であることの差異比較した報告はない．またオーバーナイト透析という言葉はおそらく日本特有のもので海外では用いられていない．わが国の場合，まだまだ極少数であるがこの夜間睡眠時血液透析を透析施設で対応しているクリニックが散見されるようになった．その際，患者などに関心を持ってもらうためにオーバーナイト透析というわかりやすい名称がひろがったと思われる．

①オーバーナイト透析の実際

在宅透析でオーバーナイト透析を行っているケースもあると思われる（NHD）が，透析施設で行っている場合週 3 回の頻度が多く，時間は 20 時から 22 時ぐらいに開始し，朝 5～7 時の間に終了する施設が多い．したがっておおむね 8 時間程度の透析時間となり長時間血液透析となる．個室～半個室で行い，穿刺部には漏血モニターなどを用いて安全性を担保しその他は透析監視システムなどを用いて管理している．

②オーバーナイト透析の長所と短所

理論的な長所については長時間血液透析と同じであり，透析時間の延長により血圧の改善，心機能の改善，腎性貧血の改善，生命予後の改善が期待できる．その他には透析時間を夜間睡眠中に行うことで，自由に使える時間が増えることで家族との時間や仕事や趣味での時間の自由度が増す．一方短所としては，心疾患や循環動態が安定しない患者や重篤な合併症を持つ患者は，治療側の供給体制の問題から適応にならない．さらに，治療を長時間かけて行うため，過大な溶質除去などのリスクがある．

おわりに

さまざまな血液透析処方のスタイルとその臨床成績について，主に透析時間の長短・透析間間隔の長短による差異につき，現時点で得られている知見に基づいて紹介した．

「標準血液透析」に間歇的治療ゆえのさまざまな問題点があるのは自明のことであるが，それに対する透析時間の延長・透析頻度の増加が真に予後を改善しうるのかについて，現時点では明らかにはされておらず，むしろ RCT や大規模検討からは予後増悪につながる可能性も示唆されている．かつての米国における「短時間高効率血液透析」の惨禍の轍を踏まないためにも，個々

の患者状況に順じた注意深い対応が必要と考えられる.

■ 参考文献

1) 日本透析医学会. 維持血液透析ガイドライン：血液透析処方. 透析会誌. 2013; 46: 587-632.
2) 日本透析医学会統計調査委員会. わが国の慢性透析療法の現況（2017 年 12 月 31 日現在）. 透析会誌. 2018; 51: 699-766.
3) Bleyer AJ, Russell GB, Satko SG. Sudden and cardiac death rates in hemodialysis patients. Kidney Int. 1999; 55: 1553-9.
4) Gotch FA, Sargent JA. A mechanistic analysis of the National Cooperative Dialysis Study（NCDS）. Kidney Int. 1985; 28: 526-34.
5) Eknoyan G, Beck GJ, Cheung AK, et al. Effect of dialysis dose and membrane flux in maintenance hemodialysis. N Engl J Med. 2002; 347: 2010-9.
6) Held PJI, Brunner F, Odaka M, et al. Five-year survival for end-stage renal disease patients in the United States,Europe, and Japan,1982 to 1987. Am J Kidney Dis. 1990; 15: 451-7.
7) Saran R, Bragg-Gresham JL, Levin NW, et al. Longer treatment time and slower ultrafiltration in hemodialysis: Associations with reduced mortality in the DOPPS. Kidney Int. 2006; 69: 1222-8.
8) Charra B, Calemard E,Ruffet M,et al. Survival as an index of adequacy of dialysis. Kidney Int. 1992; 41: 1286-91.
9) Pauly RP, Maximova K, Coppens J, et al. Patient and technique survival among a Canadian multicenter nocturnal home hemodialysis cohort. Clin J Am Soc Nephrol. 2010; 5: 1815-20.
10) Pauly RP, Gill JS, Rose CL,et al. Survival among nocturnal home haemodialysis patients compared to kidney transplant recipients. Nephrol Dial Transplant. 2009; 24: 2915-9.
11) Rocco MV, Lockridge RS Jr, Beck GJ, et al. The effects of frequent nocturnal home hemodialysis：the Frequent Hemodialysis Network Nocturnal Trial. Kidney Int. 2011; 80: 1080-91.
12) Chan CT, Floras JS, Miller JA, et al. Regression of left ventricular hypertrophy after conversion to nocturnal hemodialysis. Kidney Int. 2002; 61: 2235-9.
13) Su WS, Lekas P, Carlisle EJ, et al. Management of hypophosphatemia in nocturnal hemodialysis with phosphate-containing enema：a technical study. Hemodial Int. 2011; 15: 219-25.
14) Scribner BH, Oreopoulos DG. The Hemodialysis Product（HDP）. A Better Index of Dialysis Adequacy than Kt/V, Dialysis & Transplantation. 2002; 31: 13-5.
15) 斎藤 明, 越川昭三, 黒川 清, 他, DHD 研究会メンバー一同：日本における短時間頻回透析の評価. 臨床透析. 2000; 16: 1654-6.
16) Kjellstrand CM, Buoncristiani U, Ting G, et al. Short daily haemodialysis：survival in 415 patients treated for 1006 patient-years. Nephrol Dial Transplant 2008；23: 3283-3289
17) Chertow GM, Levin NW, Beck GJ, et al. In-center hemodialysis six times per week versus three times per week. N Engl J Med. 2010; 363: 2287-300.
18) Suri RS, Lindsay RM, Bieber BA, et al. A multinational cohort study of in-center daily hemodialysis and patient survival. Kinney Int. 2013; 83: 300-7.

〈吉村和修　寺脇博之〉

Ⅳ-A-6. 感染症対策

はじめに

　　透析患者は週3回の治療を否応なく受ける必要があり，通院回数が一般外来の患者と比較して非常に多く，感染の機会も増加する．治療に際しては，バスキュラーアクセス（内シャント，人工血管，表在化動脈）の穿刺が必須であり，穿刺者の手指からの感染，患者の保有する菌からの感染を起こす可能性がある．複数の患者が同一の部屋でベッドや透析機器を共有し透析時間を過ごし，更衣室や待合室，送迎車などの空間を共有していることから，飛沫感染や接触感染の機会が増加する．また，透析治療の開始・終了の際，患者の血液は外界と接触する可能性があり，血液媒介感染の危険性は増加する．一方では，患者の血液が周囲環境を汚染し，他の患者の感染源となる可能性がある．赤血球造血刺激因子製剤（ESA）や透析中の抗凝固薬など静脈注射製剤の使用も多く，血液媒介感染症の発症しやすい環境にある．透析室では，透析環境の特殊性や透析患者特有のリスクを理解した感染対策が重要となる．

A. 透析医療に関連した感染症と院内感染防止策

①標準予防策（スタンダード・プリコーション）[1, 2]

　　感染予防の基本である「標準予防策」は，CDC（米国疾病予防管理センター）が，1996年に公開した「病院における隔離予防策のためのガイドライン」の中で初めて示された．「標準予防策」は，すべての患者が何らかの病原体を有している可能性があると考えて，すべての患者に分け隔てなく実施する必要がある感染予防策である．これは，汗を除くすべての湿性生体物質（血液，体液，分泌液，排泄物），傷のある皮膚，粘膜は感染性があるとみなして対応する考え方である．

　　2007年にCDCは，1996年のガイドラインの改訂版にあたる，「隔離予防策のためのCDCガイドライン：医療現場における感染性微生物の伝播の予防」を公開した．感染制御の基本は「標準予防策」と「感染経路別予防策」であるという考え方は変わっていないが，「標準予防策」に「咳エチケット」，「安全な注射手技」，「腰椎処置」における外科用マスクの装着」が追加された．

　　CDCが2007年に公開したガイドラインと日本透析医会，日本透析医学会，日本臨床工学技士会，日本腎不全看護学会の4学会合同で作成され，2015年に公開された『透析施設における標準的な透析操作と感染予防に関するガイドライン（四訂版）』（以下ガイドラインと表記）の「標準予防策」に対する考え方に違いはない．

②透析室で行う必要がある標準予防策

a. 手指衛生が推奨される場面

❶湿性生体物質（血液，体液，分泌物，排泄物，汚染物，汗は除外）に触れたあと

❷手袋を外した直後

❸患者と患者のケアの間

　手指衛生は標準予防策の基本であり，①〜③のタイミングで手指衛生が必要となる．手指衛生とは，「流水と石鹸による手洗い」と「擦式消毒用アルコール製剤」いずれかである．手が目に見えて汚染している場合は，「流水と石鹸による手洗い」，それ以外では「擦式消毒用アルコール製剤」による手指衛生が推奨されている．ただし，透析室で接する機会の多い感染症であるB型肝炎ウイルス（HBV）やC型肝炎ウイルス（HCV），ノロウイルスなどは，アルコール系消毒薬の効果が低いことを認識して，流水による手洗いを行うことが重要となる．特に透析の穿刺や返血の際には，血液汚染の可能性が高いことから，流水による手洗いを行うことは重要となる．

b. 個人防護具 (personal protective equipment: PPE) が推奨される場面

❶手袋

- 湿性生体物質に触れる場合
- 粘膜や創のある皮膚に触れる場合

❷ガウンまたはエプロン

- 衣類や露出した皮膚が湿性生体物質に接触することが予想される処置および患者ケア

❸マスク，ゴーグル，フェイスシールド

- 血液，体液，分泌物のはねやしぶきを作りやすい処置や患者ケア

　ガイドラインの四訂版から，透析室で推奨されるPPEにガウンまたはエプロン，ゴーグルまたはフェイスシールドが追加された．これらのPPEは，湿性生体物質の飛沫による皮膚や着衣，目や顔などの汚染を防止するために着用する．特に透析の穿刺や返血の際には，血液汚染の可能性が高いことから，PPEの着用は必須であり，PPEは処置ごとに交換する必要がある．

c. 患者ケアに使用した器具，周辺環境整備およびリネン

❶リネン類は患者ごとに交換する．

❷透析装置外装・ベッド柵・オーバーテーブルは透析終了ごとに清拭する．

❸聴診器や体温計，血圧計カフは使用後に毎回の清拭を行う．

❹鉗子・トレイなどは使用ごとに，洗浄剤を用いて十分な予備洗浄を行い，熱水消毒（80℃10分）または，0.1%次亜塩素酸ナトリウムに30分間浸漬後に十分な水洗いを行う．

❺環境表面の清拭には，原因の細菌やウイルスに応じて，0.05〜0.1%の次亜塩素酸ナトリウム溶液またはアルコール系消毒薬を使用する．

　透析室での環境表面の清拭に，多くの場面で使用可能な製品として，洗浄効果と除菌効果を持つルビスタ（ペルオキソ一硫酸水素カリウムが主成分）がある．ルビスタは，次亜塩素酸を含有しながら金属腐食が少なく，HBVやHCV，ノロウイルスへの有効性が確立されている．

　また，透析室ではディスポーザブル製品の使用が推奨されており，使用後のディスポーザブル製品は感染性廃棄物として適切に処理する必要がある．特に患者の処置に使用した機材は，持ち運びの必要がないように廃棄できる環境が望ましいが，持ち運びをする場合は血液や体液が飛散して，周囲環境を汚染しないように注意する必要がある．

IV

血液透析療法の理論と実際

d. 針およびその他の鋭利物

❶針刺し防止のため安全機能付き穿刺針の使用が推奨される

❷針刺し防止のためリキャップをしないことが基本となる．万が一にリキャップが必要ならば，片手ですくう手技のみを用いる．

❸使用した針を持ち運ぶ必要がないように，すぐに耐貫通性容器に廃棄する．

透析室の作業は，穿刺から回収に至るすべての場面で，針刺しの危険性があり，針や鋭利物を持ち歩かなくて済む環境整備やスタッフ教育が重要となる．

e. 針刺し・切創による血液・体液曝露

血液媒介感染症「HBV・HCV・ヒト免疫不全ウイルス（HIV）など」は，血液や体液が血管内に侵入することにより感染する．透析室では血液が付着した針を扱う機会が多く，準備・穿刺・回収・廃棄に至るまで，すべての場面で針刺しが起こる可能性がある．体外循環を治療の主体とする透析室では，スタッフの安全管理上，針刺し対策は重要となる．針刺しは，本人の不注意としてかたづけられることが多いが，実際には医療機器の選択・廃棄方法・教育・ワクチン励行・時間的対策・空間的対策など管理者側の感染管理に対する取り組みも大きな要因であることがわかっている．

❶針刺しによる血液・体液曝露の予防

スタンダードプリコーションの徹底，標準的な透析操作の厳守，事故防止の環境整備が重要となる．

▶時間の余裕…適正なスタッフ数や透析クールなど

▶空間の余裕…適正なベッド間隔などの施設環境

▶手袋の着用…針刺しの防止・傷口からの血液侵入の防止

▶リキャップの禁止

▶安全機能付き穿刺針（特に感染者の穿刺）の使用

▶すべてのコンソールに廃棄容器を設置…針や汚染物品を持ち歩かない

▶静脈注射はニードルレスアクセスポートまたは薬液注入ライン，液面調整ラインを使用

❷スタッフの針刺しによる血液・体液曝露が起こった場合の対応

▶ HBV の場合（感染率約 30%）

HBs 抗原・抗体陰性のスタッフを対象として，抗 HBs ヒト免疫グロブリン（HBIG）と B 型肝炎ワクチン（HB ワクチン）を接種する．

HBIG（遅くとも 48 時間以内）：1,000 単位（5mL）接種

HB ワクチン：できるだけ早い時期（発生 7 日以内）

1 回目　10 μ g（0.5mL）接種

2 回目　1 カ月後同量

3 回目　3 カ月後同量

▶ HCV の場合（感染率約 3%）

HCV 感染に対してのワクチンなど予防法はない．針刺し後に C 型肝炎が発症した場合，肝臓専門医による抗ウイルス療法の開始が検討される．現在の抗ウイルス療法は内服治療が主体で，8〜12 週の内服治療で 95% 以上の HCV 排除が期待できる．

▶ HIV 感染（感染率約 0.3%）

抗ウイルス薬の投与が感染率を明らかに低下させるので，針刺し後には『HIV 感染患者透析医療ガイド改訂 2019』に記載されている HIV 曝露後予防（PEP）のフローチャートに従って迅速に対応する[3]．

f. 患者配置

患者の罹患した感染症が，伝播の危険性が高い場合や環境を汚染させやすい場合は，可能な限り個室を優先する．透析室で頻度の高い感染症では，HBV やインフルエンザ，ノロウイルスなどが該当する（個室がない場合の対応や各感染症の予防対策は p.118 で解説）．

g. ワクチン接種の推奨（p.119, p.122 で詳細は解説）

❶ HB ワクチン

透析室は HBV 感染のハイリスクな現場であり，患者および職員ともに HB ワクチンの接種が推奨される．

❷肺炎球菌ワクチン

透析患者では免疫能の低下があり肺炎による死亡が高率である．

❸インフルエンザワクチン

冬季に流行するインフルエンザの対策となる．

h. 患者指導

透析患者は週に 3 回と高頻度に，更衣室や待合室，送迎者などを共有しており，患者間の伝番の危険性が高いことから，患者教育は非常に重要となる．

❶透析患者は末期腎不全や糖尿病による易感染性が存在するため，腎機能正常者と比較して感染症に罹患する可能性が高いことを説明する．

❷透析室，更衣室，送迎車などで集団生活を送るルールを教育する．

▶ 毎日体温を測定し状態の把握に努め，他の患者への感染が危惧される病態では，来院前に透析室に連絡する．

▶ インフルエンザウイルスやノロウイルスなどが疑われる場合は，他の患者と接触しないように来院する．

▶ 来院後は透析室入室する前に診察を行い，病態に応じた適切な対応を行う．

❸咳や鼻汁がある場合にはマスクをするなどの咳エチケットを行う．

▶ くしゃみや咳の症状がある場合，外科用マスクを着用するように指導する．

▶ マスクを着用していない場合，くしゃみや咳をするときにはティッシュなどで口や鼻を覆うように指導する．

▶ 気道分泌物で手が汚れたあとには手指衛生を行うように指導する．

❹入室前のシャント肢の手洗いを推奨する．

入室前のシャント肢の手洗いは重要である．シャントの穿刺部位をポビドンヨードやクロルヘキシジンで消毒後に穿刺するが，入室前のシャント肢の手洗いにより，皮膚常在菌を減少させることができ，これによりシャントを介した感染症が減少する．また，シャント肢の乾燥を予防するための保湿も重要である．

i. 各透析施設での感染対策マニュアルの作成

ガイドラインを参考にして自施設の状況に応じたマニュアルを作成する．このマニュアルをすべてのスタッフが実践することが重要となる．

▶学会や研究会へのスタッフ参加を促して，感染に対する十分な教育を行う．

▶院内勉強会を定期的に行い，患者やスタッフへの情報提供および教育を行う．

B. 感染経路別の感染防止対策

透析施設では血液媒介感染であるHBVやHCVのアウトブレイクが報告されている[2,4]．また，飛沫感染や接触感染による肺炎や敗血症での死亡が高率であり，感染症での死亡が高率である原因となっている．感染症の罹患率および死亡率を低下させるには，透析患者の特徴性および透析室の特殊性を十分に理解した，感染経路別の感染対策が重要となる．透析施設においては血液媒介感染，飛沫感染，接触感染が重要な感染経路であり，いずれも標予防策を基本とした対策が実施される．

①血液媒介感染症

▶患者の血液は開始・終了の際，外界と接触する可能性があり，感染の危険性は増加する．

▶患者の血液が周囲環境を汚染し，他の患者の感染源となる可能性がある．

▶ ESA製剤，透析中の抗凝固薬など静脈注射製剤の使用も多く，血液媒介感染症の発症しやすい環境にある．

血液媒介感染は，針刺しや切創による傷口への血液や体液の曝露などにより，血管内に病原体が侵入する感染経路である．この感染様式を示す疾患で，透析室で注意すべき病原体は，HBV，HCV，HIVである．

わが国の透析患者のHBVとHCVの有病率は，2007年のHBs抗原陽性率1.9%，HCV抗体陽性率9.8%，2015年のHBs抗原陽性率1.6%，HCV抗体陽性率6.2%と経年的に減少傾向にあるが，非透析患者の有病率である，HBVとHCVともに推定1.2%と比較して高率である[5,6]．透析患者は血液媒介感染症のハイリスク集団であり，透析施設での血液媒介感染対策は重要となる．

②透析施設でのB型肝炎およびC型肝炎のスクリーニング

1. 透析導入時および転入時はHBs抗原，HBs抗体，HBc抗体，HCV抗体の検査を行う．
2. 透析患者は初回検査でHBs抗原やHCV抗体検査が陰性であっても，6カ月に1回はHBVおよびHCV関連検査を行う．

a. HBVおよびHCV関連検査の重要性

透析患者で肝炎の新規感染が起こった場合，不顕性感染（症状がない）であることが多く見受けられる．特に透析患者では肝障害の指標である血清トランスアミナーゼ（AST・ALT）が低値で経過するため，肝炎の新規発症や肝炎患者の拾い上げが困難となる．このため，新規感染の拾い上げには，定期的なHBVおよびHCV関連検査が重要となる．透析患者では初回検査でHBs抗原やHCV抗体検査が陰性であっても，6カ月に1回以上の定期的なHBVおよびHCV関連検査を行い，新たな新規感染がないことを確認する必要がある．

b. HBVおよびHCV関連検査の読み方

❶ HBV関連検査　表IV-15

▶ HBs抗原，HBs抗体，HBc抗体

表 IV-15　HBV 関連検査の読み方

	①	②	③	④	⑤
HBs 抗原	−	+	−	−	−
HBs 抗体	−	−	+	−	+
HBc 抗体	−	+	+	+	−
	感染なし	持続感染	既往感染	既往感染	ワクチン

　HBV キャリアの診断には HBs 抗原が最も重要であり，HBs 抗原陽性であれば現在 HBV に感染していることを示している．HBs 抗体は HBs 抗原に対する中和抗体（感染を防御する働きのある抗体）として HBV に対する感染防御機能を持っている．HBs 抗体が陽性であることは過去に HBV 感染の既往があるか，または HB ワクチン接種を受けたことを示している．既往感染者（以前に感染したことがある）は HBc 抗体陽性だが，HB ワクチン接種による HBs 抗体陽性者は HBc 抗体陰性である．HBc 抗体が陽性であることは，過去に HBV 感染したことがあるか，現在も HBV に感染しているかのどちらかとなる．HBs 抗原陰性で HBc 抗体陽性の場合は HBs 抗体の有無にかかわらず HBV の既往感染であることを示す．

❷ HCV 関連検査　表 IV-16

▶ HCV 抗体（感染既往を把握する検査）

・HCV 抗体陰性

　　現在使用されている，第 3 世代のアッセイ系で HCV 抗体陰性であれば，基本的に HCV 感染なしと診断する．

・HCV 抗体陽性

　　HCV 抗体は中和抗体ではないため感染防御能力はない．HCV 抗体陽性であるからといって HCV RNA 陽性，つまりキャリアというわけではない．透析患者でも，HCV 感染後に 20〜30％の患者は自然治癒し，70％〜80％の患者がキャリアに移行する．現在も感染しているかどうかを確認するためには，HCV RNA リアルタイム PCR 検査を施行する必要がある．

▶ HCV RNA リアルタイム PCR（感染状態を把握する検査）

　HCV 抗体陽性患者は HCV RNA 検査を行い，HCV 血症の有無を確認する必要がある．HCV RNA 陽性は現在 HCV に感染していると診断する．HCV RNA 陰性は，HCV 抗体が陽性でも，感染していないと診断する．

表 IV-16　HCV 関連検査の読み方

	①	②	③	④
HCV 抗体	−	+	+	+
HCVRNA	−	+	−	−
	感染なし	持続感染	治療後	既往感染

③肝炎感染患者への対策

1. 透析施設においてHBVおよびHCVの感染を予防するためのマニュアルを作成すること，これに基づいたスタッフ教育および厳格な感染コントロール手順を実施する．
2. HBV感染患者は個室隔離透析，隔離が不可能な場合はベッド固定，専用の透析装置（コンソール）や透析関連物品の使用を行うことが推奨される．
3. HCV感染患者はベッド固定，専用の透析装置や透析関連物品の使用を行うことが推奨される．

a. HBVおよびHCVの感染を予防するためのマニュアル作成とスタッフ教育

肝炎に対する診療プロトコールがある施設や高度熟練スタッフ（2年以上の正式な訓練を受けた経験）が多い施設では，新規感染率や有病率が低いことが報告されている．HBVおよびHCVの新規感染を予防するためには，各施設の環境に対応した実践可能なエビデンスに基づく感染対策マニュアルを作成して，徹底したスタッフの教育を行い，感染対策を実践する必要がある．

b. 肝炎患者でのベッド配置

❶ HBV感染患者（HBs抗原陽性者とHBV DNA陽性者），図Ⅳ-23，図Ⅳ-24

HBVは室温で最低7日間は環境表面に存在することが可能であり，透析装置や鉗子などからHBVが検出されることが報告されている．定期的な清掃や消毒が行われていない透析装置や透析関連物品がリザーバーとなり，透析スタッフの手指，透析関連物品から新規感染やアウトブレイクを引き起こす可能性がある．したがって，HBV感染患者は個室隔離透析，隔離が不可能な場合はベッド固定を行い，専用の透析装置や透析関連物品の使用を行うことが推奨される．

HBV感染患者の個室隔離またはベッド固定は，HBs抗原陽性患者とHBV DNA陽性患者を対象とする．個室隔離が不可能な施設でHBV感染患者のベッド固定を行う場合には，HBV感染患者を透析室の隅に配置，その周囲にHBs抗体陽性患者（既往感染者またはワクチン接種者）を配置して，その外側にHBs抗体陰性である非感染患者を配置する方法をとる．

❷ HCV感染患者（HCV RNA陽性者） 図Ⅳ-25

1990年代～2000年前半には，HBVだけではなく，HBVより感染力の弱いとされるHCVのアウトブレイクが多数報告されており，これらは静脈注射製剤（ヘパリンやESAなど）の共用が原

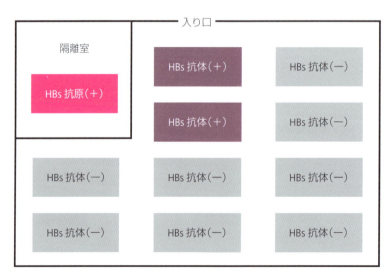

図Ⅳ-23 HBV感染患者のベッド配置

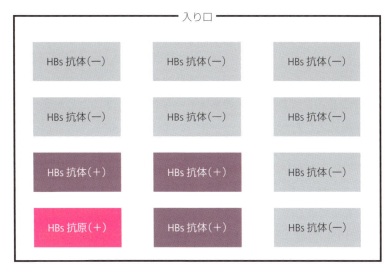

図 IV-24 隔離室がない場合の HBV 感染患者のベッド配置

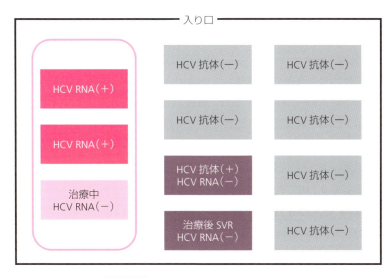

図 IV-25 HCV 感染患者のベッド配置

因とされる事例であった．これらの透析施設では日常的な作業の不備や感染対策の徹底不足が指摘されている．このような新規感染を予防するために，HCV 患者の固定を行うことにより新規感染率が減少したことが国内外から報告されている．このため，HCV 感染患者はベッド固定，専用の透析装置や透析関連物品の使用を行うことが推奨される．

HCV 感染患者のベッド固定は HCV RNA 陽性であるキャリア患者を対象とする．HCV 抗体陽性でも，HCV RNA 陰性の既往感染患者，抗ウイルス療法後に SVR が確認された患者では感染対策は不要となる．

　※ SVR（sustained virological response: ウイルス学的著効）：抗ウイルス療法終了後の HCV RNA の持続陰性化

c. HB ワクチン

- HBs 抗原陰性・HBs 抗体陽性の臨床的寛解に至ると HBV は血中から排除されるが，肝細胞内に残存する．
- HBV は一度感染すると体内からの完全排除は困難であり，駆逐することはできない．
- HB ワクチン接種により HBV への感染そのものを阻止することが重要となる．

❶ユニバーサルワクチネーション

HBV への感染は日常生活でも起こり得ることから，リスク症例以外でも HB ワクチンの接種を行うべきだという考えがある．国民全員がワクチンを受ける方法を「ユニバーサルワクチネーション」と呼ぶ．現在，HB ワクチンは世界 180 カ国以上で国民全員が接種を受けるユニバーサルワクチンになっている．

日本では 2016 年 10 月 1 日からユニバーサルワクチネーションが開始されており，0 歳児を対象とした定期接種が開始された．乳幼児，小学生は集団生活の場で B 型肝炎にかかる危険性があるため，アメリカでは HB ワクチンを接種していないと，小学校への入学が認められない州がある．日本では開始から 3 年が経過しており，あと 15 年後には 18 歳以下のすべて国民が HB ワクチン接種後となる．この取り組みにより HBV 感染者の大幅な減少が期待されている．

❷透析室での HB ワクチンと感染予防策

2015 年の全国アンケート調査では，HBs 抗原陰性および HBs 抗体陰性の職員への HB ワクチン接種状況では，全スタッフに施行しているが 63.5％，施行していないスタッフがいるが 27.4％，施行していないが 9.1％であった．また，透析患者で HB ワクチン接種を勧めているかの調査では，勧めているが 37.8％と非常に低率であった（実際に施行している率は，更に低率と考えられる）．ユニバーサルワクチネーションが導入されている状況で，HBV 感染のハイリスクである透析室スタッフや患者に HB ワクチン未施行施設があることは問題である．透析室は HBV 感染のハイリスクな場所であり，HB ワクチンの積極的な施行が推奨される．

d. C 型肝炎に対する抗ウイルス療法

■HCV 対策は抗ウイルス療法を行うことが推奨される

わが国では 2014 年に IFN フリー，内服薬のみで治療可能な Direct-acting antiviral（DAA）が使用可能となり，C 型肝炎は大きな副作用なく根治を目指せる時代となった．HCV 排除の機序として，IFN は免疫誘導や抗ウイルス蛋白誘導により効果を発現するため，インフルエンザ様症状や骨髄抑制などの副作用が多く発現したが，DAA は HCV に直接作用することから，IFN のようなインフルエンザ様症状や骨髄抑制がなく，副作用も軽微である．この副作用の少なさから，IFN 療法時代と異なり，高齢者や透析患者でも治療が可能となっている．DAA 療法では，高齢者でも安全に治療が可能となったことから，基本的に治療年齢の上限はなく，すべての透析患者が治療対象となり，治癒を目指せるようになった．

④飛沫感染

a. 飛沫感染のベッド配置 図 IV-26

インフルエンザ患者には個室対応が望ましいが，個室の設置されている透析施設は少ないことから，時間的または空間的隔離を行い対応する．

①空間的な隔離
咳による飛沫が直接飛ばない距離，ベッド間隔を開けるか衝立を置きます．

②時間的な隔離
入・退室，滞在時間を他の方とずらします．

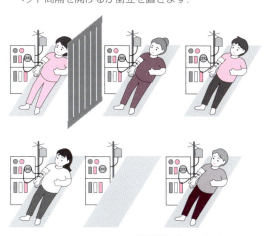
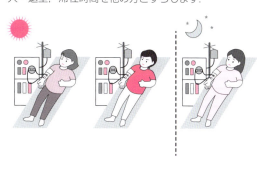

図 IV-26 透析施設で飛沫感染者の透析を行う場合

b. インフルエンザワクチン，肺炎球菌ワクチンの接種

高齢者や透析患者に対するインフルエンザワクチン，肺炎球菌ワクチンの接種により死亡率が低下するため，積極的な接種が推奨される．

c. 飛沫感染のベッド配置

透析室でのベッド間隔が1m未満の施設が多く，密集した状況で治療を継続している．また，患者は待合室，更衣室，送迎車で接触する機会も多いため，インフルエンザなど飛沫感染の危険が増加する．

患者の咳やくしゃみによって放出された病原体は飛沫自体の重みでおよそ2メートル程度の範囲内で落下してしまうため，それより離れた場所にいる患者が感染する確率は低くなる．患者は個室管理あるいは別の区画での対応が望ましいが，個室管理が難しい施設が大部分であるため，ベッド間隔を2m以上に保つことやカーテンなどによる仕切り（空間的隔離），感染者と非感染者との透析時間帯をずらす（時間的隔離）ことは有効な予防策となる．また，くしゃみや咳などを訴える患者は，サージカルマスクを着用する．

d. 肺炎球菌ワクチン・インフルエンザワクチン

肺炎球菌には90種以上の型があるが，23価肺炎球菌ワクチンはこのうち23種類の型に効果がある．この23種類は実際に肺炎の原因となっている肺炎球菌の型のうち8割以上を占めている．インフルエンザシーズンにおける細菌性肺炎のうち，50〜60％は肺炎球菌によって引き起こされている．インフルエンザワクチンと肺炎球菌ワクチンを両方接種することでインフルエンザシーズンの肺炎や死亡を抑えることにつながる．

⑤接触感染

- 透析患者や糖尿病患者では，正常な皮膚にも黄色ブドウ球菌などの細菌が定着していることが多く，複数の患者に対応し巡回しているスタッフの手指や白衣は病原で汚染されている可能性がある．

- 手指衛生やPPEの適切な使用が不十分なスタッフから，穿刺や血圧，脈拍測定，薬剤の注射を受けた場合，感染の可能性が上昇する．
- 患者はベッドや待合室，更衣室，送迎車を共有しており接触感染が発生しやすい環境にある．接触感染によって伝播しやすい病原体として，黄色ブドウ球菌（MRSA），緑膿菌（MDRP），腸球菌（VRE），ノロウイルス，ロタウイルス，アデノウイルスなどがある〔（　）内は各菌種の耐性菌〕．また，インフルエンザウイルスも接触感染を起こす場合がある．

ノロウイルスに対しては接触予防策を行うとともに，嘔吐物や下痢便の処理時には飛沫核感染予防策を行う必要がある．

a. 医療従事者の手袋を着用

■目的
- ▶医療者の患者からの感染のリスクを減らす
- ▶医療者の手指に付着した細菌叢が患者に伝播するのを防ぐ
- ▶医療者の一次的な手指の汚染による，患者から患者への細菌叢の伝播を防ぐ

■注意点
- ▶手袋着用は患者からの感染を完全には防止しない
- ▶病原は手袋の小さな穴を通して，または，手袋を脱ぐときに手を汚染する
- ▶手袋を脱いだ後の手指衛生は必ず必要となる
- ▶患者ごとに手袋を交換することが必要となる

b. 接触感染予防のための環境整備

■透析終了時の環境整備
- ▶リネン（シーツ・枕カバー・毛布カバー）などは患者ごとに交換する．
- ▶ベッド柵・オーバーテーブルは透析終了ごとに清拭する．
- ▶聴診器や体温計，血圧計カフは使用後に毎回の清拭を行う．
- ▶透析装置外装は透析終了ごとに清拭する．
- ▶鉗子・トレイなどは使用ごとに，熱水消毒（80℃ 10分）または，洗浄剤を用いて十分な予備洗浄を行い，0.1％次亜塩素酸ナトリウムに30分間浸漬後，十分に水洗いをする．
- ▶清拭には原因の細菌やウイルスに応じて，0.05〜0.1％の次亜塩素酸ナトリウム溶液またはアルコール系消毒薬を使用する．

おわりに

どんなに優れたマニュアル作成して感染対策を行っても，それを実施するスタッフ全員が取り組まなければ，順守していないスタッフより院内感染が発症する危険性がある．医師やスタッフが積極的に学会や研究会へ参加して，最新の知識を取り入れ，定期的な院内勉強会や月1回の感染対策委員会行うことで，徹底したスタッフの教育を行い，知識の統一化，最新の感染マニュアルを作成していくことが重要でとなる．

また，患者に対するベッドサイドでの感染症への知識の啓発と重要性の教育，定期的な院内患者勉強会の開催も重要となる．

■参考文献

1) Siegel JD, Rhinehart E, Jackson M, et al. the Healthcare Infection Control Practices Advisory Committee: 2007 Guideline for Isolation Precautions:Preventing Transmission of Infectious Agents in Healthcare Settings. 2007.

2) 厚生労働科学研究費補助金エイズ対策研究事業 HIV 感染症及びその合併症の課題を克服する研究（H24-エイズ-指定-002）HIV 感染患者における透析医療の推進に関する研究．協力：日本透析医会，日本透析医学会，日本臨床工学技士会，日本腎不全看護学会．透析施設における標準的な透析操作と感染予防に関するガイドライン（四訂版）. 2015.

3) 厚生労働行政推進事業（エイズ対策政策研究事業）HIV 感染症の医療整備に対する研究班. HIV 感染患者透析医療ガイド改訂 2019. 2015.

4) Centers for Disease Control and Prevention. Healthcare-Associated Hepatitis B and C Outbreaks（≥ 2 cases）Reported to the Centers for Disease Control and Prevention（CDC）2008-2017. 2018. https://www.cdc.gov/hepatitis/Outbreaks/HealthcareHepOutbreakTable.htm,（Ref 19th January, 2019）

5) 日本透析医学会．図説 わが国の慢性透析療法の現況 2007 年 12 月 31 日現在．東京: 日本透析医学会, 2008.

6) 菊地 勘，秋葉 隆．透析施設における標準的な透析操作と感染予防に関するガイドライン改訂に伴う感染症対策の実態調査 透析施設における感染対策および感染患者数の現況に関するアンケート．日本透析医会雑誌. 2017; 32: 477-88.

〈菊地 勘　土谷 健〉

IV

血液透析療法の理論と実際

MEMO *2*

臨床工学技士による準備など

臨床工学技士の必要性

　医療技術の進歩や医療機器の進化によって「機器」に関する深い知識や技能が臨床の場において求められている．工学的知識を提供し「安全」で「適正」な医療の確立に寄与することが臨床工学技士には必要とされる．

関連装置の日常点検

▶水処理装置

　各観測点におけるパラメータ（圧力・流量・電気伝導度など）の変動を点検する．また，処理水（RO水）の全塩素の残留検査と硬度の確認を行う．

▶粉末製剤溶解装置，透析液供給装置

　洗浄消毒液の使用量確認を行い，プログラム通り洗浄・消毒が実施され，洗浄消毒液の残留がないことを確認する．各観測点におけるパラメータ（圧力・流量・電気伝導度など）を点検する．また，関連学会が認定する装置にて透析液の濃度・浸透圧などを測定する．測定点は①供給装置と②フロア配管末端の透析監視装置とする．

▶透析監視装置

　毎起動時に実施される自己診断（電気系試験・配管試験＋ETRFの漏れ試験）を通過させる．個人用透析監視装置の場合は各機にて洗浄消毒液の使用量確認を行い，プログラム通り洗浄・消毒が実施され洗浄消毒液の残留がないことを確認する．また，各機にて透析液の濃度・浸透圧などの測定を行う．

透析医材の準備

　人工腎臓（ダイアライザー・ヘモダイアフィルター），血液回路などの医療材料を医師の指示の通りに準備する．

　自己診断通過した透析監視装置にてプライミングを実施する（同時に装置の血液流路系試験と血液回路の試験が実施される）．落差でプライミングを行う際はプライミングの目的である，①医材の洗浄，②医材の不具合の発見，③気泡の除去，の3点を考慮し実施すること．

関連装置の定期保守

▶水処理装置

　医療機器として認証されてはいない装置ではあるが，日常点検でのパラメータの推移を考慮し洗浄や消毒を実施する．簡易な消耗品（エアフィルターやチェックフィルターなど）はメーカー推奨期限内で臨床工学技士が交換を実施する．また，大掛かりなRO膜・活性炭の交換作業やオーバー

ホールなどはメーカー推奨の期限内に専門の作業員に依頼する.

▶粉末製剤溶解装置，透析液供給装置，透析監視装置

日常点検を基にメーカー推奨の期限内で定期点検やオーバーホールを実施する.

透析液と透析用水の品質管理

今日の透析治療において，透析液の清浄化はある程度達成されていて当然であると考えられている．特にオンライン治療だけでなく，生理食塩水の代用として透析液を用いることも考えられるため透析液の品質確保は必須である.

関連学会の定めるガイドラインに則り，原水（上水）から監視装置に至るまで各ポイントでしっかりとバリデートする必要がある.

〈深瀬　聡〉

IV-B
血液透析療法ソフト面の整備

IV-B-1. 患者の心のケア

A. 透析導入期の心のケア

　「透析治療を開始します」，主治医（担当医療者）に透析導入を宣告されたときに患者と家族はどのように感じるだろうか．「いやだ」「つらい」「死んだほうがまし」などといった現実逃避の感情が芽生え今自分の身の上に起こっている現実を理解する思考能力が停止する．その後，自分が置かれた環境から逃げ出すことができず，前に進むために透析治療を受け入れ（時には自分の意思にかかわらず治療が始まる場合がある），やがて社会（家庭）復帰をしていく．

　この一連の心の流れを，対象喪失と疾病受容のプロセスという．対象喪失に対しては，春木[1]の解説によれば，これを克服するための作業のことを「喪の仕事」あるいは「悲哀の仕事」と呼ぶ．

　患者の心のケアを行う基本として，透析医療にかかわる医療従事者には，この過程を体系的に理解することが求められる．

　悲嘆のプロセスは，表 IV-17 に示すような過程をたどるが，もちろん一方通行ではなく，行ったり来たりしながら進んでいく．以下に代表的なプロセスを解説する．

①衝撃

　患者が「透析導入という bad news」を知った時の動揺と混乱は，大変な衝撃である．現実感覚が麻痺状態に陥る．これは 1 つの防衛としての本能的な機能であるが，あまり長くこの段階にとどまることは，精神医学的には好ましいことではないので，時として精神科医の一時的な介入が必要になる場合がある．

表 IV-17　悲嘆のプロセス「対象喪失と喪の仕事」

①	精神的打撃・衝撃・ショックと麻痺状態
②	否認
③	取り引き
④	パニック
⑤	怒りと不当感
⑥	敵意・恨み・攻撃
⑦	罪悪感
⑧	空想形成・幻想・妄想
⑨	孤独感・抑うつ
⑩	あきらめ（受容）
⑪	新しい希望・笑いやユーモアの復活
⑫	立ち直り・患者としての新しい役割の獲得

②否認

透析は絶対に嫌だ，あるいは自分が腎不全で透析しなければならないことは断じて認めたくないという気持ちである．この場合，患者の「理性」が事実を拒否する．まだ自分は透析する段階ではないと強く考える．実は，セカンドオピニオンを求める行動も「否認」心理の現れである．例えば，飛行機に乗る際に「自分の乗った飛行機は絶対に落ちない」という思いで搭乗している．この心理も「否認」に基づくものである．つまり，「否認」は健康な人々の不安への防衛としてあたりまえの手段である．

③パニック

透析は否認していても，（冷静に）事実は事実であり，いよいよ透析が始まると患者によっては混乱や取り乱し，極端な恐怖を持ってしまう場合がある．（緊急ブラッドアクセス確保に時間がかかったり手間取ってしまう場合，穿刺のミスや痛みが強く感じる場合も含む）．精神面のケアが求められる．

④敵意・恨み・攻撃

患者によっては，怒りに感情を通り越して医師や看護師に対して，はっきりと敵意・恨み・攻撃的態度を示す人もいる．透析に至った責任は，いままで自分に関わった人にすべてにあるかのように思ってしまう．こうした心理は「置き換えの心理」から発生するものであり，敵意や恨みを向けられた医療者は決して過剰に反応することなく，冷静に受け止め，そうした感情に至った患者への理解と思いやりを持つことが必要である．しかし，実際の現場では，当惑を通り越し，医療者にも怒りの感情が生まれてしまう．

透析の導入という衝撃が大きければ大きいほど，患者の受ける怒り・恨み・攻撃も大きくなり治療に携わる周囲の人たち誰にでも感情が向けられる．

⑤孤独感・抑うつ

透析治療開始後，時間が経過し否認や怒りの時期を過ぎ，アクセス手術，穿刺，不均衡症候群を経験，食事・水分制限を厳しく注意されると，患者は当然深い孤独感や抑うつ状態になっていく．この時期はすべての患者が通らなければならないトンネルである．「抑うつ」は大きな意味での通過儀式（心理的意味での）と考える．これを経ないと本当の意味での「受容」には到達できないと考える．見守りながら，援助する準備をしながら対応する．

⑥あきらめ（受容）

日本語の諦めるとは，「ダメと思って断念する・やめる」という意味で使用されるが，本来「明らかにする・確かにする」，「心を明らかにする・心を晴らす」という意味があり，腎不全・透析医療を受け入れるために心を明らかにすることは，このことを言い当てている．

健康であった自分は，もうこの世にはいない，このつらい現実に勇気をもって直面すること，事実をありのままに受け入れようとする心が働いてくる．受容とは単に受動的に運命に身を任せることではなく，厳しい現実を積極的に受け入れようとする患者自身の行為や態度なのである．

青天の霹靂として起こった，末期腎不全・血液透析導入を受け入れる心の動きは，まさに自然

災害に被災した人が，被災を受け止め立ち上がるための行動・心理と同じものである．決して特別な感情ではなく，誰もが両者の立場に立つ可能性があり，医療者という立場ではなく1人の心のある人として理解していくことが肝要である．

B. 高齢者・老々介護・独居者の心のケア・対策

総務省統計局が公表する人口推計[2]では，2018年12月1日現在，総人口1億2,642万人，人口の増加の中で65歳以上の人口は3,561万人（28.2%），75歳以上人口は1,800万人（14.3%），85歳以上が574万人（4.5%）であり，2010年から超高齢者社会（65歳以上の人口割合が21%を超える）に突入している．同様の現象は透析患者にも認められる．2017年12月末の日本透析医学会統計調査[3]によれば，透析患者数33万4,505人の約2/3にあたる21万5,600人が65歳以上であることがわかっている．つまり現在の透析医療は，高齢者の体と心のケアについて理解しなければ成り立たないといっても過言ではないと考える．

高齢透析患者にみられやすい病態と問題を**表 IV-18**に示す．

高齢者の特徴として，自分自身は「老い」を自覚するものの，その事実を100%認知はしていない事がある．「老い」を認めたくない高齢者を目の前にして治療者としては，気持ちを理解してあげると同時に患者の老いの状態をきちんと評価しておくことも大切である．

高齢者は，一般的に洞察力の低下・思考が硬い・柔軟性の低下・耐性の低さ・生活目標や生きがいの喪失など多くの難題を抱えていて，精神医学介入により精神的な向上を目指すよりも，現状維持もしくは症状の除去・軽減といったように，治すよりも悪化させないことに主眼が置かれる[4,5]．

しばしば高齢者は，自分自身が社会的に無価値，役に立たないものとして生きる傾向があり，そんな自分が透析によって生かされているという（負の）独特の感情があり，この感情を無視して患者とのやり取りは成立しない．

高齢者の気持ち，心理を本当に理解するには，著者自身が高齢者になって初めてわかることかもしれない．もっともらしくわかった風な対応は，独りよがりの感情であり，1つも患者の感情を理解していないのであることを医療者は知らなければならない．

こうした高齢者を支えているのは，同じく年老いた配偶者になる場合が多く見られる．この高齢配偶者が，病気知らずの健康体である確率はきわめて低く，たとえ持病がなくても老化に伴う

表 IV-18　高齢透析患者にみられやすい病態と問題

① 老年期に入っての透析導入：生きがいの問題
② 家族の支持機能の問題
　　　　お荷物扱い，単身，離婚，死別
　　　　配偶者の困惑，抑うつ，疲弊，病気，死亡
　　　　子供世代への負担，影響，入院継続
③ 治療者の無力感，コメディカルスタッフへの負担，スタッフとのトラブル
④ 不十分な透析（透析不足）：身体面の問題へ
⑤ 死の不安，生存・延命への希望喪失，仲間の死
⑥ しっかりした主治医をもつ：患者・家族の精神的安定
⑦ 患者本人が生き続けることにどれだけ執着心をもっているか

さまざまな身体的問題（難聴・骨関節障害・脳血管障害など）を抱えているのが現状である．換言すれば不健康体が不健康体を介護しているのである．この現状を考える上で，同じ境遇の同胞がいることを知らせることも大切である．同じ悩みを持つ患者・家族同士の繋がりができるとまた展開が変わってくる．患者会（腎友会）の活動が一時期よりも低迷している昨今，クリニックが患者向けに季節ごとの行事（ひな祭りやクリスマスなど）やリクリエーションを行っていることは，大きな心と体の支えになっているものと考える．

独居者に対しては，フレイル予防も含め会話を持つことが重要である．話し相手ができることはとても重要なことである．会話が成立するかどうかは個々のケースによるが，患者が自分の昔話をするようになったら成功と考えている．高齢者が社会や家庭で輝いていた時代の話をするときには，みな目をきらきらさせながら話すからである．ただし，医療者がその話し相手になるためには相当の心構えが求められる（若い人が話すようにスムーズに話が進まず，同じ話を繰り返したり，話が行ったり来たりするからである）．

最後に高齢透析患者に対する心理教育（サイコエデュケーション）について解説する．

清水[6]は，心理教育の本質は，「精神科リハビリテーション全体を展望する」性質をもつもので，疾患や患者に対してポジティブな視点（のみ）がある．本来は回復，リハビリテーションの可能性を期待したからこそのサイコエデュケーションであると思われる．しかし，高齢者の透析医療の場合，サイコエデュケーションの基本は，後藤[7]が言うように，①知識・情報の共有，②日常的ストレスへの対処技術の拡大，③心理的・社会的サポートであろう．

医師と看護師による患者自己管理教育，患者指導などの呼び名は異なるが，これまでも医療者はさまざまな工夫をしながら時代背景と患者のレベルに応じた患者教育を行ってきた．近年は管理栄養士，薬剤師，理学療法士など多職種の連携を伴う教育が行われている．

これまでの患者教育の主眼は「長い年月を生き抜く」ことであったが，高齢者の透析医療では高齢透析患者に残された時間が少なく患者の心理としては切羽詰まっている状態であることが特徴と言える．

透析医療でも「心理教育」の言葉は知らなくても，これらについては透析に従事する医療スタッフ全員の手によって「手を尽くして」長年実践されている．

心理教育の第一歩として，インフォームド・コンセントの成立が不可欠である．これを無視していては，①知識・情報の共有が成り立たない．中島[8]は，インフォームド・コンセントという言葉の重要な部分はコンセントにあると述べている．コンセントはラテン語のコン（con）とセントレ（sentire）との合成語で，「ともに感じる "to feel together"」のことを意味する．つまり，医療者と患者が向き合い，「透析医療を受けなければならなくなりましたね」と共感し合い，「今後一緒になって行き（生き）ましょうね」と合意することである．こういった「心理的同意能力を上げていく」努力をすることが必要である．しかし，こうしたことは，高齢者医療では本当に難しい．筆者が心がけていることは，「今日までのその人の歴史」「ここまでその人がどう生きてきたか」「たとえ透析を受けていても生きてここに存在していること」に意味や価値をあることを伝える姿勢である．その繰り返しによって「共感し合う」ことが可能になる機会が得られた経験がある．心身ともに衰弱が進んだ高齢者の医療や看護を行うときには，あまり大上段に構えることなく淡々と行うことがよいのではないかと考えている．

■参考文献

1) 春木繁一. "サイコネフロロジーとは" スタッフのためのサイコネフロロジー. 透析ケア. 1995; 1: 85-92.
2) 総務省統計局人口推計平成 30 年 12 月 20 日
3) 日本透析医学会. わが国の慢性透析療法の現況. 2017 年 12 月 31 日現在
4) 春木繁一. 高齢者の精神・心理の理解: リエゾン精神科医からの一提言. In: 前田貞亮, 他, 編. 高齢者の透析: 導入からフォローアップまで. 東京; 日本メディカルセンター: 1995. 31-9.
5) 春木繁一. 高齢透析患者の精神神経障害と対策. 腎と透析. 1992; 32: 43-5.
6) 清水　博. サイコエデュケーション　イン　ジャパン. こころのしんりょう　a la carte. 1998; 17; 119-22.
7) 後藤雅博. 心理教育の歴史と理論. 臨床精神医学. 2001; 30: 445-50.
8) 中島一憲. インフォームドコンセントとは. インフォームドコンセント: これからの医療のあり方. 現代のエスプリ No. 339. 東京; 至文堂: 1995. p.9-14.

〈前田国見〉

MEMO 3

透析療法における医療ソーシャルワーカーの役割

　医療ソーシャルワーカー（以下，MSW）とは社会福祉の立場から患者やその家族が抱える経済的・心理的・社会的問題の解決，調整を援助し，社会復帰の促進を図る専門職である．筆者は透析単科の無床診療所の MSW である．入職当初の 1990 年代は今ほど高齢化が進んでおらず，在宅福祉サービスも整っていなかった．患者同士で通院送迎を助け合うなど互助の関係が残っており，相談内容は障害者手帳の取得や障害年金，福祉制度の利用に関することが多く，職場復帰や社会的入院に関する相談にも応じていた．透析歴 30 年という患者も数名おり，その方々から当時の透析について教えて頂いたことが印象に残っている．その後，社会情勢と共に透析者を取り巻く環境も変化した．これからの透析療法における MSW の役割について私見を述べたい．

最近の相談から

　全国腎臓病協議会では 1990 年より MSW による生活・福祉相談を実施しており，筆者も相談員として関わってきた．電話相談における相談内容を 1997 年と 2016 年を比較したところ，「年金」や「福祉制度」の利用に関する相談は減少し，「医療」，「生活」，「心理」の相談が増えている．「生活」に分類される相談ではわずかな年金で暮らす高齢者の生活困窮ぶりが伺える．「医療」「心理」相談では病状に対する不安，治療法の選択，ドライウエイトの設定に対する不満や医療スタッフの対応への不満など通院先の医療スタッフに相談すれば一見解決しそうな内容を電話で相談してくる．その背景には医療スタッフとの人間関係の希薄さと患者自身の地縁の薄さがもたらす孤立感が伝わってくる．日本の医療はフリーアクセスを特徴とするが，透析者にとって透析医療機関を変えることは容易ではない．電話相談のやりとりからは，何とか治療環境に順応しようとする思いと自分が蔑ろにされた怒りの狭間で揺れ動く透析者の心境が見えてくる．

　自職場である透析室では，認知症高齢者や家族による虐待ケースに遭遇する．高齢独居，高齢夫婦世帯，「8050 問題」[*1] と呼ばれる世帯が増える中，家庭内での出来事を詳細に把握することは困難を極める．家族支援は不可欠だが，家族には家族としての長い歴史や要望があり，家族調整には力量を要する．介護サービスの利用にも消極的で，地域包括支援センターや介護支援専門員などと情報を共有しながら解決策を模索する状況である．

透析療法の歴史と課題

　透析者は病者であり障がい者であると同時に生活者である．透析医療は社会復帰を目指す治療として始められた．自己管理を必要とする透析医療は，患者に検査データなどの医療情報を開示し，患者自身が自己管理できるようにベッドサイドにおいて多職種でチームを組み日常的に対応してきた．そこには「対話」があり，インフォームド・コンセント，チーム医療，多職種連携のパイオニ

＊1「8050 問題」50 代前後のひきこもりの子どもを 80 代前後の親が養っている状態のこと

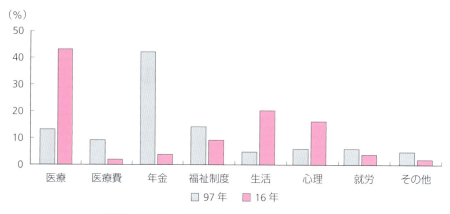

図1　全腎協　電話相談による相談内容の変化

ア的治療であったといえる.
　一方,福祉サービスの利用に関しては,透析者はさまざまな制限を受けてきた.例えば,障害者福祉制度の利用に際し,内部障害であることを理由に車いすの給付が受けられないなどである.現在においても,頻回な通院,食事や水分の制限があるため特別養護老人ホームへの入所やショートステイの利用が困難である.介護老人保健施設への入所は保険点数上の課題があり,有料老人ホームへの入所は入居費用の他に通院費用も負担することになり,経済的な負担が大きく選択できない.最近では介護施設を併設した医療機関もあるが,在宅生活が困難になった透析者は住み慣れた地域を離れ,経済的負担の少ない療養型病院への入院を選ばざるを得ない状況は解消されていない.また,重度心身障害者医療費助成制度は,患者負担金の全額助成を基本としていたが,新たに年齢制限や所得制限などを設ける自治体もあり問題は深刻である.

これからのMSWの役割

　日本は近い将来,類をみない超高齢少子多死社会を迎える.それに向けて国は地域包括ケアシステム,その先にある地域共生社会の実現に向け動き出した.「病院の世紀の理論」の著者である猪飼周平氏は,現代を20世紀医療における治療医学に主導された医療の時代が終焉を迎え,生活の質(QOL)の増進を目標とするヘルスケアの時代へと進む移行期と捉えている.健康概念の転換やそれに伴う「医学モデル」から「生活モデル」へのパラダイムシフトは保健・医療・福祉のあり方に大きく影響を与え,「生活の質」という共通の目標設定が可能となった.とはいえ,制度も医療環境もめまぐるしく変化している上,医療と介護,あるいは複合的な生活課題を抱える透析者やその家族への対応は単に社会資源を手渡せば解決できるわけではなく,どの事例も支援に悩む.しかし,通院回数の多さは裏を返せば,週3回の面談の機会が得られるという利点にもなる.医療スタッフと協働し,「どこでどんな暮らしをしたいのか」を透析者や家族と共に時間をかけて話し合うことは可能ではないだろうか.そして,地域の介護施設を含む多機関への働きかけも今後はさらに重要となる.地域はさほど透析者のことを知らないのである.地域に透析者の現状を知ってもらい,共に「この透析者の生活課題をどうすべきか」を真摯に話し合い,つないでいくことはMSWの役割である.幸い地域では個別課題や地域課題を検討する場として「地域ケア会議」が開かれており,

MSW からの発信も不可能ではないと感じる．最後に透析療法が過去より積み重ねてきた患者と共に治療に取り組む医療の姿，患者が自らの手で命と生活を守ってきた歴史を後世に伝えていく事も MSW の役割ではないだろうか．透析療法が培ってきた強みは地域で暮らす長期療養者や高齢者の継続的で包括的なケアのあり方に示唆を与える可能性がある．医療と地域をつなぐ役割が MSW に期待されている．

〈金井美香〉

Ⅳ-B-2. バスキュラーアクセス（シャント）の作製目的・種類と 長期使用のための方策

はじめに

　血液透析のための透析アクセスは，バスキュラーアクセス（vascular access: VA）と呼ばれる．

　血液透析では，老廃物を含んだ体内の血液を取り出し，透析器（ダイアライザー）に通して浄化された血液を体内へと返すことになる．そのためには大量の血液（一般的には150〜300mL/分）を必要とするが，採血するときのように末梢の静脈から採取しようとしても，十分な血流量を確保することはできない．鼠径部の大腿静脈や内頸静脈などの中心静脈や末梢であっても動脈であれば，十分な血流量を確保することは可能であるが，透析のたびに何度も穿刺することは現実的に困難である．十分な血流量が確保できる血管に，より簡単にアクセスするために，VAの作製が必要である[1]．

A. バスキュラーアクセスの種類

　VAは，一時的VAと恒久的VAに大別される．

　一時的なVAは，急性腎障害における血液浄化療法や，恒久的VAを持たない患者の緊急血液透析などに必要であり，非カフ型カテーテルが用いられることが多い．

　恒久的VAとして，現在わが国では主に，①自己血管使用皮下動静脈瘻（いわゆる内シャント，arteriovenous fistula: AVF），②人工血管使用皮下動静脈瘻（いわゆるグラフト，arteriovenous graft: AVG），③動脈表在化，④カフ型カテーテル（長期植え込み型静脈カテーテル）が用いられている．以下に恒久的VAについて概説する．

① AVF

　もっともポピュラーな形態であり約90％を占めている．一般的には橈骨動脈と橈側皮静脈を前腕遠位部の皮下で吻合し作製される．元々の静脈に大量の血流を導くことにより，穿刺が簡単であり，かつ血流量も十分確保できるため理想的なVAにもっとも近い．しかし，末梢の毛細血管床を経由しない血液が直接静脈に流れ込むことにより，相対的に静脈還流量が増加するため，心機能が低下した症例では作製が難しい．また，静脈が荒廃している患者でも作製が困難である．

② AVG

　AVFが作製可能な心機能をもつが，静脈が荒廃している患者などに適応がある．深部の動静脈間を人工血管でバイパスし，これを皮下に留置することで穿刺が簡単になる．自己血管とは異なり，血管の自己修復能がないため寿命が短く，また開存率も低い．さらに人工物を留置するため，感染に対して注意が必要である．わが国のVAに占める割合は，7〜8％程度である．

③動脈表在化

　血管の状態は良好（特に静脈）であるが，心機能がAVFやAVGを作製することに耐えられない症例に作製されることが多く，左室駆出率（ejection fraction: EF）30〜40％以下が目安となる．その他，血管が荒廃しAVFやAVGの作製が困難な症例，AVFやAVGによるスチール症候群を呈している症例，頻回にVAトラブルを発生する患者のバックアップとして，などが適応となる．主に肘部の上腕動脈を筋膜上に挙上し作成される．穿刺は比較的簡単であるが，動脈のため止血はやや困難であり，不十分な止血が原因で皮下血腫ができると穿刺が困難となるため，止血には十分な注意が必要である．また，繰り返しの穿刺により動脈瘤ができることがあるため，穿刺位置は可能な限り毎回変えることが望ましい．さらに，表在化した動脈に問題がなくても，静脈の荒廃のために使用できなくなることもある．

④カフ型カテーテル（長期植え込み型静脈カテーテル）

　AVFやAVGの造設不能例で，四肢の血管が荒廃している症例が適応となる．その他，高度の四肢拘縮や穿刺痛不耐，不意の体動などにより穿刺そのものが危険な症例や，透析中事故抜針などの可能性が高い症例，小児透析症例も適応となる．カテーテルの構造上，脱血不良となることがしばしばあり，時に閉塞してしまうことも珍しくない．また，カテーテルは人工物であり，感染にも注意が必要である．

　心機能・血管の状態と恒久的VAの形態について，**表IV-19**にまとめた．

表IV-19　心機能・血管の状態と恒久的バスキュラーアクセスの形態

		心機能	
		良好	不良
血管の状態	良好	AVF	動脈表在化
	不良	AVF または AVG	カフ型カテーテル

B. バスキュラーアクセスを長期間にわたり使用するために

①バスキュラーアクセスの開存率と選択

　トラブルが少なく長持ちするVAを作製することは，日々の透析を円滑に行ううえで，患者にとっても医療スタッフにとっても大変重要である．

　一般的には，AVFの開存率が最も優れているとされており，動静脈瘻を作製できる心機能を有し，表在血管が荒廃していなければ，まずAVFの作製を検討する．AVFの開存率についてはさまざまな報告があるものの，メタ解析による1年間の一次開存率〔経皮経管的血管形成術（percutaneous transluminal angioplasty: PTA）などのインターベンション治療も含め，なんら救済処置を行わない状態で開存しているもの〕は62％，2年間では51％と報告されている[2]．われわれが報告した自験例でも，それぞれ64.0％，51.2％であった[3]．一般的に，高齢者や糖尿病患者では，開存率が低くなる傾向があり，また，女性の方が男性に比べて開存率が低いとの報告もある[4]．

② AVF 作製に使用する血管と作製する部位

　AVF は一般的に，橈骨動脈と橈側皮静脈を，前腕遠位部の皮下で吻合し作製される（radioce-phalic AVF: RCAVF）．これは尺骨動脈より橈骨動脈が発達しているケースが多いことと，橈側皮静脈が穿刺に有利であることが影響している．スチール症候群や血栓性閉塞，感染などの合併症が少なく，開存率にも優れているとされている．さらに，できるだけ末梢で作製することには，将来の AVF 作成に際してより多くの静脈を温存できる，穿刺できる静脈が長く取れる，閉塞した時に中枢で再建術が可能，などの利点がある．吻合部位としては，手関節から 2～3 横指中枢の前腕末梢が推奨されているが，所謂解剖学的嗅ぎたばこ窩（anatomical snuff box）の動静脈が十分太い場合には，タバチェール内シャントを作成することも可能である．前腕遠位部の RCAVF とタバチェール内シャントの開存率に関しては，一定の見解はなく，ランダム化比較研究も存在しないため，両者の優劣はつけがたく，現時点ではどちらを第一選択としてもよいと考えられている．

　橈側に良好な血管を認めない場合は，尺側での AVF 作成を考慮する．尺側の AVF としては，尺骨動脈と尺側皮静脈を吻合する（ulnobasilic AVF: UBAVF）のが一般的ではあるが，尺骨動脈が細い場合には，尺側皮静脈を長く剥離し，橈骨動脈と吻合する（radiobasilic AVF: RBAVF）ことも可能である．

　前腕末梢での AVF 作成が困難な場合は，肘部や上腕での作成も考慮する．肘窩で作成する場合は，肘正中皮静脈と上腕橈側皮静脈に穿刺が可能となるが，上腕部の橈側皮静脈が深い位置を走行していると，術後に穿刺が困難となる．このような症例では，AVG や上腕動脈表在化も考慮する必要がある．また，深部静脈にシャント血流が流入しないよう，深部静脈交通枝を結紮したり，深部静脈交通枝を吻合に用いたりするなどの工夫も必要である．さらに，術後の過剰血流やスチール症候群を避けるため，可能な限り末梢の動脈に吻合することも重要である．分岐後の橈骨動脈吻合が可能であれば，上腕動脈よりも橈骨動脈に吻合するのが望ましく，また AVF の吻合径は 4～5mm 程度として，過剰血流にならないよう注意が必要である．

③ AVF 作製前の検査

　AVF 作製の際に最も重要なことは，吻合する血管と吻合部位の選択である．視診や触診などの理学的所見は，基本的かつ最も重要な所見であり，十分な時間をかけて行うことが肝要である．

　血管の評価を行う前に，皮膚の状態（浮腫や発赤など）や肘関節の伸展などを含めた左右上肢全体の観察を行う．関節の拘縮が著明な場合は，血管が良好であっても穿刺が困難であることなど AVF 作製には適さない場合もあるため注意が必要である．鎖骨下静脈から透析用カテーテルが留置されていたり，ペースメーカーや乳癌手術の既往があったりする場合には，AVF を作製すると，術後に静脈高血圧症を呈することがあるため，十分な病歴の聴取も重要である．

　動脈についての評価は，触診が主となる．まず上腕動脈，橈骨動脈，尺骨動脈を触診し，動脈の拍動と壁の硬さ，石灰化の有無を確認する．動脈の拍動は体位により変化することがあるため，安静臥床で評価することが望ましい．石灰化が強い場合には，十分な血流があっても脈拍を触知することが難しい場合があるが，その場合でも AVF が作製可能な場合はあるため，後述する超音波検査も併せて評価することが望ましい．

　静脈については，まずは駆血を行わずに，前腕の橈側皮静脈，尺側皮静脈，肘部の肘正中皮静

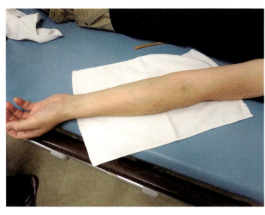
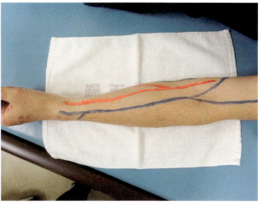

図 IV-27　血管の走行を確認（赤は動脈，青は静脈を表す）

脈，上腕の橈側皮静脈の視診・触診を行い，次に駆血して同様の視診・触診を行う．駆血を行わない場合には細い静脈でも，駆血を行うことで十分に拡張すれば，AVF作製には十分耐えうる．また，吻合を行う手関節部に太い静脈があっても，くり返す点滴などの影響により，途中で途絶していることもあるため，静脈の連続性を確認することが最も重要である 図 IV-27．

④術前超音波検査の有用性と方法

このように，視診と触診が術前の評価としてきわめて有用であることに異論はないが，近年では超音波検査が血管の客観的な評価法として注目され，普及してきている．血流量や血管径の測定が可能であり，深部血管の情報も得られるため，肥満が強く触診での血管の評価が困難な症例などでは特に有用である．一方，術者の技術により検査のクオリティが左右されることが難点である．検査の目的を 表 IV-20 に示す．

超音波による動脈の評価は，肘部の上腕動脈から始めて 図 IV-28 , 図 IV-29 ，末梢へ向かって橈骨動脈と尺骨動脈の分岐部を確認し，前腕に向けて橈骨動脈 図 IV-30 , 図 IV-31 と尺骨動脈 図 IV-32 を検査する．吻合予定部で，動脈径 図 IV-33 と血流量 図 IV-34 を測定し，動脈壁の性状や厚さ，石灰化の有無などを確認する．AVF作製を成功するために必要な橈骨動脈径に関しては，さまざまな研究があり，最小径は1.5mmから2.0mmと報告されている[1]．われわれの検討では，橈骨動脈径2mm未満の症例では，2mm以上の症例と比較すると閉塞のリスクが約2.8倍に上昇することが示された[2]．これらの結果を考慮すると，少なくとも1.5mm以上は必要であり，それ未満では成功率が低くなるため，中枢での作成を考慮すべきであると考えられる．吻合予定部位の橈骨動脈血流量は，吻合部で20〜40mL/分と一定しておらず[5,6]，現段階では良好な指標は存

表 IV-20　超音波検査の目的

触診にて不明瞭な静脈のマッピング
上腕の尺側皮静脈など，深部静脈の情報を得る
吻合予定部位の血管径の測定
血管壁（特に動脈壁）の厚さ，石灰化の有無の確認
動脈血流量の測定

（久木田和丘，他．日本透析医学会バスキュラーアクセスガイドライン改訂・ワーキンググループ委員会．2011年版社団法人日本透析医学会　慢性血液透析用バスキュラーアクセスの作製および修復に関するガイドライン．日本透析医学会雑誌．2011; 44: 855-937[1]）

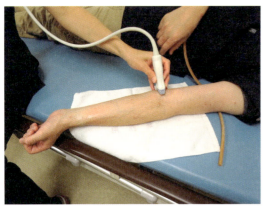

図 IV-28　肘部上腕動脈の超音波検査（短軸像）

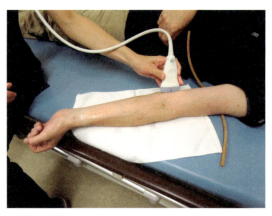

図 IV-29　肘部上腕動脈の超音波検査（長軸像）

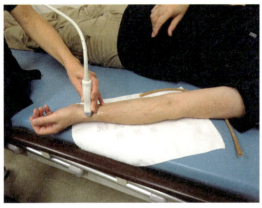

図 IV-30　橈骨動脈吻合予定部位の超音波検査（短軸像）

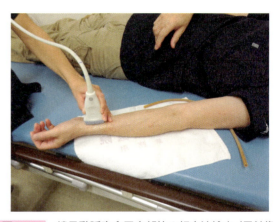

図 IV-31　橈骨動脈吻合予定部位の超音波検査（長軸像）

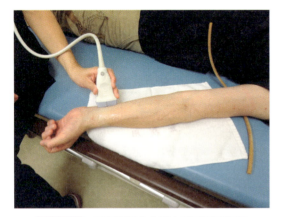

図 IV-32　尺骨動脈の血流を超音波で確認

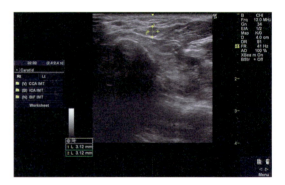

図 IV-33　吻合予定部位の橈骨動脈径測定

在しない．

　静脈については，吻合予定部位から中枢へ向かい観察する．吻合予定部位では，駆血後の静脈径として1.6～2.5mmが推奨されており，2.0mmあれば作製は可能と考えられる 図 IV-35，図 IV-36．中枢へ向かって連続性や分岐する血管を確認し 図 IV-37，上腕橈側皮静脈 図 IV-38，上腕尺側皮静脈 図 IV-39 まで観察する．肥満のある患者では静脈が深い位置を走行しているため，

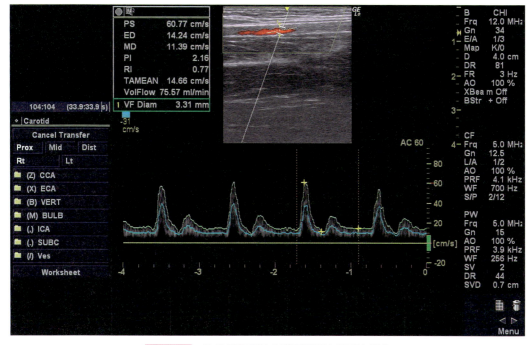

図IV-34　吻合予定部位の橈骨動脈血流量を測定

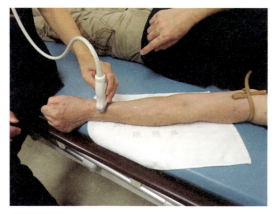

図IV-35　橈側皮静脈吻合予定部位の超音波検査（短軸像）

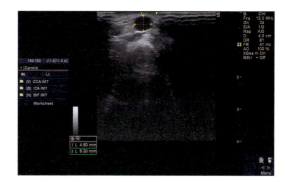

図IV-36　吻合予定部位の橈側皮静脈径測定

　AVF作製が成功しても，穿刺困難が予想されることがあるため，穿刺可能な部位も併せて確認しておく．上腕尺側皮静脈は，AVG作製の際，静脈側の吻合血管として使用されることも多いため，観察し情報を得ておくことが望ましい．

　視診・触診の結果や超音波検査所見は，AVF作製の際参考とするため，血管マッピングとして図示しておくと有用である 図IV-40．

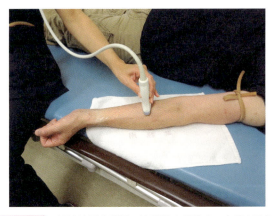
図 IV-37　前腕橈側皮静脈の連続性や分岐する血管を確認

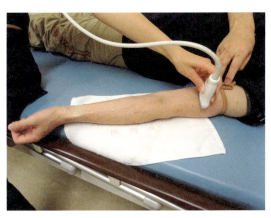
図 IV-38　上腕橈側皮静脈の観察

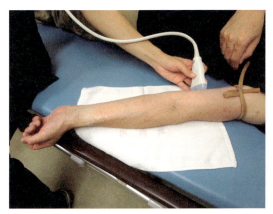
図 IV-39　上腕尺側皮静脈の観察

⑤穿刺開始時期と開存率の関連

わが国のガイドラインによれば，初回 AVF の作製から穿刺までの期間は，2 週間以上あけることが望ましいとされている[1]．海外のデータでも，作製後 43〜84 日後に穿刺した AVF に比べ，14 日以前に穿刺した症例では 2.27 倍アクセス不全をきたすリスクが増加すると報告されており[7]，K/DOQI ガイドラインでは，少なくとも 1 カ月，可能であれば 3〜4 カ月は AVF の発達を待つことが望ましいとされている[8]．

初回穿刺するまでの平均期間は，日本 25 日，イタリア 27 日，ドイツ 42 日，スペイン 80 日，フランス 86 日，イギリス 96 日，アメリカ 98 日と各国でばらつきがみられるが，総じて諸外国と比べわが国では，早期に穿刺する傾向が強く，実臨床においても，カテーテル導入患者の留置期間の長期化などから，早期穿刺を余儀なくされる場面も多い．ガイドラインにも，「静脈が十分太くシャント血流量が良好で，カテーテル挿入して透析するより，早期穿刺にメリットがあると考えられる場合は，14 日以内の穿刺も可能である」と記載されている．

われわれの施設で，AVF 作製 1 週間後に超音波を用いて測定した AVF の血流量とその後の開存率に関して後ろ向きに検討したところ，血流量が良好な場合には，14 日以内に初回穿刺を行った患者と 15 日以降に行った患者で，1 年間の開存率に有意な差を認めなかった．このことから，

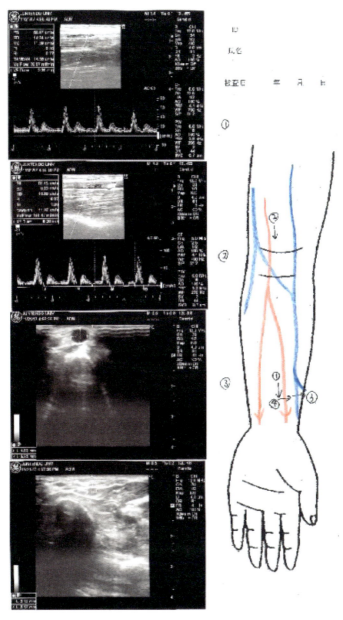

図 IV-40　血管マッピングイメージ

　術前超音波検査と同様，術後の超音波検査も，特に穿刺時期の決定において有用である可能性が示唆されたが，今後詳細な検討が必要である．

おわりに

　患者にとって，VA はまさに命綱といえる．トラブルが少なく長持ちする VA を作製することは，日々の透析を円滑に行ううえで，患者にとってはもちろんのこと医療スタッフにとっても大変重要である．作製する前にさまざまな要素を十分検討するとともに，日々の診療でもよく観察を行い，トラブルの芽を早めに摘むことが開存率を向上させるうえで重要である．

■参考文献

1) 久木田和丘, 大平整爾, 天野 泉, 他. (社) 日本透析医学会バスキュラーアクセスガイドライン改訂・ワーキンググループ委員会. 2011 年版社団法人日本透析医学会 慢性血液透析用バスキュラーアクセスの作製および修復に関するガイドライン. 日本透析医学会雑誌. 2011; 44: 855-937.
2) Al-Jaishi AA, Oliver MJ, Thomas SM, et al. Patency rates of the arteriovenous fistula for hemodialysis: a systematic review and meta-analysis. Am J Kidney Dis. 2014; 63; 464-478.
3) Nakata J, Io H, Watanabe T, et al. Impact of preoperative ultrasonography findings on the patency rate of vascular access in Japanese hemodialysis patients. SpringerPlus, 5, 2016, 462.
4) Kazemzadeh GH, Modaghegh MHS, Ravari H, et al. Primary patency rate of native AV fistula: long term follow up. Int J Clin Exp Med. 2012; 5: 173-8.
5) Yerdel MA, Kesenci M, Yazicioglu KM, et al. Effect of haemodynamic variables on surgically created arteriovenous fistula flow. Nephrol Dial Transplant. 1997; 12: 1684-88.
6) Sato M, Io H, Tanimoto M, et al. Relationship between preoperative radial artery and postoperative arteriovenous fistula blood flow in hemodialysis patients. J Nephrol. 2012; 25: 726-31.
7) Rayner HC, Pisoui RL, Gillespie BW, et al. Creation, cannulation and survival of arteriovenous fistulae: data from the Dialysis Outcomes and Practice Patterns Study. Kidney Int. 2003; 63: 323-30.
8) National Kidney Foundation, Inc. K/DOQI Guidelines - Updates 2006. New York: National Kidney Foundation, Inc.

〈中田純一郎〉

Ⅳ-B-3. 穿刺技法（疼痛緩和など）

はじめに

　　血液透析 (hemodialysis: HD) において, ブラッドアクセス (VA) は文字通り生命線である. わが国の透析患者は高齢化が進み, 糖尿病のみならず, 高血圧症, 脂質異常症, 高尿酸血症などの生活習慣病に起因する動脈硬化性病変が増加している. また長期に HD を行っている患者の増加により, シャント血管の石灰化や荒廃が問題となり, 穿刺困難となる事例が増加している[1]. 本稿では, VA を長期間安全に使用し, 患者に不安を抱かせないことを念頭に, 安全な穿刺技法を中心に解説したい.

A. 穿刺技法

①一般的な穿刺

a. 穿刺時の心構え

　　HD 患者は, 年間 300 回以上のシャント穿刺に耐えている. スタッフは患者に疼痛を与えてしまうことや, シャントトラブルを起こさないことを考えて過度な緊張をしがちである. これを払拭するには, 常日頃からシャントを観察し, 穿刺技術を向上させることが肝要である. しかしながら, 穿刺の失敗はどんな熟練者にもあり, 反省と挑戦の繰り返しである.

　　HD は穿刺をしなければ始まらないので, 落ち着いて穿刺することを心がける. もし穿刺に失敗したら素直に誠意をもって謝罪し, 今後の患者との関係を良い状態に保つ. もし穿刺を拒否されたら, 無理せず別の人に代わる. 穿刺の技術習得は一朝一夕にできるものではなく, 時として仲間の力も借りながらさまざまな状況を経験した結果得られていく.

b. 事前の準備

穿刺者は，VAの手術記録や造影画像なども参考にして，患者の血管の走行や狭窄部位のイメージを持っておくと精神的な落ち着きにもつながる．また直前の透析記録にある透析中の脱血の状態や静脈圧なども参考になる．心血管病変の多いHD患者では，血小板凝集抑制薬や抗凝固薬を複数内服していることも多く，穿刺時や止血時の注意点である．

穿刺時に必要な物品はセット化し，まとめておくと良い **表IV-21**．清潔操作が多いので，滅菌テープ・滅菌ガーゼ・滅菌シーツは必須である．穿刺針は大きく分けてカニューラ針（外筒針），金属針，単針透析を行う特殊な針の3種類があるが，穿刺部位の状況，血流確保，適切な静脈圧，止血のしやすさ，使いやすさなどをもって選択する．外径は通常16-18Gを用いる．針の先端は側孔がある場合と無い場合がある．通常は側孔ありを動脈側，側孔無を静脈側に使用している．皮膚の消毒薬は穿刺部1か所に1つの消毒綿棒や消毒綿を使用する．回路を固定するテープは，皮膚の状態にあったものを選ぶ．耐貫通性の容器を準備し，廃棄する針は速やかに捨てる．

c. 穿刺者の準備

穿刺者は，石鹸と流水による手洗いを行い，速乾性の手指消毒薬を使用して手指衛生に努める．ディスポーザブル手袋，非透水性ガウン又はエプロン，サージカルマスク，ゴーグルもしくはフェイスシールドを装着する．

d. 患者側の準備

シャント肢は穿刺前に石鹸を泡立てて優しく洗浄する．自立していてシャントの自己管理ができる患者には，透析室の入室前に自分で洗浄するように指導し，日ごろからシャントへの注意を向けさせるようにする．

e. シャントの観察

「見る」，「聞く」，「触る」ことを心掛ける．

❶シャント肢が見やすい位置

患者に声掛けしながら，シャント肢が見やすい向きになるように，患者の腕や穿刺者の立ち位置を調節する **図IV-41**．

❷シャント肢全体

腫脹の有無や外傷・表皮剥離などを調べる．

❸シャント肢の手指

色調（チアノーゼ），温度（冷感・熱感），母指の腫脹・発赤・疼痛がないかを調べる．手指の冷感や痛みがある場合は，スチール症候群を疑う．

表IV-21　内シャント穿刺セット

- 穿刺部周囲に使用する滅菌テープ
- 穿刺孔を清潔に保つための滅菌単ガーゼ
- 滅菌シーツ
- 回路固定テープ: 皮膚の状態にあったもの
- 穿刺針: カニューラ針（外筒針），金属針，短針透析を行う特殊な針の3種類
- 消毒用綿棒や消毒綿: 穿刺部消毒は1か所につき1つ使用
- 消毒液: 0.5%以上のクロルヘキシジングルコン酸塩を含むアルコール，10%ポピドンヨード，消毒用エタノール，70%イソプロパノールのいずれか．
- 針箱: 耐貫通性の容器

IV

血液透析療法の理論と実際

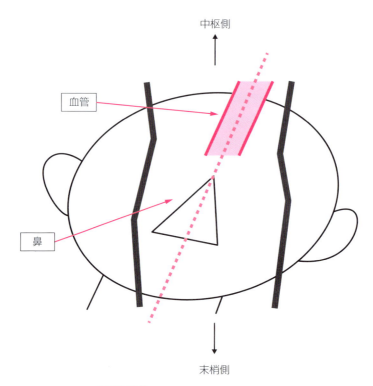

図 IV-41　シャントと穿刺者の位置

❹シャント肢の皮膚
乾燥やかぶれ，掻き傷，皮膚の汚染，皮下出血などがないか観察する．

❺シャント血管
感染徴候（発赤・腫脹・排膿・熱感），瘤の有無・色・大きさなどを観察する．

❻シャント音・スリル
吻合部から中枢方向に向かって聴診器を用いてシャント音（低音で連続的，吻合部から中枢にかけて徐々に音が小さくなる）を聞く．狭窄部ではシャント音が高音となり，狭窄が進むと断続音になる．閉塞してしまうと心拍に同期した拍動音（断続的）を聴取する．通常，閉塞部より中枢ではシャント音が消失するが，側副血行路が発達していると，シャント音が復活することもある．スリルは指先で触れる程度の強さで確認する．

f. 穿刺部位の選定

皮膚に発赤や滲出液のある所は菌や汚染物を血管内に押し込む可能性があるので避ける．留置針や回路のテープを貼る位置は，掻き傷やテープかぶれがある場所を避ける．毎回の穿刺部位は前回の穿刺部位から5mm以上間隔をあけ，繰り返し同一部を穿刺しないようにする．また，針を挿入した際に先端が狭窄部や分岐部に近くないところとする．吻合部直後の静脈は高い血圧がかかり，内膜が肥厚し瘤状となっていたり，石灰が沈着しやすいので，動脈側の穿刺部は吻合部から5cm以上ずらす．皮膚表面から深いところを走る血管や押すと深く沈みこんでしまう血管は，シャント肢の下に手枕などを入れて進展させると見やすくなる．静脈高血圧症の症例に穿刺しなければならない時は，シャント肢の浮腫により血管走行が確認しにくい．血管に沿って周囲の皮膚を圧迫し，血管を浮き出たせてから穿刺する．

蛇行した VA は拡張していることが多い．穿刺はしやすいが，内圧が高いので止血困難となる．また，上腕尺側は皮神経が太く浅層を走行していたり，肘関節付近の尺骨静脈の下には動脈が走行しているので，穿刺の際は注意が必要である[2]．

g. 駆血

シャント肢の手を握らせると血管の怒張が良くなる．駆血部位は穿刺部位から 5〜6cm ほど末梢側に離す．駆血帯の両方を引っ張って圧を調節するが，きつく締めすぎると深層を流れる動脈の血流も遮断してしまい，シャントは拡張しない．理論的には動脈の収縮期圧と拡張期圧の間の圧力が望ましい．シャントを愛護的に扱うために，穿刺の直前に駆血し 2 分以内に緩める努力をする．用手駆血は強さを調節しやすいので，シャント造設後の早い時期や高齢者の脆弱な皮膚，あるいは血管壁の薄いシャントの駆血に用いると良い．また，活動性のある血管炎の患者では駆血により点状出血が出てしまうことがある．

h. 消毒

穿刺は基本に清潔操作であるので，清潔と不潔の区別をする．穿刺部位の消毒には，即効性と持続性が求められ，0.5％以上のクロルヘキシジングルコン酸塩（chlorhexidine gluconate：CHG）を含むアルコール，10％ポビドンヨード，消毒用エタノール，70％イソプロパノールのいずれかが推奨されている[3]．アルコールには即効性があり，CHG は持続性がある．ポビドンヨードは 2 分程度乾燥させると広い抗菌スペクトルを持った持続性のある消毒（3〜4 時間程度）ができるが，CHG よりも残留活性が劣る．実際には，消毒用エタノールで穿刺部周囲 3cm を目安に消毒し，アルコールが使えない症例では CHG もしくはポビドンヨードを使用すればよい．スワブスティックでポビドンヨードを使う場合は，穿刺部の中心から外側に円を描くように消毒する．いずれも乾燥した状態で消毒効果を発揮する．

i. 血管の固定および頂点のとらえ方（右手で穿刺する場合）

通常は動脈側を先に穿刺し，次に静脈側を穿刺する．針や回路の固定部位も考え，穿刺順を逆にしてもよい．

① 左手の母指と示指で皮下組織と血管が密着している状態を保ちつつ，血管を挟むようにつまむ．

② ①の状態で血管の走行と，自身の右手示指が一直線になるように血管を触知しながら，刺入部位近傍の血管頂点をとらえる．

j. 穿刺針の持ち方，進め方

穿刺針を取り出し，先端の傷の有無を確認する．内筒を回してスムーズに回転することを確認後，右手の母指と示指でつまむように把持部を持つ．穿刺方向は，動脈側であれば中枢向きでも末梢向きでも良い．血流が乏しい場合は末梢向きに穿刺する．静脈側は中枢向きに穿刺する．左手は上記 i ①のままで，右手薬指と小指で皮膚を手前に引きテンションをかける．針の刺入角は 25 度前後といわれているが，発達した VA の場合は，皮膚の刺入部と血管の刺入部が近くなるように，若干立てて（30〜40 度）もよい．

穿刺針をゆっくり進めると，把持部に血液の逆流（逆血）が認められる．この時に針先の力を抜くと，凹んだ周囲の組織が元に戻ろうとするため針先も血管から抜けてしまう．力を抜かず，そのまま針を寝かせ進めると，穿刺針を持つ指先の抵抗が軽くなる．右手で内筒を保持したまま，左手で外筒を推し進める．抜針を防止するため外筒を十分に血管内に進める．外筒を進める際に

抵抗を感じる場合は，先端が狭窄部や弁にあたっている可能性があるので，無理に進めない．

一度内筒を抜いたら，外筒の破損を避けるために絶対に再挿入をしてはいけない．穿刺に失敗したときは，動脈側は吻合部側に，静脈側は中枢側へ穿刺部位を変える．

k. 穿刺針・血液回路の固定

HD中の事故に抜針がある．針の固定不良，不穏患者，自己抜針，体動などさまざまな原因があるが，個別性が高く穿刺針や回路の固定法の工夫は永遠のテーマである．ここでは一般的な2種類のテープ固定法について述べる．

α固定では，テープの接着面を上にして穿刺針もしくは回路の下に置き，両端を回路上で交差させ，接着面積を大きくするようにして皮膚に貼る．Ω固定では，穿刺針や回路と皮膚の間に隙間を作らないように真上からテープを貼り，側面を沿わせて皺がないように皮膚に貼る．テープを貼る際は，テープを貼る部分の皮膚から水分，軟膏などを除去しておき，テープの重ね貼りはしないようにする．穿刺針は針先が血管壁に触れないように方向と角度を調整する．留置針のルアーロック部を避けてα固定とΩ固定の両方で固定する．回路は動脈側・静脈側をそれぞれα固定又はΩ固定で3カ所以上固定する．回路は直線ではなく，余裕を持たせたループ状にする．

実際には，上腕や手首にベルトや紐を使って固定する方法や直接患者さんに把持してもらう方法，テープ固定の上から包帯を巻くなどたくさんの工夫が必要である．

l. 透析開始直後の確認

脱血不良や静脈圧上昇，穿刺部の皮下出血などさまざまなトラブルが想定される．穿刺ミスの可能性に気づいたら無理せず安全性を優先し，穿刺針の不具合を確かめる．

❶フラッシング法

カニューレから回路を外し10ccのシリンジをつける．陰圧をかけて針先や針内部の血栓を除去する操作を行い，スムーズな脱血を確認する．シリンジ内に生理食塩水を満たしておいて，注入と脱血を繰り返してもよい．注入は血管の損傷を避けるため，指先の抵抗を感じながら緩徐に行う．

❷針先の位置確認

血管の狭窄部位や静脈弁の近傍に針先があると，十分な血流が取れないので，針の深さや留置角度を修正する．

血液回路には接続部が多数あるので，透析開始直後はそれぞれのロックが確実にしまっていることを確認する．脱血後の急激な血圧低下，ダイアライザーや抗凝固薬によるアレルギー症状に留意する．心不全や呼吸器疾患では，動脈側の血液の色が暗い色になる．また突然の出血を伴っている場合は薄く見える．シャントの再循環が起きていると，動脈側の血液が薄くなっていたり，回路から静脈側に送られた生理食塩水が透明な筋として確認できることもある．

m. 抜針・止血

穿刺部の消毒は，アルコール又はイソジンで穿刺部中心から外側に円を描くように行う．針や回路の固定テープをはがす際は，ゆっくりと皮膚を抑えながら少しずつはがす．抜針の順番は，穿刺部位，止血にかかる時間，自己止血が可能かなどを考慮して決め，血管の走行に合わせて引き抜く．

皮膚の穿刺孔と血管の穿刺孔は若干ずれているので，圧迫綿を用いて両穿刺孔を同時に圧迫する．圧迫の強さは，出血せずなおかつ血流を遮断しない強さが適当で，止血する指でシャントの

スリルや拍動を感ずるようにすると良い．通常の止血時間は10分程度であるが，血管の拡張が強い部分を穿刺していると，その中枢側は狭窄があることが多く，止血困難となる．石灰沈着部付近を穿刺した場合も血管の弾力性低下から血管収縮も十分ではなく，止血困難になりやすい．止血確認の際，圧迫綿はゆっくり除去する．止血されていたら，止血パット付き絆創膏に変え，シャント音を確認して終了である．絆創膏は翌日はがすよう指導する．

　十分に発達したシャントでは止血ベルトを用いた止血が可能である．止血ベルトは，圧迫綿にあたる部分が厚めに縫製されていて，マジックテープで固定するようになっている．止血クランプは，穿刺部位とその反対側の部分で挟み込むように固定するので，止血部分に集中した圧迫ができるが，その構造上不安定なので，使用する症例を選ぶことが必要である．30分以上止血できない時は止血剤を使用することもある．

②特別な対応の必要な穿刺

a. 狭窄の強いシャント

　シャント血管は頻回の穿刺により内膜の線維化をきたしたり，静脈弁が硬くなり狭窄が生じる．また，穿刺の失敗によって形成された皮下血腫による血管外からの圧迫も狭窄の原因となる．狭窄がある血管では，シャント肢を挙上すると狭窄部より中枢側でシャント血管が虚脱したり張りがなくなる．

　吻合部から中枢に向かって，順に狭窄→動脈穿刺部→静脈穿刺部があると，脱血不良を呈し，動脈穿刺部→狭窄→静脈穿刺部があると動脈穿刺部の圧が上昇するため止血時間が延長する．また，動脈穿刺部→静脈穿刺部→狭窄があると静脈圧上昇，透析効率低下，静脈高血圧症，止血時間の延長などが起こる[4]．

b. 穿刺時の疼痛が強いシャント

　痛みの強い場合は，患者の話をよく聞き，不安を緩和することが重要である．

❶金属針

　一般に金属針はカニューラ針に比べて，針の切れが良く穿刺時の痛みが少ないとされる．しかし，体動時などに血管損傷の可能性があり，適応を吟味する必要がある．

❷温罨法

　シャント肢を温めることで，血流増加がおき，滲出液の吸収を早め，神経の圧迫を軽減することによって，痛みを軽減する．ホットパックを40〜42度で10〜15分ほど温める．蒸しタオルを使用する場合は80度くらいの湯に浸して使用する．タオルを絞りビニール袋に入れ，乾いたタオルや布にくるんで温める．

❸リドカインテープ

　貼付用局所麻酔薬（リドカインテープ®：ニプロ株式会社，ペンレス®テープ：マルホ株式会社，ユーパッチ®：祐徳薬品）．穿刺時間の30〜60分前に穿刺予定部位に貼付し，穿刺の前にはがす．皮膚のかぶれや痒み発赤などで使用できない場合もあるが，穿刺部位をずらすか，貼付をしばらく控えることで対応する．

❹リドカイン・プロピトカイン配合クリーム

　外用局所麻酔薬（EMLA® cream; Eutectic Mixture of Local Anesthetics cream，エムラ・クリーム：佐藤製薬株式会社）は，リドカイン・プロピトカイン共融混合物であり，局所麻酔薬が角質細胞

間脂質セラミドに阻止されることなく，真皮まで透過しやすい製剤となっている．10cm^{2}あたり同剤1gを塗布し，密封用ラップで60分間密封する．疼痛緩和の効果が強い．

リドカインテープもエムラ・クリームもアミド型局所麻酔薬に対し過敏症のある患者には使用禁忌である．

c. 人工血管内シャント（AVG）への穿刺

通常の上腕動脈の血流は，100～200mL/分であるが，人工血管を移植すると，700～1,200mL/分に増加するので，穿刺の際には細心の注意が求められる．チューブの壁が自己の血管よりも厚いため，25度より深い角度で穿刺するが，チューブを長持ちさせるために，同じ場所を繰り返し穿刺しないように心がける．

AVGの穿刺孔閉塞機序には2通りがある．使用した材質が拡張ポリテトラフルオロエチレン（expanded polytetrafluoroethylene：e-PTFT）の場合，穿刺部には針の穴が残存する．止血時の穿刺孔の圧迫により血栓が形成され一次的にふさがり，経過とともに線維組織に置き換わっていく．またチューブの周囲から組織の浸潤を受けて皮下組織と癒着する．ポリウレタン（polyurethane：PU）やポリオレフィン・エストラマー・ポリエステル（polyolefin-elastomer-polyester：PEP）を使用している場合は壁の弾力で閉塞する．組織の浸潤がないので，癒着を待つ必要がなく，すぐに穿刺ができ止血性も高い．一方，穿刺部位が集中すると穿刺孔がつながって大きな孔となり，止血困難になったり瘤を形成しやすい．

止血の際，AVGはスリルや拍動を感じにくいので，聴診器を使う．

d. 動脈表在化の穿刺

動脈表在化の場合に穿刺する血管は，シャントの静脈より細く血管壁は厚い．穿刺可能な部位も5～6cm程度と短い．まず返血用の静脈穿刺を行い，確実に返血できるルートを確保する．動脈の穿刺時は駆血帯を使用せず，拍動を触知して穿刺部を確認する．穿刺と反対の手指で血管を固定し，中枢側に向かって穿刺する．穿刺可能な範囲は狭いが，毎回数mmでも部位をずらすようにする．また，皮膚が薄くなっている部分や瘤になっている部分は可能な限り穿刺を避ける．消毒液は一般細菌から結核菌，真菌，ウイルスまで有効な10％ポビドンヨード液を用いる．

e. ボタンホールの作成・穿刺

シャント血管において，動脈側・静脈側ともに毎回，同一部位（ボタンホール）に丸い針先のペインレスニードルを用いて日々の穿刺を行う方法である．その特徴を**表IV-22**にあげる[5]．ボタンホールの穿刺時には疼痛が少なく，穿刺が容易で止血時間が短縮される．血管損傷が一部に限られるので，シャントの長期使用が期待されるなどのメリットがある．穿刺が困難な場合，穿刺部位が限局している場合，痛みに敏感な場合などが良い適応であるが，シャント感染を繰り返す場合や皮膚が弱い患者，シャントの自己管理ができない患者には適応しにくい．ボタンホール

表IV-22　ボタンホール穿刺の特徴

- 穿刺痛の軽減が可能
- 止血時間の短縮が可能
- 穿刺部感染の減少
- 穿刺部の肥厚・狭窄の軽減
- 穿刺失敗による出血の減少
- シャント肢の外見上の改善

（當間茂樹．腎と透析．2007; 63（別冊アクセス2007）: 16-24[5]一部改変）

の作成は熟練したスタッフが行うことが望ましい．一方，穿刺に時間がかかるが自己穿刺も可能である．

ボタンホールの作成手技には，①バイオホールスティック（バイオホール®キットGA，ニプロ製）を留置する方法と，②透析ごとに同一部位を反復穿刺する方法がある．

❶バイオホールスティックの使用

バイオホールスティックには，芯の部分が5mmの高さで，片側に3mm大の球状部分がついている．これを保持具に装着して使用する．止血後に穿刺孔とその周囲をアルコールで消毒する．穿刺孔にポビドンヨード液を滴し，保持具を使用してバイオホールスティックの先端を挿入する．ピンセットで球状部分を保持し，保持具を回しながら外す．バイオホールスティックの上から絆創膏を貼り，さらにその上から絆創膏が隠れるように撥水性の絆創膏を貼る．この操作をボタンホールに適した形状が作られるまで数日おきに繰り返し，その間は，他の部位を穿刺して透析を行う．

❷同一部位を反復穿刺する方法

血管に屈曲や凹凸がない場所を作成部位に選ぶ．1回目はその部位に通常用いる穿刺針で穿刺し，2回目以降は痂疲の部分をアルコール綿で消毒し，ニプロプラスチック針で痂疲を抜去してから，1回目と同様に通常の穿刺針で穿刺する．通常5〜10回はこの操作を繰り返す．穿刺孔から抵抗なく血管まで挿入でき，疼痛を訴えなくなったら完成である．

f. 超音波ガイド下穿刺

超音波ガイド下の穿刺は，**表IV-23**のような状況下で行われることが多くなってきた[6]．超音波プローブの操作，描出画像の確認・修正，穿刺針をすすめる，この3つの動作を清潔を保ちながら同時に行う．まず，穿刺針が進む数mm先に断層像を描出するようにプローブを置く．穿刺後，断層像に血管内の針先が描出されるまでゆっくり針を進める．針先が見えたらその先の数mmのところに断層像を作り，描出されるまで針をゆっくり進める．この操作を繰り返す．針先周囲の状態を短軸と長軸の2方向から確認し，針先が血管内に正しく収まっていることを確認する．

表IV-23 超音波ガイド下穿刺の適応

穿刺困難な血管
- 血流不良
- 血管径が細い
- 深部を走行している
- 深さが変化する血管
- 蛇行している
- 血管内腔の問題
  内膜肥厚，血栓，静脈弁，血管壁損傷，石灰化，血腫

血管壁の損傷回避目的
- 表在化動脈など

（下池英明，他．臨牀透析．2017; 33: 639-45[6] 一部改変）

■ おわりに

穿刺の失敗はどんな熟練者にもあり，いつまでも反省と挑戦の繰り返しである．個人の能力や努力のみで穿刺技術を向上させていくことは難しい．最近では，各 HD 施設で穿刺トレーニングの仕組みづくりや VA の異常を早期に発見・対応する VA チームが結成されている．今後は，さまざまなデバイスの進歩や鎮痛方法の進歩と同調しながら，より良い穿刺技術の獲得がなされていくものと考える．

■参考文献

1) 日本透析医学会. 2011 年版慢性血液透析用バスキュラーアクセスの作製および修復に関するガイドライン. 日本透析医学会誌. 2011; 44: 855-937.
2) 堀 美保, 三浦真弘, 荒尾博美, 他. ヒト上肢の皮静脈の位置的関係の形態学的研究. 日本看護技術学会誌. 2009; 8: 20-8.
3) 厚生労働科学研究費補助金エイズ対策研究事業, HIV 感染症及びその合併症の課題を克服する研究, HIV 感染患者における透析医療の推進に関する研究. 透析施設における標準的な透析操作と感染予防に関するガイドライン（四訂版）.
4) 春口洋昭. アクセスの開存性を維持するために必要なことは何ですか？臨牀透析. 2018; 34: 689-92.
5) 當間茂樹. ボタンホール穿刺の現況と今後の展望. 腎と透析. 2007; 63（別冊アクセス 2007）: 16-24.
6) 下池英明, 平山遼一, 真﨑優樹, 他. 血管アクセス穿刺に超音波モニタを必要とする患者は限定できるのか？臨牀透析. 2017; 33: 639-45.

〈大澤 勲〉

Ⅳ-B-4. 透析中の問題と管理

A. 透析低血圧 (intradialytic hypotention：IDH)

■ ①はじめに / 定義

血液透析患者の管理における透析関連低血圧は，重要な課題である．透析関連低血圧は，次の 3 つに分類されている．1. 透析低血圧: intradialytic hypotention　IDH（透析中の急激な血圧低下），2. 起立性低血圧: orthostatic hypotention, 3. 常時低血圧: chronic sustained hypotention である．本項では，透析関連低血圧のうち主として透析低血圧について概説する．日本透析医学会ガイドラインにおいて，透析低血圧（IDH）は，K/DOQI ガイドラインと同様に透析中に血圧が収縮期血圧として 20mmHg 以上あるいは症状を伴って平均 10mmHg 以上急激に低下した場合と定義されている[1]．IDH は，予定透析の中断や短縮をきたす不都合のほか，生命予後への影響も報告されている．Shoji らは，わが国の 1,000 例以上を対象とした観察研究の成績から透析中の急激血圧下降や透析終了後の起立性低血圧が血液透析患者において生命予後の不良因子であった成績を報告している[2]．Stefansson らは，IDH が心臓血管死や心筋梗塞，心不全，溢水による入院に関して独立した危険因子であるという成績を示している[3]．Ishida らは，IHD と脳循環の関係では，IDH が脳虚血を引き起こすことを報告している[4]．IDH とバスキュラーアクセス・トラブルのリスクとの関係について，Charitan らは 1,426 例でのポストホック分析から四分位で収縮期血圧 26mmHg 下降群

と 44mmHg 下降群を比較したところ，A-V シャントの血栓形成調整リスクは，後者でのリスクが観察期間中前者の 2 倍であったと報告している[5]．これらの研究結果からも血液透析患者の IDH の頻度や程度を制御することの重要性が理解される[3]．

②病態 / 診断

Patrik らの IDH に関する優れた総説がある．健常人における血圧の維持は複雑な制御とフィードバック機構によって保たれている．生理学的には，血圧＝心拍出量×総末梢血管抵抗の関係性にあることが知られている．この公式の右辺の心拍出量は，駆出量，心拍によって規定されている．また，心拍出量は，前負荷，後負荷や心筋収縮力に依存している．生理学的に適切な血圧を維持するために自律神経系やレニン-アンジオテンシン-アルドステロン系，その他のアルギニン-バゾプレシンを含む血管作動性ホルモンが，低血圧発症誘因に対し反応する．組織が除水に由来する虚血に陥ると血管作動性物質アデノシン産生が急増して，そのアデノシンは交感神経終末や心筋や末梢血管壁のアデノシン受容体を介して IDH を導く要因のひとつである可能性を述べている．腎不全患者では，血管拡張物質である NO 産生亢進がみられ，IDH を導く要因のひとつである可能性を報告している．

健常人においては，正常な代償機構が，最小限の変動で安定した血圧をもたらしてくれている．一方，代償機構が破綻した血液透析を受けている末期腎不全患者では，健常人とは全く異なっている．Patrik らは，限外濾過を伴う血液透析に応答して血圧を維持する正常な代償機構 / 不適切な代償機構のそれぞれの病態を 図 IV-42-A, B の通りにまとめている[6~9]．

③予防と治療介入戦略

Patrik らは，IDH の治療とその予防に関する介入戦略についての要点を 表 IV-24 にまとめている．表 IV-24 の左側のボックスには，管理戦略が示されている．右側のボックスには，各予防評価に関する生理学的機構からの解釈の要点が示されている．

A. 即時対応，B. First-line 予防評価，C. Second-line 予防評価，D. Third-line 予防評価に段階付けて，それぞれに対する生理学的理解からの介入法を示している．A. 即時対応の項目では，限外濾過の中止，トレンデンブルグ体位，生理食塩水またはアルブミンの注入（わが国でのアルブミン注入は一般的に実施されていない）血液流量や透析液流量の減速を考慮している．B. First-line では，予防評価として，ドライウェイトの再評価（浮腫などの身体所見，CTR, HANP, BNP, 心臓超音波診断，下大静脈径，バイオインピーダンスなど），限外濾過率の再評価，食事中の塩分や飲水の指導，透析中の食事中止，降圧薬処方内容の見直し（透析日と非透析日における処方内容を分ける），透析液組成の見直し（Ca^{2+}, Mg^{2+}, Na^+, HCO_3^-），C. Second-line 予防評価として，透析液温の低温度処方，未診断心臓病の評価（無症候性虚血性心臓病の鑑別などを目的に循環器専門医へのコンサルト），透析時間の延長，D. Third-line 予防評価では，透析開始前の midodrin 内服（わが国では，midodrin は，本態性低血圧症と起立性低血圧症に対し保険適応されている．ameziniumn は IDH への保険適応がある），透析モダリティの変更が示されている．血液透析から血液濾過透析，間欠的補充型血液濾過透析への変更が有効であったとの報告がある[7~10]．

IDH への薬剤介入の 1 つにカルニチンの処方の選択肢がある．カルニチンは，筋肉細胞内において脂肪酸をミトコンドリア内部に運搬する役割を担うことが知られる．透析患者では，健常人

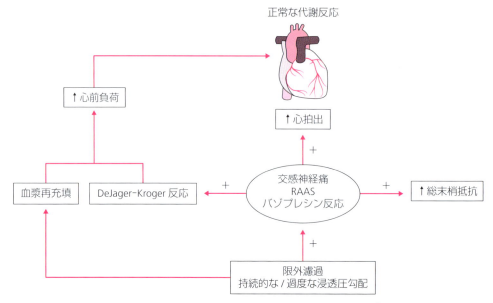

図 IV-42-A 限外濾過を伴う血液透析に応答して血圧を維持する正常／不適切代償機構

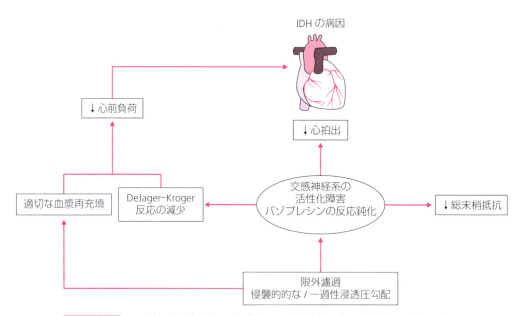

図 IV-42-B 限外濾過を伴う血液透析に応答して血圧を維持する正常／不適切代償機構

plasma refilling（血漿再充填）：限外濾過で血管内の水分が除かれようとすると，血管外の水が血管内に移動して血管内の水分量を保とうとする反応．DeJager-Kroger reflex：細動脈の拡張に伴う細静脈圧の上昇から細静脈血管容積増大．この現象から心臓への静脈還流減少が生じる．

に比較しカルニチン欠乏状態にある事が知られる．血液透析患者においては血中カルニチンの約70％が透析液中に喪失されるとの報告があり，食事からのカルニチンの供給量に比較して透析によるカルニチンの透析液排液への排泄量が上回ることからカルニチンがマイナスバランス病態にあることが知られている．Kudohらは，それらの理由からカルニチン投与によるIDHへの効果を

表 IV-24　IDH 治療と予防に関する管理戦略

管理戦略	生理学的機序からの IDH 対策案
即時対応（急性の医学的危機を除く） 　　限外濾過中止 　　トレンデンブルグ体位 　　生理食塩水又はアルブミン注入 　　血流 QB と透析液 Qd の減量考慮	 血漿再充填 / 前負荷増強の適正化 静脈還流 / 前負荷の増強 静脈還流 / 前負荷の増強 血漿再充填増強（浸透圧勾配の最小化）
First-line 予防措置 　　ドライウェイトの再評価 　　除水量の再評価 　　食事中の塩分と水分目標についての相談 　　透析中の食事摂取中止 　　降圧薬処方の見直し 　　透析液組成の見直し（Ca^{2+}, Mg^{2+}, Na^+, HCO_3^-）	 血漿再充填 / 前負荷増強の適正化 血漿再充填 / 前負荷増強の適正化 血漿再充填 / 前負荷増強の適正化 動脈血管収縮の促進 動脈血管収縮の促進 / 心機能の適正化 動脈血管収縮の促進 / 心機能の適正化
Secind-line 予防措置 　　低温透析液処方 　　未診断の心臓病の評価 　　透析時間の延長	 動脈血管収縮の促進 / 心機能の適正化 動脈血管収縮の促進 / 心機能の適正化 血漿再充填 / 前負荷増強の適正化
Third-line 予防措置 　　透析開始前のミドドリン導入 　　透析モデリティの変更	 動脈血管収縮の促進 / 心機能の適正化

(Patrik B, et al. Clin J Am Soc Nephron. 2018; 13: 1297-303[6])

報告している．血液透析患者におけるカルニチン実薬内服群とプラセボ群とを比較し，心エコー上で実薬群はプラセボ群に比較して有意な EF（左室駆出率）の上昇と IDH の発現回数の低下を確認している[11〜13]．

　以上のことから，IDH の予防と管理戦略は，生理学的機構解釈を複眼的に理解しながらの段階的介入が理想的であると思われる．

④自施設での対応

　透析医療は，医師，ナース，臨床工学技士，管理栄養士の間での多職種連携の質が問われる現場である．日常臨床の場で，日々，逐次各職種間で各症例ごとの特性についての情報共有に努めている．それらの情報共有体制を基盤に Patrik の IDH 管理戦略を基本としての臨床介入を実践している．

B. 透析関連こむら返り（有痛性筋痙攣）

　血液透析中に患者が腓腹筋（下腿三頭筋）に急性有痛性痙攣発作を訴える場面を臨床的に経験する．また，就寝中の急性有痛性痙攣発作を訴えてくる場合がある．一般に，こむら返りと呼ばれている病態である．古くは，「こむら」とは，腓腹筋を腓（こむら）と称していたことに由来する．英訳は leg cramp, muscle cramp である．こむら返りは，血液透析患者の合併症として一般的である．本項では，透析関連こむら返りに焦点をあてて概説する．

　血液透析患者に限らず一般に，こむら返りを発症する病態は，不随意の筋肉収縮で複数の要因が寄与していると考えられているが，詳細は明らかとはなってない．

表 IV-25　こむら返りに関する主な鑑別診断と鑑別診断の要点

こむら返りに関する主な鑑別診断	鑑別診断の要点
0. 透析関連こむら返り	
1. 筋性: 甲状腺機能低下性ミオパチー	甲状腺ホルモン測定
2. 血行不全性: 下肢動脈疾患 (PAD)	有痛性間跛行　ABI/ 血管造影
3. 脊髄性: 脊柱管狭窄症	MRI
4. パーキンソン症候群	神経学的所見　MRI
5. アミノ酸代謝異常: 肝硬変	肝機能検査　腹部エコー
6. ミネラル代謝異常	血液生化学検査
7. 脱水	ドライウェイトの再評価
8. 薬剤性 (スタチンなど)	薬歴　CPK 測定
9. 末梢性糖尿病性ニューロパチー	糖尿病歴　神経伝導速度検査

附記: 妊娠に関連するこむら返りが知られる.

表 IV-25 に主なこむら返りを呈する病態を示す. 血液透析患者が「こむら返り」を訴える場合, まず「透析関連こむら返り」を考えるが, 以下の鑑別をしておく必要がある[14~16].

①予防と治療介入

これらの鑑別診断から「透析関連こむら返り」と診断したら, 次に示す介入を試みる.

こむら返りの病態の詳細は解明されていないが, 透析関連こむら返りの発症要因の1つとしてプラズマリフィリング機構の破綻仮説が知られている. 透析中の除水量の多い患者に発症し易い. 血液透析時の不適当な除水方法が, プラズマリフィリング機構を破綻させ不適当な横紋筋収縮をきたす結果と考えられている.

②自施設での対応

「透析関連こむら返り」と思われる場合, 即時対応と予防措置と鑑別診断を並行して実施している 表 IV-26.

表 IV-26　透析関連こむら返りの予防と治療介入

病態発現機構	介入方法
1. プラズマリフィリング破綻仮説	・予防　適切な除水計画遂行 　　　　透析モダリティの変更考慮 　　　　(HDF/I-HDF への) ・即時対応 　　10％塩化ナトリウム水溶液 20m 静注 　　生理食塩水点滴 (急速 100mL)
2. 横紋筋痙攣仮説	・即時対応 　　マッサージ / 足関節背屈 (ストレッチ) 　　温湿布 　　芍薬甘草湯 (予防内服を含む)
3. カルニチン欠乏仮説	・予防 　　カルニチンの補充[16] も考慮

C. 透析患者関連腹痛

　本項では，血液透析患者の病態に関連する腹痛について透析患者関連腹痛と定義して概説する．血液透析患者の腹痛の鑑別の要点は，基本的に部位からの一般的診断アプローチと並行して透析関連腹痛の鑑別 図IV-43 を踏まえての診断アプローチが必要である．迅速な診断のもとにリスクを評価し専門医に紹介する．

①病態 / 鑑別診断

　血液透析患者が急性腹痛を訴えた場面では，問診（排便履歴，薬歴を含む），バイタル，腹部 /聴診 / 触診，血液検査（血算 /CRP）を迅速に実施し評価する必要がある．透析中の発症であればそれを中断し画像診断のプロセスを加える場合がある．

　一般患者における急性腹痛の鑑別診断アプローチに加え，透析患者関連の腹痛病態の鑑別診断に配慮する必要がある 表IV-27．虚血性腸炎の発症因子としての陽イオン交換樹脂製剤の内服に十分に注意をはらっておく必要がある[17]．

②治療介入の要点

　迅速なベッドサイドでの診断アプローチと専門医への転送のタイミングを逸してはならないことに注意が必要である．

③自施設での対応

　透析患者関連腹痛は，発症すると重篤化する確率が高い．このことから透析患者管理の上で，

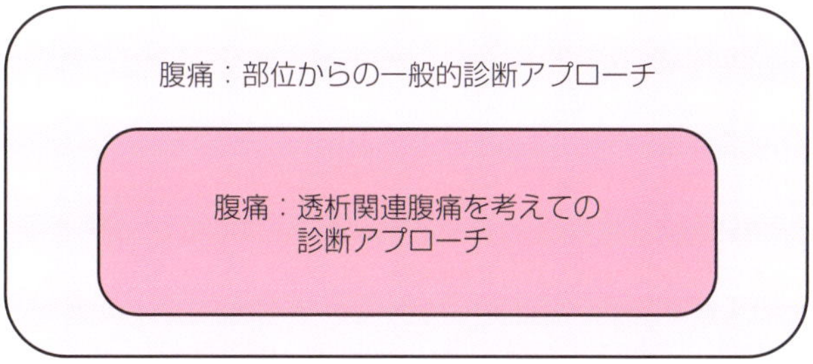

図 IV-43　透析患者の腹痛鑑別診断

表 IV-27　透析患者の迅速な対応を有する主な腹痛の鑑別診断

透析患者関連腹痛の鑑別診断	鑑別の要点
糞便性イレウス	常習性便秘の病歴
薬剤性イレウス	陽イオン交換樹脂 /CaCO₃/ 塩酸セベラマー / 炭酸ランタン服用歴
虚血性腸炎	発症因子の確認　画像診断
虚血性心臓病	心電図　心筋逸脱酵素
腹部大動脈瘤	画像診断
腎破裂	画像診断

表 IV-28　透析患者における虚血性腸炎の発症因子

	虚血性腸炎群 (n＝15)	対照群 (n＝692)	P 値
陽イオン交換樹脂製剤の服用患者（％）	46.7	9.1	＜ 0.0001 *
ヘマトクリット（Ht 値：％）	35.9 ± 7.5	32.5 ± 3.7	0.0009 **
昇圧薬の服用患者（％）	40.0	16.9	0.0196 *
透析による体重減少率（％）	4.9 ± 1.2	3.9 ± 1.8	0.0323 **
ASO 合併率（％）	33.3	24.0	0.4031 *
Ca・P 積（mg^2/dL^2）	53.9 ± 17.4	52.6 ± 14.2	0.7306 **
総 Chol 値（mg/dL）	152.5 ± 35.9	154.8 ± 32.8	0.7840 **

*：χ^2 検定，**：unpaired t 検定
（西原　舞，他．透析医会誌．2005; 38: 1279-83[17]）

　表 IV-28 に示す主な透析患者関連腹痛のリスク回避を心がけて対応している．具体的な日常的な管理としては，①内服処方内容への配慮②腹部内視鏡検査 / 腹部超音波検査 / 上部消化管内視鏡検査 / 便潜血反応検査 / 心電図検査 / 心臓超音波検査などを患者の状態に応じて定期的に実施している．

■参考文献

1) 日本透析医学会．血液透析患者における心血管合併症の評価と治療に関するガイドライン．日本透析医学会雑誌．2011; 44: 363-8.

2) Shoji T, Tubakihara Y, Fujii M, et al. Hemodialysis associated hypotension as independent risk factor for two year mortality in hemodialysis patients. Kidney Int. 2004; 66: 1212-20.

3) Stefanson BV, Brunelli SM, Caberera C, et al. Interadialytic hypotention and risk of cardiovascular disease. Clin Am Soc Nephrol. 2014; 2121-32.

4) Ishida I, Hirakata H, Sugimori H, et al. Hemodialysis causes sever orthostatic reduction in cerebral blood flow velocity in diabetic patient. Am J Kideny Dis. 1999; 341096-1104

5) Charitan DM, Foley R, Mcwlogh PA, et al. Arythmia and sudden death in hemodialysis patient MiD Investigation committees. Clin J Am Soc Nephrol. 11 721-34.

6) ReeVe PB, Mc Cavslamd FR. Mechanisms, clinical Implications and treatment of intradialytic hypotention. Clin J Am Soc Nephron. 2018; 13: 1297-303.

7) Staring EH. On the absorption of fluids from the connective tissue. J Physiol. 1896; 19: 312-26.

8) 戸谷義之，梅村　徹．腎臓におけるアデノシンの役割．分子腎臓病学．日本臨牀．2006; 64 増刊号 2: 246-51.

9) Noris M, Benigini A, Boccardo P, et al. Enfanced nitoric oxide syntesis in uremia: implicational for platelet dysfunction and dialysis hypotention. Kidney Int. 1993; 44: 445-50.

10) Koda Y, Aoki I, Hasegawa S, et al. Easibility of intermittent back-filtrate Infusion hemodiafiltration to reduced intra-dialytic hypotention. In patient with cardiovascular instability a pilot study. Clin Exp Nephrol. 2017; 21: 324-32.

11) Higuchi T, Abe M, Yamazaki T, et al. Levocarnitin improvese cardiac function in hemodialysis patient with left venticular hypertrophy: A Randomized Controlled Trial. Am J Kidey Dis. 2016; 67: 260-70.

12) Kudoh Y, Aoyama S, Torii T, et al. Hemodynamic stabilizing effect of L-carnitine in chronic hemodialysis patient. Cardiorenal Med. 2013; 3: 200-7.

13) Mediana DG, Perry Wilson F. Pharmacologic Treatment of Common Symptoms in Dialysis Patients: A Narrative Review. Semin Dial. 2015; 28 377-83.

14) Mc Gee SR. Muscle cramps. Arch Intern Med. 1990; 150: 511-8.

15) Doneuver J, Kölblin D, Bek M. Urtrafilitration profiling and measurement of relative blood volume as strategies to reduce hemodialysis related side effect. Am J Kidney Dis. 2000; 36: 115-23.

16) Lynch KE, Feldman HI, Berlin JA, et al. Effect of L-carnitine on dialysis-hypotention and muscle cramps; a meta-analysis. Am J Kid Dis. 2008; 52: 962-71.

17) 西原　舞，平田純正，和泉　智，他．血液透析患者における虚血性腸炎の発症因子に関する検討．透析医会誌．2005; 38: 1279-83.

〈武田福治〉

MEMO 4

透析療法患者にみられる心電図の見方・考え方（診断困難例）

　透析患者は，糖尿病や高血圧などの動脈硬化リスクを有することが多い．さらに，副甲状腺機能亢進症，血管壁石灰化，カルシウム・リン代謝異常などが加わるため，それらの要因により，心・血管系合併症のリスクが高まる．透析患者の主な心・血管系合併症として，心筋梗塞，狭心症，致死性不整脈，心房細動，左室肥大，弁膜症，心不全などがあげられる．また，突然死の原因となり得る血清カリウム異常も見逃してはならない．

　今回は，数ある透析患者の心・血管系合併症の中から，急性心筋梗塞と心房細動に着目し，診断困難例の心電図の見方・考え方について解説する．

【症例1】

　65歳男性．糖尿病性腎症で10年前から血液透析導入されている．最近になり，下肢閉塞性動脈硬化症（ASO）が進行し，ADLが低下してきている．透析中に，胸部違和感の訴えがあり，12誘導心電図検査を施行した．心電図検査後，胸部違和感は消失している 図1．

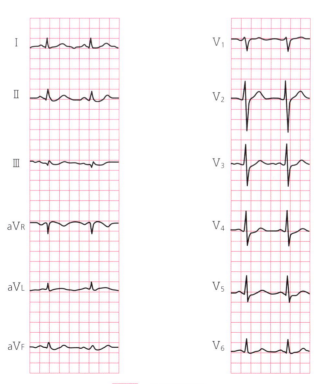

図1　心電図所見

本症例は症状や心電図所見から，心血管イベントを積極的に疑う要素は乏しいため，経過観察としたくなると思われる．

　しかし，今一度，本症例の状況を整理してみよう．透析患者は，動脈硬化のリスクが高く，胸部症状が出にくい（本症例においては糖尿病による自律神経障害，下肢ASOによるADL低下による影響を考える必要がある）という特徴を有するため，無症候性心筋虚血の可能性を常に意識する必要がある．

　また，冠動脈の閉塞部位によっては心電図変化が出にくい急性心筋梗塞もあるので注意が必要である．透析患者を診察する際には，常に非典型的なケースを想定し対応しよう．特に心電図を評価する際は，以前の心電図と比較するようにしよう 図2 ．

　矢印に注目しよう．矢印の部分が，前回（発症前）の心電図と比較することで判明した今回の心電図変化である．わずかであるが，V_2, V_3, V_4 の up sloping 型の ST 低下を認める．本症例は，血液検査と心エコー検査を追加し，血液検査でCPKの上昇と心エコー検査で，後壁の壁運動低下を認めた．急性心筋梗塞の疑いで，循環器内科にコンサルトし，緊急冠動脈造影検査により回旋枝に完全閉塞を認め，急性心筋梗塞の診断で，ステントが挿入された．

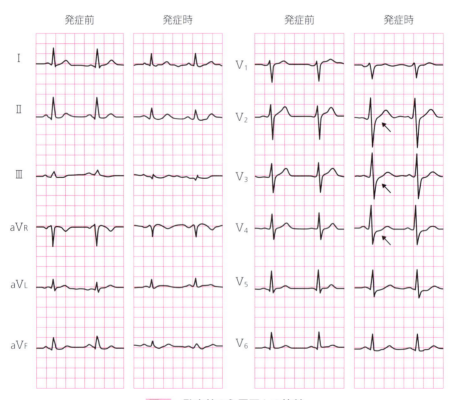

図2 発症前の心電図との比較

12誘導心電図ピットフォール①
▶後壁の心筋梗塞は心電図変化が出にくい

　12誘導心電図は，左冠動脈の回旋枝が灌流する，後壁・側壁の変化に鋭敏ではない．急性心筋梗塞に典型的なST上昇や異常Q波が出現することなく，対側誘導のV_1のわずかな変化のみにとどまることや，変化がないこともある．又，本症例のように非典型的な変化が生じることもある．わずかな変化を見逃さないためにも，以前の心電図と比較して評価するように心がけよう．

【症例2】

　72歳女性．腎硬化症で8年前から血液透析導入されている．最近になり，めまいを自覚するようになった．来院時，意識清明，血圧140/70 mmHg，脈拍44/分であった．透析開始前に，めまいの精査目的で12誘導心電図検査を施行した 図3 ．

　本症例の心電図を見てみよう．RR間隔が整で徐脈であることがわかる．洞性徐脈であれば，心電図や症状の経過をフォローしながらも，同時に，心疾患以外にめまいの原因がないかを検索していくという進め方で問題はないだろう．

　しかし，本心電図をもう1度良く見てみよう．P波を認めず，その代わりにf波（基線の不規則な揺れ）を認める（P波の確認は，P波を確認し易いⅡ誘導やV_1誘導で確認しよう）．つまり，本心電図所見は，洞調律ではなく，心房細動である．それでは，何故，心房細動なのに，RR間隔が等しいのだろうか？

　その答えは，本症例には，完全房室ブロックを伴い心室補充収縮が出現しているからである．したがって，本心電図所見は，完全房室ブロックを伴う心房細動であり，心室補充収縮が出現している状態と説明することができる．

　本症例の緊急性は高く，すぐに循環器内科専門医にコンサルトし，ペースメーカー挿入となった．

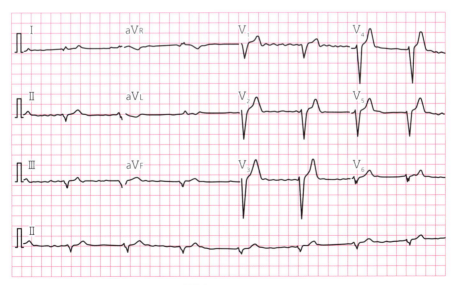

図3　心電図所見

12 誘導心電図ピットフォール②

▶ RR 間隔が等しい心房細動をみたら完全房室ブロックの合併を考える

　心房細動には，しばしば完全房室ブロックを合併することがある．RR 間隔が整であっても，洞調律と決めつけず，しっかりと P 波を確認しよう．P 波を認めずに，f 波を認める場合には，完全房室ブロックを伴う心房細動である可能性がある．完全房室ブロックは緊急性の高い不整脈であり，循環器内科専門医にコンサルトが必要である．

■参考文献
1) 杉　薫, 編, 花田裕之, 他.【まず何をするべきか　胸痛の救急対応がわかる！】診断をつけるための検査　心電図. レジデントノート. 2010; 12; 25-34.
2) 池田隆徳, 編, 芦原貴司, 著. 心電図の読み方, 診かた, 考え方　重要症例で学ぶ. RR 間隔が等しい細動波を認める高度徐脈. レジデントノート. 2010; 3: 187-90.

〈西﨑祐史〉

Ⅳ-B-5. 透析後の問題と管理（出血，感染，シャントの保護など）

　透析患者は，透析に伴うわずか数時間での劇的な内部環境の変化と，腎不全に伴う比較的緩徐な透析間の内部環境の変化を永続的に繰り返す．透析によって是正されたさまざまな内部環境は，透析間に崩れ出し，リスクの高い状況となる．心臓突然死は，透析開始12時間後と透析終了36～48時間後に高頻度に発症するとされるように，透析後あるいは透析間のリスクを考慮しながら，総合的な観察あるいは患者教育を行い，多方面からの管理を行う必要がある．本稿では，「透析後の問題と管理」について述べる 図Ⅳ-44．

A. 透析穿刺針を抜針した後の止血不良・再出血

　透析穿刺針を抜針した後の止血不良・再出血の原因は大きく4つに分類されるが，それぞれ単独ではなく複合的に関与していることも多い．

①疾患や全身状態など患者自身による影響

　腎不全では，血小板凝集能低下や粘着能低下などの血小板機能異常により出血傾向をきたしやすい状況となっている．また，血液疾患や膠原病，肝硬変などの併存症に影響される場合や播種性血管内凝固症候群の発症に伴い凝固線溶系が亢進する病態の存在も影響を及ぼす．

■ 管理

　内科的疾患の精査を行い，原因と考えられる疾患についての加療を行う．

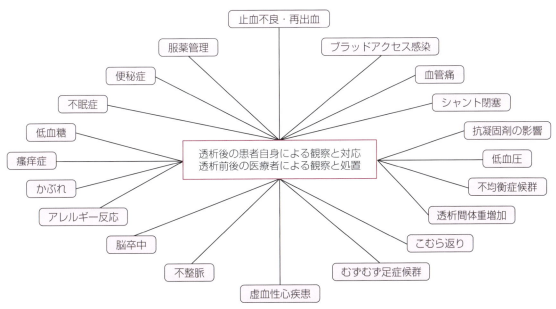

図Ⅳ-44　透析後の問題と管理

（筆者作成）

②薬剤による影響

透析患者は，併存症に対して抗凝固薬や抗血小板薬を内服していることが多く，さらに透析時に回路内凝血を予防する目的で抗凝固薬を使用するため出血傾向をきたす．

■管理

Warfarin（ワーファリン）を内服している患者では，定期的にプロトロンビン時間をモニタリングし，投与を目的とする疾患の適正域にコントロールする．過延長をきたしている場合は，必要に応じて拮抗薬としてビタミン K 製剤である menatetrenone（ケイツー）を投与することもある．透析時に抗凝固薬として heparin（ヘパリン）が使用される場合は適正域であることを確認し，過延長をきたしている場合は，protamine（プロタミン）の使用も考慮する．静脈圧の推移や回路内血栓の状況などに合わせ透析時に使用する抗凝固薬の種類や投与量を適宜調整する．

③ブラッドアクセスによる影響

いずれのブラッドアクセス（シャント）も経時的に変化することを念頭におき，定期的な診察や観察が必要である．

- ・内シャントでは，静脈高血圧症のように穿刺部より中枢側に狭窄が生じると，穿刺・抜針部位に吻合部からの動脈圧がかかり止血不良となる．皮膚や血管の脆弱性や同一部位への反復穿刺，瘤化している部位への穿刺や同部位の感染も止血不良の原因となる．
- ・人工血管（グラフト）では，人工血管流出路などの狭窄による静脈圧上昇，生理的自己修復が起きないことによる反復穿刺に伴う人工血管の荒廃，瘤形成，感染などが止血不良の原因となる．
- ・表在化動脈では，動脈系のため血管内圧が高く止血困難をきたしやすい．一般的に穿刺できる範囲も短いが，同一部位への反復穿刺は動脈壁の脆弱化や瘤化を招きやすいため注意を要する．他のブラッドアクセスと比べ，止血不良により貧血や血腫による神経圧迫・損傷など重篤な臨床症状をもたらす可能性が高い．

■管理

いずれのブラッドアクセスを用いる場合も透析ごとに穿刺部位をずらし，瘤化している部位や感染が疑われる部位には血管の脆弱性が予想されるため穿刺しない．同一部位への反復穿刺は，末梢神経が障害されることにより穿刺痛を生じにくくなることから，患者側からの要望もあり行われがちだが，止血不良や狭窄，瘤形成，感染などを引き起こす温床となりうるので，患者の理解を得たうえで避けるべきである．静脈圧の上昇やシャント狭窄音の聴取，止血時間の延長などの所見が認められる場合には，内シャントや人工血管の血流量・流速・狭窄の有無などを総合的に評価し，原因に対して処置を行う．表在化動脈からの出血の場合は，予想される出血部位の圧迫あるいは穿刺部より中枢側の上腕動脈を圧迫し，穿刺部位の血流を減少させる必要がある．動脈の石灰化が高度な場合，止血操作はもともと困難であるため穿刺を避けるべきである．また，ブラッドアクセス感染の多くは穿刺や抜針に起因するため，穿刺部周辺皮膚を清潔に保つよう心がけ，患者にも同様の生活指導をすることが重要である．

④止血操作による影響

皮膚から血管までは数 mm の軟部組織があり，皮膚や血管に対し垂直に穿刺するわけではな

いため，皮膚の穿刺点と血管の穿刺点で差（ずれ）を生じる．つまり，止血時に皮膚の穿刺点のみを圧迫していても血管穿刺点からの出血は持続するため皮下血腫を形成する可能性がある．また，止血不良だからといって，血流を遮断する程度の強さで圧迫すると閉塞の原因となるため，強く圧迫することが必ずしも良好な止血につながるわけではない．

■管理

上記のことを認識しながら止血操作を行うことが重要であり，現在行われている止血操作が適切であるか患者とともに確認する．医療従事者と同様に患者も正しく原理を理解し，医療施設以外での止血困難時には家族を含めて患者自身が慌てずに対応するように指導することが重要である．また，一般的に表在化動脈や人工血管では，内シャントに比べ止血しにくいため，長めに圧迫する必要がある．

いずれの場合も，患者が透析室退室時に確実に止血されているかを医療従事者がしっかり確認する．医療施設以外でバスキュラーアクセスから再出血を認めた際は，すぐに患者自身の手で出血部を圧迫止血し，止血困難な場合には医療機関を受診するように指導する．

B. ブラッドアクセス感染（シャント感染，グラフト感染，カテーテル関連感染）

ブラッドアクセス感染は，透析患者に特有の問題である．透析患者では，末期腎不全に伴う尿毒症物質（uremic toxin）の蓄積による免疫力低下，透析導入原疾患として最多である糖尿病による免疫力低下，高齢透析患者の増加，透析患者における栄養障害（低アルブミン血症），貧血（腎性貧血，慢性炎症に伴う貧血，鉄欠乏性貧血など）による細胞性・液性免疫低下，好中球機能低下などの影響による易感染性の状態である．そこに，穿刺時や止血時の汚染操作，瘙痒に対する患者自身による搔破による皮膚のかぶれや乾燥，透析施行時に使用する資材の細菌汚染などが契機となって，ブラッドアクセス感染が発症しやすい．黄色ブドウ球菌が起炎菌の8割を占め，血行性に化膿性椎体炎や感染性心内膜炎を併発することもある．感染性心内膜炎においては，健常者に比べて17倍の発症頻度とされ予後不良なことが多い．症状としては，悪寒・戦慄，発熱，シャント部の発赤・腫脹・疼痛などが現れ，自己静脈を用いるシャントよりも人工血管や留置カテーテルにおける感染のリスクは高い．カテーテル関連感染には，カテーテル出口部感染，トンネル感染，カテーテル内腔からの感染に分けることができ，いずれの場合も直接血管内に挿入されているカテーテルを介して菌血症や重篤な敗血症に進展する可能性がある．透析導入後1年以内の死因第一位は感染症であり，敗血症による死亡リスクは健常者の7倍との報告があり，感染症は透析患者の生命予後を規定する重要な要因となっている **表IV-29**．

■管理

日ごろから感染に対し徹底した教育によるスタッフ全員の意識向上を目指し，知識の統一化や穿刺・止血・清潔操作などの技術の向上や感染標準予防策の施行により，ブラッドアクセス感染の発症を予防することが重要である．同時に，穿刺時のシャント部の観察を怠らず，透析のたびごとに小さな変化にも注意し発赤・疼痛などの炎症反応の早期発見に努め，患者に対しても非透析時のブラッドアクセス管理について教育することが大切である．発症時には，細菌培養検査を提出後に適切な十分量の抗菌薬を十分な期間投与する必要があり，状態に応じて入院加療も考慮する．感染局所の外科的治療やカテーテル関連感染の際にはカテーテル抜去や入れ替えが必要と

表 IV-29　透析患者の免疫力低下の要因

- 末期腎不全に伴う尿毒素物質の蓄積
- 糖尿病の合併
- 高齢
- 栄養障害（低アルブミン血症）
- 貧血（腎性貧血，慢性炎症に伴う貧血，鉄欠乏性貧血）

(小林修三，他. やさしくわかる透析看護. 東京: 照林社; 2018[2]) より改変)

なることもある．ブラッドアクセス感染を契機とした敗血症や多臓器不全で死亡する可能性もあり，慎重な対応が求められる．

C. 血管痛（ブラッドアクセス関連疼痛）

ブラッドアクセスへの穿刺を余儀なくされる透析患者に比較的多くみられる合併症であるが，その原因は穿刺に伴う疼痛のみならず多岐にわたり対応に苦慮することも多い．内シャントの場合，シャントより末梢側における疼痛では，スチール症候群（盗血症候群）が鑑別にあげられる．また，中枢側のシャント狭窄により，狭窄部より末梢側の浮腫や腫脹をきたすソアサム症候群も鑑別となる．シャントより中枢側の疼痛では，ソアサム症候群と同様の機序で起こりうる静脈高血圧症が鑑別にあがる．その他，鑑別すべき血管痛として過血流シャント，シャント閉塞，シャント瘤形成や増悪，シャント感染などがある．

■管理

スチール症候群の軽症例では末梢循環改善薬の投与や理学療法で症状が改善されることもあるが，重症例ではシャント血流を低下させるための外科的治療が必要となる．ソアサム症候群や静脈高血圧症の場合には，経皮的血管拡張術（percutaneous transluminal angioplasty: PTA）を施行する．過血流シャントによる血管痛と考えられる場合は，外科的治療によるシャント血流のコントロールやシャント閉塞術の施行も検討する．

D. シャント閉塞

シャントは，本来静脈である血管に圧力の高い動脈から血液が流入するため，内膜の機械的損傷に伴う肥厚により内腔の狭小化や穿刺に伴う生体修復機能である線維化をきたし，血圧低下やシャント部の物理的圧迫による血流不全などが原因となり閉塞をきたす．閉塞部の疼痛や発赤，触診にて血栓による硬化を認めることがある．

■管理

シャントの異常を早期発見するためには，透析施行前後でのシャント音とスリルを確認することが重要である．また，透析時・返血時の静脈血圧上昇や脱血圧の変動などに留意し，シャント狭窄を防ぐ目的で透析ごとに穿刺部をずらすよう配慮する．閉塞早期であればPTAの施行が可能なこともあるが，血栓除去術やシャント再建術など外科的処置が施行されることもある．患者にも，医療施設外でのシャントの定期的な観察の重要性や除水過多による低血圧に至らないよう透析間の体重増加を可能な限り減らす．日常生活においてシャントを圧迫しないよう保護するこ

となどを指導し，血管の発達を目的としたシャント肢の運動を推奨し，シャントの異常を感じた際は早めに申告してもらう．

E. 透析回路で使用した抗凝固薬の影響

血液透析患者では，もともと血小板機能の低下，凝固活性・線溶系機能の亢進に加え，体外循環時に使用する抗凝固薬の効果が維持されている間は，観血的な検査や処置は可能な限り避けることが望ましい．また，抗凝固薬の使用により出血性病変からさらなる出血，あるいは新たな出血がもたらされることがある．代表的な例として消化管出血があり，透析患者では上記の理由に加え，消化管の血流低下，消化管粘膜の防御因子の異常などが示唆されており，健常人に比べて消化管出血のリスクが高いと考えられている．

■ 管理

出血が確認された場合は出血源の止血を行い，状況に応じて輸血や止血剤を使用し，消化管出血の際はプロトンポンプ阻害薬の投与を検討する．また，次回の透析施行時は，患者の状態に応じて適切な抗凝固薬を用いる．一般的には，出血性病変を有する場合は，半減期の短い nafamostat mesilate（フサン）を使用する．日ごろから透析開始時に，自覚症状の確認と歯肉出血や下血などの他覚的出血性病変の有無を確認する．血液検査で，急性もしくは慢性に経過する貧血を確認した際には，腎不全患者特有の腎性貧血や鉄欠乏性貧血，血液疾患に伴う貧血などの鑑別を行いながら，出血性病変の早期発見に努める．消化管出血が確認された際には，非ステロイド性消炎鎮痛薬（non-steroidal anti-inflammatory drugs：NSAIDs）やアスピリンの減量や中止を検討し，消化管出血以外の出血性病変が確認された際には，出血を助長する可能性のある抗凝固薬や抗血小板薬などの減量や中止を検討する必要がある．

F. 透析関連低血圧

血液透析による除水で循環血漿量の低下による血圧低下を引き起こす．糖尿病患者や高齢者では，心機能低下に加え圧受容体反射を介する自律神経障害を認め症候性の低血圧発作を呈する．さらに，膠質浸透圧や有効循環血流量の低下をもたらす低栄養状態（低アルブミン血症）や重度の貧血もリスク要因となる．透析終了後の起立時に認められる起立性低血圧は，重力によって血液が下肢や腹部に移動し静脈還流量の減少を引き起こすため，心拍出量と動脈圧が低下する．これらは，自律神経障害を伴う糖尿病罹患透析患者にみられることが多く，時として帰宅困難な状況になりうる．低血圧時には，めまい，耳鳴り，嘔吐・嘔吐，失禁，腹痛，意識消失，意識消失に伴う転倒などを認める．

■ 管理

透析室では，患者が透析後の離床時に臥位から徐々にギャッジアップを進めゆっくり動作を行うとともに，ベッドサイドで足踏みをするなどして急激な体位変換を避け，起立性低血圧の発症を予防する．血圧低下時や予防目的に，血圧上昇を目的として下肢挙上や内服昇圧薬の使用，弾性ストッキングの着用を行い，循環血漿量の増加をはかるための飲水や医療施設内であれば点滴などを行う．食事により副交感神経の活性化，内臓血管床抵抗や末梢血管抵抗の低下から低血圧

表IV-30　主な昇圧薬

- α1選択的刺激薬である midodrine（メトリジン）
- ノルアドレナリンの取り込みを阻害する amezinium（リズミック）
- ノルアドレナリンの前駆物質である droxidopa（ドプス）
- αβ刺激薬である etilefrine（エホチール）

がもたらされるため，血圧低下時は延食あるいは摂食量を制限することが望ましい．外気温が極端に高い場合も同様の機序で低血圧がもたらされる可能性があるため，外気温に留意した対応が求められる．同時に，降圧薬の減量も検討し，特に血液透析後の起立性低血圧を呈する患者は，α遮断薬の内服は避けるべきである．さらに，適正なドライウェイトへの見直しや単位時間当たりの除水量の減少を目的に透析時間を延長する，適正なダイアライザーへのサイズ変更などの透析条件を再検討する．また，血液透析患者の血圧を規定する最大因子は体重の増減であるため，減塩などを基本として透析間の体重増加を可能な限り少なくすることが望まれる．自宅でも血圧測定の習慣を身につける．難治性の場合には，心疾患に伴う心機能低下に起因することも考慮されるため，心臓超音波検査などで心機能を評価することも有用である．また，貧血やアナフィラキシーなどのアレルギー反応などが原因となっていると考えられる場合は，これらに対する対応も必要である　表IV-30．

G. 不均衡症候群（disequilibrium syndrome）

　透析による血液中に蓄積した尿毒症物質（uremic toxin）の急速な除去に伴い，血液と脳脊髄液との間での浸透圧の不均衡を生じ，脳浮腫による頭蓋内圧亢進によって透析後半から透析終了後にさまざまな症状を認めることが多い．頭痛，嘔気・嘔吐，けいれん，重篤な場合は意識障害を引き起こす．尿毒症物質が蓄積された透析導入期に出現することが多いが，症状は数時間から24時間以内には消失する　表IV-31．

■管理

　対症療法が中心となり，透析効率を落とした緩徐な透析を心がけ，頭蓋内圧低下目的に透析中に高浸透圧輸液を投与する．重篤な場合は透析の中止も検討する．また，透析施行に伴って出現

表IV-31　不均衡症候群のポイントと症状

- 透析による尿毒症物質の除去に伴う浸透圧の変動からもたらされる脳浮腫・頭蓋内圧上昇を基本病態とする
- 透析導入期に多い合併症で，頭痛や嘔気を認めることが多いが，痙攣や意識障害など重篤なこともある
- 透析後半から発症し，24時間以内には消失する
- 発症予防のために，導入時の透析はできるだけ緩徐な透析条件を心がける

- 症状
  - ・血圧：上昇，低下，ショック
  - ・消化器：嘔気，嘔吐
  - ・筋：攣縮，硬直
  - ・中枢神経：頭痛，興奮，錯乱，痙攣，昏睡，意識障害
  - ・感覚器：視力障害，聴力障害
  - ・その他：倦怠感，脱力感

（長沼俊秀. 透析ケア. 2017; 2017年夏季増刊: 170-3[5]，栗原怜. 透析ケア. 2018; 24: 22[6]）

する自覚症状であるため，事前に患者に不均衡症候群が発症する可能性を説明し，透析導入期を過ぎれば改善する可能性が高いことなどを説明し，不安を抱き透析拒否とならないように適切に対応することが必要である．

H. 透析間体重増加

透析患者にとって透析や除水による内部環境の変化は避けられないものの，その変化を最小限にすることで透析施行時の負担を軽減できる．特に，透析による体液量の変化つまり除水量は循環動態に大きく寄与し，除水量が多ければ心負荷の増大，血圧低下，虚血性心疾患を引き起こすリスクも増大し，それらが起きた場合には患者の生活の質（Quality of life: QOL）を著しく損なうものである．

■管理

透析間体重増加許容の目安として，中1日で3%以内，中2日で5%以内とする．しかし，単なる体重増加抑制の指導だけではなく，必要量の栄養は摂取したうえで，塩分制限や水分量を減らす工夫が必要となる．また，透析導入後できるだけ長期にわたり尿量が確保されるほうが有利であるため，利尿薬の内服継続あるいは中止を決定するタイミングも重要である．透析間体重増加については，個々の患者の生活に依存するため，透析間の体重増加を最小限にとどめることの重要性を根気強く指導する必要がある．

I. こむら返り，筋痙攣，ひきつれ，筋肉のつり

腎不全に伴う尿毒素の蓄積，血液透析による急速な除水や血圧低下，主にカルシウムやマグネシウムなどの電解質異常やアルカローシス，浸透圧の変化，低栄養，睡眠不足，高温環境などにより意思とは関係なく不随意性の限局した筋の痙攣性収縮をきたす．収縮したまま弛緩しないため強い疼痛を認め，筋肉痛の特殊形と考えられている．触診では同部位に筋肉の硬化を認め，一般的には数秒から数分間持続したのちに軽快する．症状発現部位として腓腹筋が多いが，上肢や腹部に認めることもある．透析期間とともに発症頻度は減少する傾向があり，透析後半や透析終了間際に認められることが多いが，透析終了後や夜間睡眠中にも生じることがある**表IV-32**．

■管理

血圧低下を伴う場合は，まずは血圧を改善することを優先し，次回以降の透析中の過剰除水や急速除水は避け，透析液温度，透析時間，透析液電解質組成などの透析条件を見直す．痙攣している筋を器械的にゆっくり伸展させ（徒手伸展）保温する．Calcium Gluconate（カルチコール）やカルニチン製剤，芍薬甘草湯などの漢方薬を使用すると有効なこともある．

J. むずむず足症候群（restless legs syndrome: RLS）

RLS は，下肢に感じる不快感と脚を動かしたくなる衝動などを主体とする自覚症状である．安静で悪化し歩行や運動などの体動で改善するため，入眠時や睡眠時に症状が悪化することが多い．血清尿素窒素値や血清クレアチニン値が高いほど発症頻度が上昇するため，主に尿毒素に伴う症

表 IV-32　こむら返りの要因と対処法

- 要因
  - 急速除水
  - 除水過多
  - 筋疲労
  - 低カルシウム血症
  - 睡眠不足
  - 高温環境
- 対処法
  - 徒手伸展
  - 芍薬甘草湯投与
  - calcium gluconate hydrate（カルチコール）投与
  - カルニチン製剤投与
  - 保温

(吉川美喜子, 他. これだけは知っておきたい透析ナーシング Q&A. 第2版.
東京: 総合医学社; 2012. p.160-1[7]より改変)

状と考えられている. 二次性の RLS として, 鉄欠乏やカルニチン欠乏, 薬剤性, 併存症による影響も考えられる.

■ 管理

　マッサージや運動するなど下肢を動かす. また, 日常生活において, アルコールやカフェイン摂取, 喫煙を控えるなど生活習慣を見直すことも重要である. 寝つきがよくなることを目的として睡眠衛生状態を改善する. 鉄欠乏の際は鉄剤の投与を開始し, 透析効率が上昇するように透析条件を変更する. 血液透析から血液濾過透析（hemodiafiltration：HDF）, off line HDF から on line HDF への変更も試みることも有効である. 重症の場合は, 以下にあげる薬物療法を考慮する.

- clonazepam（リボトリール）
- gabapentin enacarbil（レグナイト）
- pramipexole（ビ・シフロール）
- rotigotine（ニュープロ）

K. 虚血性心疾患

　もともと透析患者は, 高血圧症や糖尿病, 動脈硬化, 慢性腎臓病に伴う骨ミネラル代謝異常（chronic kidney disease–mineral and bone disorder：CKD–MBD）などの危険因子により冠動脈疾患を発症する可能性が高く, 血液透析による除水過多や循環血漿量の低下による血圧低下, 電解質・浸透圧の急激な変化などが起きることによって, 透析中のみならず透析後にも虚血性心疾患が起こりやすい. 透析患者は糖尿病を罹患していることも多く, 高齢の透析患者の急性冠症候群の自覚症状としては, 胸痛発作よりも息切れや呼吸苦, 不定愁訴を訴えることも多い **表 IV-33**.

■ 管理

　何らかの胸部症状を訴える場合は, 虚血性心疾患を念頭に精査を進める必要がある. また, 定期的に心電図検査や心臓超音波検査を施行し, 心電図波形変化の確認や心機能評価をすることによって虚血性病変の早期発見を心がける. 虚血性心疾患を発症した際には, 対応可能な医療施設を早急に受診する.

表 IV-33　透析後に心筋虚血を起こしやすい要因

- もともと透析患者は合併症やリスク因子が多く冠動脈疾患の有病率が高い
- 体液変動や電解質変動により不整脈をきたしやすい
- 大動脈弁狭窄症を合併している患者が多く，除水による血圧低下にて心筋虚血をきたしやすい
- 透析間体重増加が多いと，除水量が多くなり，透析後に高度の血液濃縮により血栓を形成しやすい
- シャント血栓により肺塞栓症をきたすこともある

(大竹剛靖. Expert Nurse. 2010; 26: 80-5[8] より改変)

L. 不整脈

　多くの腎不全患者が罹患している高血圧症や糖尿病により，動脈硬化や心肥大，心機能障害，心臓弁膜症，虚血性心疾患を引き起こしやすい状況であり，多いときには体重の5%以上の除水をわずか数時間で行うため，心血管系に多大な影響が及ぼされる．透析時の除水によって血管内体液量が急激に減少し交感神経系が活性化されるとともに，カリウムやカルシウムなどの電解質やpHの変化により，頻脈性の不整脈や致死性の不整脈を生じうる．上室性期外収縮や心室性期外収縮などを高頻度に認め，透析後半から透析終了4〜6時間後に心室性不整脈は好発し，不整脈に伴う心機能低下や心不全などによる血圧保持困難な状態の際は，次回以降の透析は施行困難となることもある 表 IV-34．

■管理

　定期的な心電図検査，胸部X線撮影，心臓超音波検査，ホルター心電図の施行などによる不整脈の早期発見が重要である．必要時には心臓カテーテル検査や電気生理学的検査などを行い治療適応を考慮するが，不整脈をもたらしている原疾患の治療を優先する．抗不整脈薬には催不整脈作用や陰性変力作用などがあるので最適な治療法を選択する必要がある．また，慢性心房細動に関して血栓塞栓症予防目的に抗凝固療法が推奨されるものの，透析患者では出血性合併症が多いという理由から，安易な治療は行わないことが望ましいと考えられている．さらに，薬物療法を基本とするが，疾患ごとにカテーテルアブレーションや植込み型除細動器，恒久的ペースメーカー植込み治療などの非薬物療法の適応も考慮する．

表 IV-34　慢性腎不全患者で不整脈を起こしやすい要因

A. 透析に伴う変化
　① カリウムやカルシウムなどの電解質の急激な変化
　② 血液pHの急激な変化
　③ 低酸素血症
B. 交感神経の亢進
C. 副甲状腺ホルモンの上昇
D. 心疾患の合併
　① 冠動脈疾患に伴う心筋虚血
　② 心筋疾患（左室肥大，左室機能不全）
　③ 高血圧に伴う心筋障害
　④ 心膜炎・心筋炎に伴う心筋障害
　⑤ 心膜石灰化に伴う心機能障害

(石川康朗. 臨牀透析. 2006; 22: 397-406[9] より改変)

M. 脳卒中（脳出血・脳梗塞）

透析患者は，一般人口と比較して脳出血は8倍，脳梗塞は2倍も発症頻度が高いとされており，透析時の除水による血液濃縮，急激な血圧変動，抗凝固薬の使用，自律神経障害による脳血流の低下などが誘因と考えられる．透析終了後も同様に脳卒中発症のリスクが高く透析後短時間で発症するものから，やや遅れて発症するものまで認められ注意が必要である．脳出血の際は，頭痛，嘔気・嘔吐，めまい，視野障害，麻痺，感覚異常，けいれん，意識障害などの症状が，脳梗塞の際は，麻痺，感覚障害，呂律障害，発語障害などの症状が出現する．

■管理

脳卒中の最大の危険因子は高血圧であり，日ごろから適正な血圧管理を基本とする．脳卒中を疑う所見を呈する際は，対応可能な医療施設を早急に受診する．

N. アレルギー反応

血液透析時には，患者側の大量の血液と透析用器材との接触，薬剤の投与，透析液の流入などによりアレルギー反応を起こすことがある．症状は，発疹や瘙痒感，喘息様症状，発熱などさまざまであり，重篤な場合はショックを含むアナフィラキシーとなる．基本的には，即時型のI型アレルギーとして発症するが，透析中は軽度の症状のために気づかず，透析終了後や帰宅後に気づくこともあるため注意を要する **表IV-35**.

■管理

透析用器材の関連が考えられる場合は，次回の透析では異なるものを使用する．また，症状に合わせて副腎皮質ステロイドや抗アレルギー薬の使用を考慮し，アナフィラキシーなど重篤化しないか経過を観察する必要がある．

表IV-35　アレルギー反応を起こす要因となるもの

- 透析膜素材，溶出物
- 透析回路，溶出物
- 穿刺針
- 透析液，補液
- 滅菌時使用物質
- 投与薬剤
- 固定テープ
- 消毒薬剤

(大平整爾，他．血液透析施行時のトラブル・マニュアル．改訂第3版．東京：日本メディカルセンター; 2014[1] より改変)

O. かぶれ

透析前に使用する穿刺疼痛緩和用局所麻酔テープや透析時に使用する消毒薬や固定テープによって，透析後にかぶれをきたすことがあり，シャント（ブラッドアクセス）感染の温床となり得る．また，透析患者では表皮の細胞内水分量が健常者の8分の1程度に低下しているとされ，乾燥しているために瘙痒を生じ，これを掻破することが皮膚の状況をさらに増悪させる要因となる．

■管理

かぶれが起きた場合は，使用する消毒薬やテープ資材を変更し，患者ごとに適切なものを用いる必要がある．また，資材の変更のみならずテープ貼付箇所などのテープ固定方法も再検討する．さらに，手技に伴う皮膚への刺激を最小限にするようテープを丁寧に剥がすなど愛護的な対応を心がける．外用薬を用いてかぶれの治療を行うとともに，乾燥予防のための適切な保湿や清潔保持指導も重要である．毎透析前に穿刺部周囲を注意深く観察し，皮膚異常がないか皮膚状態を把握することも有用である．

P. 瘙痒症（かゆみ）

透析患者では，皮膚水分含有に重要なアミノ酸が減少するため角層の水分量は健常者のおよそ8分の1であるとされ，保湿機能が損なわれ乾燥肌となる．乾燥肌では，角層がめくれ真皮に存在するかゆみ神経が表皮表層まで伸びるために軽い刺激でもかゆみを感じる．透析患者のかゆみは，頑固で長期にわたることが多く強い精神的苦痛につながる．一般的に皮膚には，発疹や発赤などは認めず，掻破することにより痂疲や潰瘍を形成することを特徴とする．乾燥以外の原因として，かゆみの原因となり得る尿毒素の蓄積や透析不足，テープや穿刺針との物理的接触によるアレルギー反応などが考えられる．

■管理

かゆみの原因となり得る尿毒素の十分な除去ができるよう透析条件を見直すとともに，患者にも適切な食事指導を行う．抗アレルギー薬やNalfurafine（レミッチ）などの瘙痒症治療薬の投薬を検討する．また，皮膚のバリアー機能を保持するために熱湯の使用を避け，使用する石けんの種類を限定する，強くこすらないなどの対策も有効であり，保湿剤などの外用薬を適切に使用する．

Q. 低血糖

現在，一般的に使用されている透析液のブドウ糖濃度が0〜150mg/dLであることから，多くの患者では血液透析中にブドウ糖が血液側から透析液側へ拡散し血糖値が低下する．これは，薬物治療中の糖尿病患者ではそのリスクが高くなり，透析終了時に血糖測定を行っていない場合は，透析終了後に低血糖症状をきたすことがあるため注意を要する．低血糖症状は，低血糖に対する交感神経刺激の結果もたらされる自律神経症状と，中枢神経の糖欠乏症状としてもたらされる中枢神経症状があり，両者とも早急な処置を要する．

・自律神経症状……冷汗，動悸，手指振戦，空腹感など

・中枢神経症状……頭痛，異常行動，痙攣，意識レベルの低下，昏睡など

■管理

　低血糖症状出現時は，ブドウ糖 5 〜 10g を経口摂取する．そのため，低血糖発作のリスクがある患者にはブドウ糖を処方し，いつでも内服できるよう携帯するように指導する．頻回に低血糖症状が出現する場合は，糖尿病治療や透析条件などを見直し，低血糖を早期発見できるように透析終了時の血糖測定を施行する．

R. 不眠症

　透析患者はさまざまな要因により不眠を経験する．透析患者の睡眠時呼吸障害は，血圧上昇や動脈硬化，炎症，血栓形成との関連があるとされ，心血管系イベントの発症の要因であり生命予後に関係すると考えられている．

■管理

　基本的には，規則正しい生活習慣を身につけることが重要であり，定期的に適度な運動をすることを心がけ，昼夜逆転しないような食事摂取の習慣（飲酒やカフェイン摂取を控えることを含む）が重要である．睡眠薬を使用し，正しい睡眠リズムを形成することも重要であるが，過内服や効果遷延による転倒や血圧変動，意識レベルの変化に注意するよう指導する．

S. 便秘症

　透析患者は，食物繊維を多く含む野菜の摂取制限や飲水制限，高カリウム血症に対する薬剤使用などの影響，自律神経障害などにより便秘をきたしやすい．透析中の便意を気にする，透析中は血圧低下をもたらすためトイレに行けないなどの理由から排便のタイミングが奪われ，便秘の増悪をもたらすこともある．透析患者にとって重要な体重測定も便秘によって影響を受けることがあり，自覚的・他覚的にも排便コントロールは重要である．

■管理

　まずは，患者の排便習慣を含む生活習慣について把握し，食生活や運動習慣の是正，下剤を内服するなど適切な対処法を考慮する．直腸内に多量の固い糞便がある場合に浣腸をすると，大腸穿孔を引き起こすことがあるため注意を要する．

T. 服薬管理

　医療施設外での服薬管理は，基本的には患者の自己管理能力に委ねられている．ほとんどの患者は，毎日複数の薬を管理し，場合によっては透析日と非透析日で内服する内容が異なることもあり，認知機能が低下する高齢透析患者にとっては煩雑である．薬剤によっては，生命を維持するために必ず内服しなければならないもの，内服を失念しても生命に直接的に大きな影響はないものなど薬剤によって重要性が異なるものの不要な内服薬は処方されないため，患者の内服アドヒアランスが重要となる．時として，患者が内服を自己中断していることを医療者側が把握して

おらず，増悪する血液検査の結果を是正しようと内服薬の増量や追加で対応することもあり，悪循環が生じうる．

■管理

誤内服や内服漏れ予防のために，薬に対する患者の認識や実際の服薬行動について患者情報を聴取し，他院で処方されている薬剤の有無を調べることも重要である．薬剤によっては，飲み忘れを思い出した際にすぐ内服したほうがよいものがあることや，2回分をまとめて内服しないほうがよいものもあり，患者が内服している薬剤についての情報も含め服薬に関して指導する必要がある．また，多種類の薬剤内服に伴う副作用などの有害事象が引き起こされる可能性があるポリファーマシーの観点から，不要な薬剤が含まれている場合には早急に処方を中止する．そして，適切な内服が可能となるように，服薬管理におけるキーパーソンを決定し，服薬継続を目標にすることも有用である．さまざまな理由によりどうしても医療施設外での内服が困難な患者は，透析来院時だけでも内服できるように調整する．服薬の有無や残薬の確認方法を簡便に行うために，お薬カレンダーなどを利用することも有用である．また，内服自己中断する患者には，根気強く内服の重要性を説明しアドヒアランスの向上に努める．

おわりに

透析による治療効果とともに，透析に伴うさまざまな副作用や合併症も存在することを念頭にいれ，透析患者が帰宅途中や帰宅後に医療施設以外で体調が悪い，シャントトラブルなどの異常を認めた場合は，すぐに医療機関を受診するように指導することが重要である．

■参考文献

1) 大平整爾，伊丹儀友，編．血液透析施行時のトラブル・マニュアル．改訂第3版．東京: 日本メディカルセンター; 2014.
2) 小林修三，監．日髙寿美，坊坂桂子，編．やさしくわかる透析看護．東京: 照林社; 2018.
3) 島崎玲子．透析後の患者状態の観察．透析ケア．2011; 17: 60-2.
4) 辻井しず．「透析後」に起こりうること．Expert Nurse. 2017; 33: 27-33.
5) 長沼俊秀．透析後に頭痛・吐き気がする．透析ケア．2017; 2017年夏季増刊: 170-3.
6) 栗原 怜．透析を導入してすぐは，透析中や透析後に頭痛や嘔吐などの症状が現れるのはなぜ？どう対処すればいい？透析ケア．2018; 24: 22.
7) 吉川美喜子，西 慎一．どうして「こむら返り」や「ひきつれ」が起こるのですか？病院以外で起きたら，どうすればよいのですか？In: 富野康日己，編．これだけは知っておきたい透析ナーシングQ&A. 第2版．東京: 総合医学社; 2012. p.160-1.
8) 大竹剛靖．透析終了後，病棟で注意する症状って？Expert Nurse. 2010; 26: 80-5.
9) 石川康朗．透析患者の不整脈とその対応．臨牀透析．2006; 22: 397-406.

〈本田大介〉

MEMO 5

透析療法における薬剤師の役割
(ポリファーマシー対策を中心に)

　ポリファーマシーとは「poly（多く）＋pharmacy（薬）」で多剤併用と表現されることが多いが，実際は年齢や体重，生理機能に対して不適切な用量および臨床的に不要な薬を処方され患者が服用し有害事象が起きている状態をいう．ポリファーマシーは多剤併用患者において必ず起こるものではなく7剤以上服用していても問題がない場合もあり逆に3剤でも問題がある場合もある．

　透析患者は複数の疾患や合併症に対して薬を服用する必要があり多剤処方となることが多く処方薬の削減をすることが難しい．しかし多剤処方により有害事象や転倒の発生，アドヒアランスの低下の問題も報告されておりポリファーマシーを防ぐために処方の適正化を行う必要がある．患者の病態や生活状況さらに患者の意向も含め，本当に必要な薬を医師と協働で検討し，最も適切な薬物療法を提案し実践していくこと，それが薬剤師に求められているポリファーマシー対策と考える．

多剤併用の原因

- 疾患数が多い
- 複数の診療科や医療機関への受診
- 患者の訴えに応じて処方（同種同効薬重複）
- 副作用や合併症に対して薬を処方（処方カスケード）

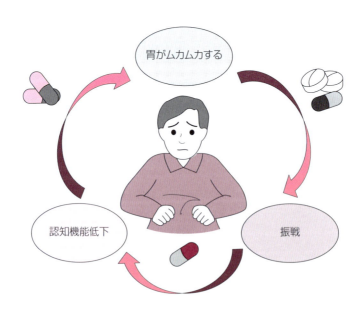

ノンアドヒアランスの原因

- 多剤服用
- 水分制限下での服薬
- 透析日と非透析日で異なる薬の服用および異なる用法用量
- 服用意義の理解不足
- 副作用出現（便秘や嘔気など）

服薬指導に必要な要素

- 薬剤，処方に対する正確で良質な情報を入手し提供する
- 患者や患者家族との良好なコミュニケーションをとる
- 他職種との連携
  - ・医師（治療方針，処方意図の確認や必要時疑義照会）
  - ・看護師や介護者（生活状況の確認など）
  - ・管理栄養士（栄養指導の実施および理解度など）

処方の適切化およびアドヒアランス向上に有用な手順を示す

▶服用数の削減に対してのアプローチ

- ・全処方薬の処方理由の調査（健康食品やサプリメントの摂取状況含む）
- ・服用状況の確認（実際に服用している薬袋やケース，箱を持参してもらい確認）
- ・有害事象の有無の評価
- ・減量，中止の妥当性の評価
  薬の数を減らしたいか？　どの薬をやめたいか？（患者の意向も忘れずに）
- ・処方薬の優先順位の決定

▶服用方法を簡略化

- ・一包化や服用時間を合わせる
- ・家族や介護者の都合のよい時間で服用できるよう投与設計
- ・透析時注射薬投与の活用

▶剤形の工夫

- ・配合錠，口腔内崩壊錠，貼付剤への切り替え

実際の服薬指導のポイント

- 透析導入時は服用薬が変更となるため残薬整理も兼ねて介入する
- 医療機関から処方された薬はお薬手帳に記帳して携帯することを指導する
- 透析療法に伴う合併症において薬剤服用の必要性があるが食事療法も併用すること
- 薬剤の副作用だけではなく服薬の効果を説明する
- 食直後，食直前，食間など服用方法の理解を得る

〈中塚真衣子〉

MEMO 6

透析療法における看護師の役割

　透析療法は医師，看護師，臨床工学技士，さらには管理栄養士，薬剤師，理学療法士などのさまざまな専門知識と技術を持った多職種が連携を取りながら行うチーム医療である．多種多様な医療スタッフが，それぞれの高い専門性を生かし活動するためには，目的と情報の共有が必須となる．看護師は患者に寄り添い，最も近い位置で患者の声を聴きながら，チーム医療が円滑に行われ適切な透析療法が患者に提供されるよう，チームのキーパーソンとなることが期待される．

透析療法導入に際しての看護

　看護師は医師や他の医療スタッフと共働で，患者の透析療法導入に際して「治療選択の意思決定支援」を行う必要がある．意思決定支援のプロセスでは，腎代替療法には「血液透析」「腹膜透析」「腎移植」があることや「血液透析」と「腹膜透析」の併用療法も可能であること，それぞれの治療法のメリット，デメリットをエビデンスに基づき患者や家族にわかりやすく説明し，患者の社会的な背景や年齢，家族の支援状況なども十分に考慮し，さらに患者の希望をできる限り尊重しながら，医療者と患者および家族が共同で治療選択を行う．患者の意思は最大限尊重されなければならず，選択される治療法は必ずしも医療者側が最善と考える治療法とは限らない．この様なプロセスがSDM: shared decision making（情報共有と意思決定）であり，看護師がSDMのキーパーソンとなることが望まれている．

図1　合意から同意へ

透析療法導入期〜維持期の看護
▶セルフケア能力の獲得

　導入期〜維持期の透析患者に対する看護は，他の慢性疾患と同様にセルフケア能力の獲得過程を支援していくことが中心になる．透析治療の是非は，セルフケア能力獲得の有無により決定すると言っても過言ではない．

　セルフケア能力を獲得するためには，まず患者が自らの問題点に気付くことが必要である．看護師はなぜ透析間の体重増加量が多いことがいけないのか，なぜリン吸着薬の服用タイミングが重要なのか，高リン血症により身体に何が起きているのかなど，患者の知識レベルや理解力に合わせた丁寧な情報提供を行う．その中で患者が自らの問題点に気付き，目標とする結果をイメージして具体的な対応策を意思決定できるように支援していくことが看護師の重要な役割である．またできる

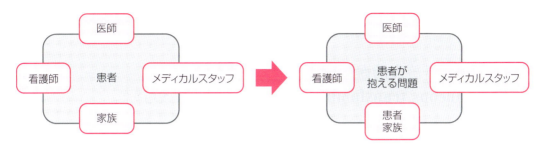

図2 チーム医療は患者中心から患者が抱える問題中心へ

だけ実現可能な目標設定を促し，自己効力感を導くこともポイントになる．更に短期間で良い結果が得られなくても，長い目で患者を見守る姿勢も必要である．

▶ **聴き取りと観察，アセスメント**

　患者の自覚症状や訴えを聴き取ることは看護師の重要な役割である．看護師は日頃から患者とのコミュニケーションを円滑にし，患者が訴えを表現しやすい関係性を作る必要がある．また超高齢患者や糖尿病患者の増加により，セルフケアが困難な患者も多く自覚症状がないまま問題が進行するケースも少なくない．このようなケースでは観察による問題の早期発見と，個々の患者に合わせたアセスメントが重症化予防のために必要となり，看護師の細やかな観察力や高いアセスメント能力が必要とされる．

おわりに

　透析患者に対する看護活動は多岐にわたるが，最も重要なのは患者との信頼関係の構築である．全ての看護活動は患者との信頼関係の上に成り立っている．信頼関係を築くには当然知識や技術が必要となるが，何よりも患者へ取り組む姿勢が評価されていることを忘れてはいけない．

〈内田広康〉

Ⅳ-B-6. シャント閉塞対策

A. 閉塞と処置〔経皮的血管形成術（percutaneous transluminal angioplasty：PTA）〕

　　血液透析を効率的に継続するためには，バスキュラーアクセスが必要である．その多くは，自己血管内シャント（arteriovenous fistula：AVF）を用いて透析を施行する．また，AVFや人工血管を用いた内シャント血管（arteriovenous graft：AVG）の合併症の多くは，狭窄に起因する閉塞である．そのため，閉塞前の狭窄による症状に留意する必要があり，脱血不良や静脈圧上昇，再循環など透析を施行している間に起こるものや，静脈高血圧や瘤など患者さんの自他覚症状に関係するものなど，多岐にわたっている．

①閉塞の原因

　　AVF・AVGの閉塞機転は内腔狭窄と血栓であり，内腔狭窄の主体は内膜肥厚であることが報告されている[1]．原因として，a. 人工血管移植時の外科的損傷，b. 人工血管に対する生体非適合性，c. シェアストレス，d. 経皮的血管形成術（percutaneous transluminal angioplasty：PTA）による血管壁の損傷，e. 尿毒症による酸化ストレスなどがあげられる[2]．

a. 人工血管移植時の外科的損傷

　　人工血管移植時に血管の処置を行うことで，血管内膜を損傷し血管内皮細胞が傷害される．血管内皮細胞は，内皮型一酸化窒素合成酵素（endothelial nitric oxide synthetase：eNOS）により，血管拡張因子である一酸化窒素（nitric oxide：NO）を分泌し細胞保護的に働くことで内膜肥厚を抑制しているが，手術操作をすることで血管内皮細胞が損傷される．また，中膜が露出することで直接血流や血液中の凝固因子・炎症促進成分に曝露される．外膜が剝離されると血管壁への酸素と栄養の供給が不足し，さらに内膜肥厚が助長されていくと考えられる．

b. 人工血管に対する生体非適合性

　　人工血管を留置した際に，マクロファージが外膜と中膜に増加していることが報告されており[3]，マクロファージは腫瘍壊死因子-α（tumor necrosis factor-α：TNF-α）を分泌し，また血管内皮細胞や平滑筋細胞からも分泌されることから，血管周囲の炎症を惹起するため，AVGの狭窄の要因と考えられている．

c. シェアストレス

　　AVFでは血管内壁に強い振動と乱流を引き起こすため，血流によるシェアストレスがかかり，血管内皮細胞に刺激が加わる．そのため，血管内皮細胞が増殖し内膜肥厚を認めることになる．内膜肥厚により血管内はさらに血流の乱流が増悪し，血栓が生じやすくなる[4]．

d. PTAによる血管壁の損傷

　　AVF・AVGの狭窄・閉塞症例に対してPTAを施行するが，結果として血管壁に高い圧がかかり，内膜肥厚を促進する可能性がある．

e. 尿毒症による酸化ストレス

　　末期腎不全である維持血液透析患者さんでは，尿毒症（uremia）による酸化ストレスに恒常的

に曝露されている．また，尿毒症環境下では，AVF・AVG の狭窄の要因となる形質転換増殖因子 β （transforming growth factor β：TGF-β），TNF-α などの炎症性サイトカインも増加しており，血管内膜の肥厚を誘導している[5]．

②対策

AVF・AVG に対しては，まず視診，触診，聴診により診察することが有用である．駆血なしで，吻合部から上腕までの走行を確認し，その後，駆血下で同部位を確認する．視診では，狭窄部位の末梢側では血管が拡張しており，狭窄部位では血管が凹んでいることがわかる．また，狭窄部位より中枢側では血管が十分に拡張していないことがある．触診上は狭窄部位の末梢側では拍動性に血管が触れ，狭窄部位より中枢側では血管が虚脱していることがわかる．また，鎖骨下などの中枢の狭窄では，上肢の腫脹や側副血行路の発達がみられることがある．聴診では，シャント音の変化が確認できる．シャント音が強いか弱いか，「ザーザー」と連続音か，「ザッザッ」と断続音か，シャント音が低いか高いか，中枢側までシャント音が聴こえるかなどで狭窄部位を特定できる．透析室でできるモニタリングとして，池田ら[6]のシャントトラブルスコアリングシートがあり，バスキュラーアクセストラブルの早期発見に有用である **表 IV-36**．この結果をもって，バスキュラーアクセストラブルの有無を超音波検査や血管造影検査などを行い，PTA や外科的治療を検討していく．

③ PTA

AVF・AVG の治療について各種ガイドラインに示されている[7]．そのなかでも PTA は外科的治療に比較して患者の負担が少ない治療であるが，PTA により治療効果が得られていない症例や短期再発例には外科的治療が必要となる．PTA の適応は，吻合した静脈への血流量が増加することで発症する末梢の循環障害・虚血症状である steal 症候群や重症心不全，AVF・AVG の病変部

表 IV-36　シャントトラブルスコアリングシート

シャントトラブルスコアリング (S.T.S.)	(点数)
1) 異常なし	0
2) 狭窄舌を聴取	1
3) 狭窄部位を触知	3
4) 静脈圧の上昇 160mmHg 以上	(AVF: 1, AVG: 3)
5) 止血時間の延長	2
6) 脱血不良 (開始時に逆行性に穿刺)	5
7) 透析後半 1 時間での血流不全	1
8) シャント音の低下	(AVF: 2, AVG: 3)
9) ピロー部の圧の低下	2
10) 不整脈	1
＊3 点以上で DSA or PTA を検討	

(池田　潔. 臨床透析. 2005; 21: 1607-11[6] 参照)

位の感染症などを除いて，多くのバスキュラーアクセス不全が対象となる．PTA には，バルーンカテーテルを用いて AVF・AVG の狭窄部位を拡張する血管形成術，血栓閉塞に対してもちいるウロキナーゼなどの薬剤を使う薬理学的血栓溶解療法，血栓吸引カテーテルを用いた血栓除去療法，PTA で改善しない難治性狭窄や 3 カ月未満の頻回 PTA 症例などに用いるステント留置術がある．PTA を施行する際は，AVF の場合，上腕動脈より穿刺し血管造影を施行することで狭窄部位を特定する．シース挿入部位については，AVF は吻合部近傍などの末梢側病変 図IV-45 図IV-46 であれば，病変の中枢側のシャント血管より逆行性にアプローチするが，鎖骨下静脈狭窄など中枢側の病変 図IV-47 図IV-48 であれば，末梢側のシャント血管より順行性にシースを挿入する．AVG は，グラフト静脈吻合部付近が好発する病変部位 図IV-49 図IV-50 のため，動

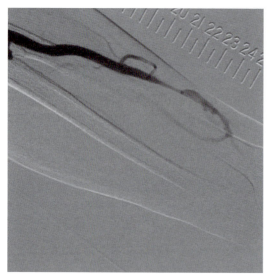

図IV-45　PTA 前の吻合部近傍の末梢側病変の血管造影

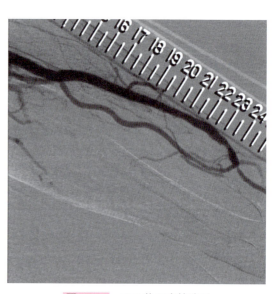

図IV-46　PTA 後の血管造影

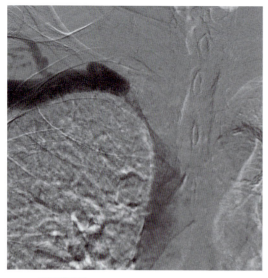

図IV-47　PTA 前の中心静脈狭窄病変

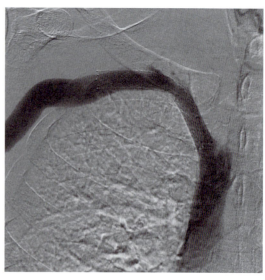

図IV-48　PTA（ステント留置）後の血管造影

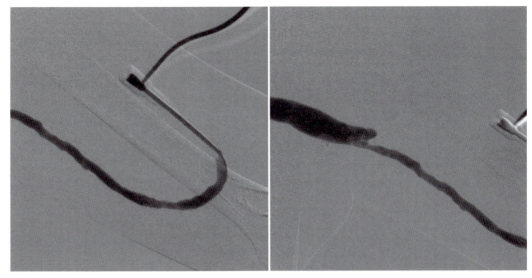

図 IV-49　AVG の PTA 前の血管造影

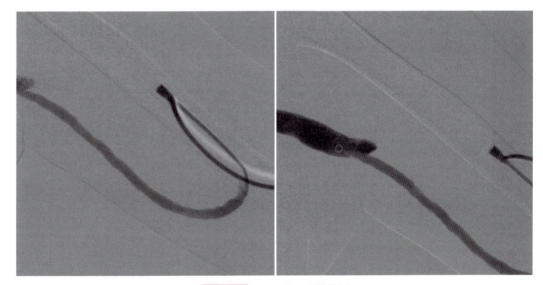

図 IV-50　PTA 後の血管造影

脈吻合部近傍よりシースを挿入することが一般的である．シースサイズは 4Fr から 6Fr のものをバルーンカテーテルなどの使用するデバイスに併せて選択する．シース挿入後ヘパリン化を行うが，当院では PTA を施行する時間に併せて投与量を調整しており，1,000 単位前後を投与する．次に，0.014inch から 0.035inch のガイドワイヤーを用いて病変部位を通過させる．高度狭窄病変や屈曲などが強い場合は，ガイドワイヤーの通過が困難であることが多く，操作性を高めるトルクデバイスや造影カテーテルを併用することで対応する．ガイドワイヤーが病変部位を通過した後は，バルーンカテーテルを選択するが，バルーンには，圧の違いで径が変わる compliant balloon，圧で径が変化しない non-compliant balloon，圧の変化で若干の径変化のある semi-compliant balloon の 3 種類がある．バルーン径は狭窄部位の程度と正常の血管径を考慮して選択される．また，バルーン長については，2cm と 4cm があり，病変の長さに応じて対応している．バルーン

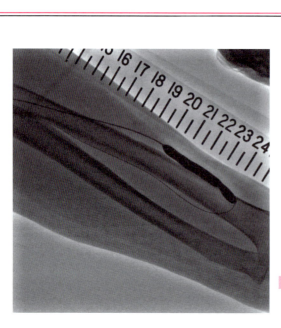

図 IV-51　狭窄部位をバルーンで拡張，一部狭窄部位が残存している

の加圧については，バルーンの拡張を観察し徐々に圧を上げバルーンのくびれがなくなるまで加圧し，くびれが消失した圧より2気圧程度高い圧で拡張を行う．バルーンを用いても加療できない難治性狭窄病変 図 IV-51 に対しては，カッティングバルーンの選択もある．患者負担が少ないPTAであるが，合併症もあり再狭窄・閉塞，血管損傷，仮性動脈瘤，出血，感染，造影剤アレルギーなどがある．

B. Firapy の活用

シャント閉塞に対するわが国の対応として，PTAや外科的治療，アクセス穿刺技術の向上，日常の血液透析の円滑な施行，また患者自身によるバスキュラーアクセストラブルの回避の努力をしているが，予防的加療法はない．PTAや外科的治療は侵襲的な加療になるため患者の負担が全くないわけではなく，侵襲のない予防的加療が望まれている．台湾では，ほとんどの血液透析施設で透析時にFirapy（Far-infrared Therapy）による遠赤外線療法によりバスキュラーアクセストラブルを軽減する予防的加療が行われている．わが国の血液透析施設においてもFirapyを活用する施設が散見されており，維持血液透析患者において安全で非侵襲的なFirapyがバスキュラーアクセスに対して保護効果を示すことが期待される．

① Firapy とは

台湾のWS Far Infrared Medical Technology社のFirapy 図 IV-52 は，3〜25μmの遠赤外線を対象（患者の血管部位）との距離を20〜30cm離して照射する．Firapyによる期待される効果としては，温熱効果に伴う直接の血管拡張作用のほかに，非温熱効果によるバスキュラーアクセス保護効果の可能性が示唆されている．

内シャント造設後にシャント化された静脈血管は，血流によるずり応力（シェアストレス），血管内溶血やpHの変化，低酸素などの環境変化に直接曝露され，強い酸化ストレスを伴うことが考えられる．このため，血管内皮細胞は，解剖学的・機能的特徴において恒常的に種々のスト

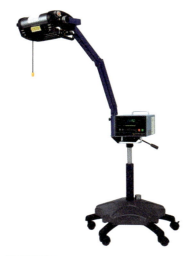
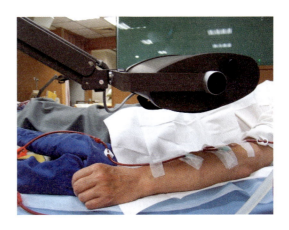

図 IV-52 バスキュラーアクセスの予防的加療としての WS Far-infrared Therapy Unit

レスに曝露されている．非温熱効果として，Linら[8]は，Firapyを用いることで，ヘム酸素添加酵素（heme oxygenase：HO）-1がAVFの開存率と関連していることを示しており，HO-1がバスキュラーアクセス保護に重要な役割をもつ可能性が考えられている．ヒト臍帯静脈内皮細胞（human umbilical vein endothelial cells：HUVECs）を用いた検討もなされており，炎症性サイトカインであるTNF-αを添加したHUVECsにFirapyを照射したところ，細胞間接着分子（intercellular adhesion molecule：ICAM）-1，血管細胞接着分子（vascular cell adhesion molecule：VCAM）-1の発現を抑制したほか，単球遊走因子（monocyte chemoattractant protein：MCP）-1やインターロイキン（Interleukin：IL）-8値も改善していた[9]．Firapyが，HO-1を誘導することで血管内皮細胞での発現が増強したIL-8などの炎症性サイトカインを抑制し，ICAM-1やVCAM-1，MCP-1の発現を低下させており，抗炎症作用を介して血管内皮機能障害を改善していることが示された．また，Hsuら[10]は，Firapyを用いることで，eNOSがAVF保護に関連していることを示している．バスキュラーアクセストラブルに血管内皮細胞増殖因子（vascular endothelial growth factor：VEGF）の発現が増強していることが示されたことから[11]，VEGFを添加したHUVECsにFirapyを照射したところ，eNOSのリン酸化を促進しNOの産生を亢進することで細胞保護的に働いていることが考えられている．

Firapyは，温熱効果による直接の血管拡張作用に加えて，抗炎症作用のあるHO-1を介して血管内皮機能障害を改善し，またeNOSを介した血管内皮機能改善および血管内皮細胞の増殖を抑制する非温熱効果を伴って，バスキュラーアクセス保護効果を有していることが示された．

② Firapyの実際

バスキュラーアクセスに対して，実際どのような時期にFirapyを用いて加療すべきであるか考えるべきである．

2回以上のPTAを施行しているバスキュラーアクセスに対しては，維持血液透析患者216名のうち，AVGのある維持血液透析患者97名を対照群48名，Firapy群49名，AVFのある維持血液透析患者119名を対照群50名，Firapy群69名で比較検討された報告がある[12]．AVGの患者群の

1年後の2次開存率は，対照群2.1%に対しFirapy群16.3%とFirapy群において有意に改善が得られている（P<0.01，図IV-53）．一方では，AVFの患者群では，1年後の2次開存率が対照群18.4%に対しFirapy群25.0%と有意な差を認めなかった．しかしながら，AVGの患者群でPTAを2回施行している患者では，Firapyによる開存率の改善が得られているが，PTAを3回以上施行している患者では，対照群と比較して有意な差を認めなかった図IV-54．本検討において，PTAを頻回に施行している患者では，血管内膜の肥厚などが要因となりFirapyによるバスキュラーアクセス保護効果が得られていなかった．したがって，AVGやAVFを用いた両群においても，比較的早期からのFirapyによる加療が必要であると思われる．

　既存のバスキュラーアクセスに対しては，AVF造設術後6カ月経過した維持血液透析患者145名を対照群73名とFirapy群72名で比較検討されている[13]．Firapy 1年後のシャント血流量変化量では，対照群−51.7±283.1mL/minに対しFirapy群36.3±166.2mL/minとFirapy群で有意に増加しており（P=0.035，図IV-55），1年後の1次開存率は，対照群67.6%に対しFirapy群85.9%とFirapy群で有意に改善が得られていた（P<0.01，図IV-56）．このことから，既存のバスキュラーアクセスに対するFirapyのバスキュラーアクセストラブルの予防的効果が認められた．

　新規のバスキュラーアクセスに対しては，AVF造設術後2日目の慢性腎臓病（CKD）ステージG4・5期の患者122名を対照群62名，Firapy群60名で比較検討されている[14]．AVF造設術後，1カ月後のシャント血流量は対照群582.2±217.5mL/minに対し，Firapy群700.7±287.3mL/minであり，2カ月後のシャント血流量は，対照群678.8.±259.8mL/minに対しFirapy群847.8±307.6mL/min，また3カ月後のシャント血流量は，対照群802.0±322.4mL/minに対しFirapy群

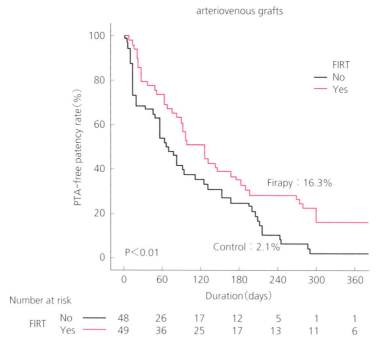

図IV-53　Firapy施行の有無によるPTA後のAVGの2次開存率
（Lai CC, et al. Eur J Vasc Endovasc Surg. 2013; 46: 726-32[12] 参照）

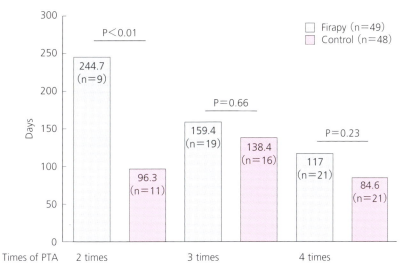

図 IV-54 AVG 患者群における PTA 回数別の Firapy による 2 次開存率の延長期間
(Lai CC, et al. Eur J Vasc Endovasc Surg. 2013; 46: 726-32[12] 参照)

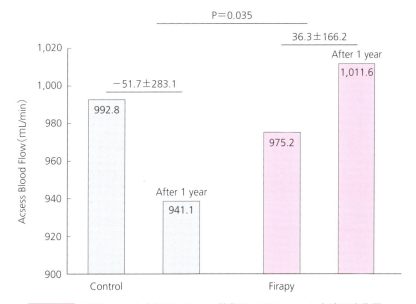

図 IV-55 既存 AVF に対する Firapy 施行によるシャント血流の変化量
(Lin CC, et al. J Am Soc Nephrol. 2007; 18: 985–92[13] 参照)

1,000.1±380.9mL/min であった．12 カ月後のシャント血流量は，対照群 915.6±291.4mL/min に対し Firapy 群 1,130.8±344.3mL/min と Firapy 群で有意に増加していた（P＜0.001，図 IV-57）．また，1 次開存率も対照群 70％，Firapy 群 87％と Firapy 群で有意に良好であった（P＜0.01，図 IV-58．本検討において，Firapy が新規に造設された AVF のシャント血流量の発達および開存率の向上に寄与したことが示された．

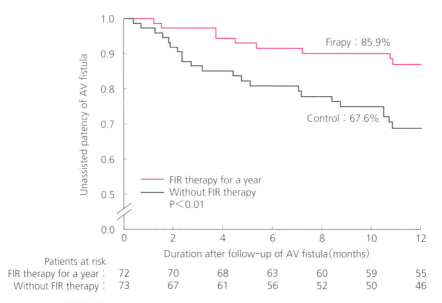

図 IV-56 既存 AVF に対する Firapy 施行 1 年後の 1 次開存率
（Lin CC, et al. J Am Soc Nephrol. 2007; 18: 985-92[13] 参照）

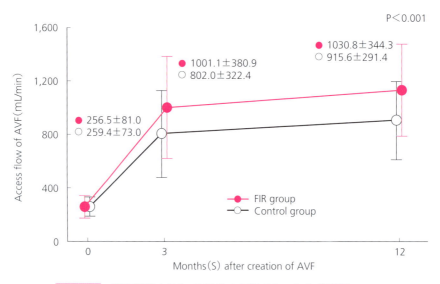

図 IV-57 新規造設された AVF の 1 年後のシャント血流量
（Lin CC, et al. Am J Kidney Dis. 2013; 62: 304-11[14] 参照）

　このことから，一定の期間を経たバスキュラーアクセスに対しては，①血流によるずり応力，②血管内溶血や pH の変化，③低酸素などの環境変化への直接曝露など強い酸化ストレスに長期間関わっているため，血管内膜の肥厚といった非可逆的な血管内皮細胞の増殖を認めていることが考えられる．このため，Firapy によるバスキュラーアクセストラブルの予防的効果を期待するためには，バスキュラーアクセス造設術後，早期に治療介入することが必要と思われる．

　Firapy の使用については，既報の報告を確認するとバスキュラーアクセスに対して，正面から照射しており，側面からの照射は好ましくないと思われる．温熱効果もあるため，対象から 20cm 以下の至近距離で Firapy を照射した場合，低温火傷や透析穿刺部位からの出血などが起こ

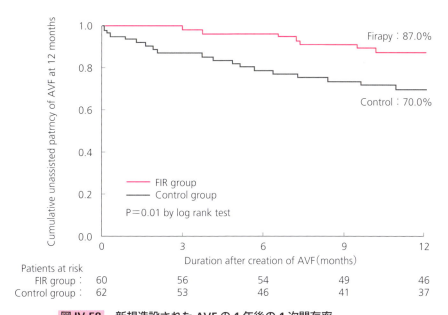

図 IV-58 新規造設された AVF の 1 年後の 1 次開存率
(Lin CC, et al. Am J Kidney Dis. 2013; 62: 304-11[14] 参照)

りうる．そのため，対象との距離は 20 ～ 30cm 程度を確保し，シャント肢の皮膚の観察や透析穿刺部位の止血確認を十分に行う必要がある．また，温熱効果に伴う血管拡張作用があることから，透析時の血圧低下を惹起する可能性があるため，透析終了 1 時間前には Firapy の使用を終了する方が望ましい．また，Firapy の照射部位については，AVF は部位が限定的になることはなく，吻合部を含む AVF 全体を対象にしている．一方で，AVG についてはグラフト自体に照射しても効果はなく，透析シャント狭窄の好発部位である静脈吻合部を中心に Firapy を照射する．Firapy の照射頻度については，既報の報告では慢性腎不全患者，維持透析患者ともに週 3 回 40 分施行しているが，透析時に血圧低下のリスクがあることを考慮すると非透析日に行う方がよいのか，また，より照射回数が多い方が望ましいのかは不詳のため検討が必要と思われる．

おわりに

バスキュラーアクセス保護は，維持血液透析患者において生命予後・QOL に関連している．シャントトラブルスコアリングシートなど日々のバスキュラーアクセスの観察はもちろんのこと，患者自身による観察の徹底や PTA・外科的治療の対応が重要である．また，わが国でも Firapy による AVF や AVG の開存期間の延長効果が確立されれば，さらに活用されていくものと期待される．

■参考文献

1) Swedberg SH, Brown BG, Sigley R, et al. Intimal fibromuscular hyperplasia at venous anastomosis f PTFE grafts in hemodialysis patients. Clinical, immunocytochemical, light and electron microscopic assessment. Circulation. 1989; 80: 1726-36.

2) 大野玲奈, 宇於崎宏, 福里利夫. 維持透析患者におけるバスキュラーアクセス狭窄の病理. 腎と透析. 2014; 76: 161-6.

3) Mitra AK, Gangahar DM, Agrawal DK. Cellular, molecular and immunological mechanisms in the pathophysiology of vein graft initimal hyperplasia. Immunol Cell Biol. 2006; 84: 115-24.

4) Hahn C, Schwartz MA. Mechanotransduction in vascular physiology and atherogenesis. Nat Rev Mol Cell Biol. 2009; 10: 53-62.

5) Wasse H, Huang R, Naqvi N, et al. Inflammation, oxidation and venous neointimal hyperplasia precede vascular injury from AVF creation in CKD patients: J Vas Access. 2012; 13: 168-74.

6) 池田 潔. インターベンション治療―適応範囲と新しい機材・技術の発展. 臨床透析. 2005; 21: 1607-11.

7) 日本透析医学会. 慢性血液透析用バスキュラーアクセスの作製および修復に関するガイドライン. 透析会誌. 2011; 44: 906-9.

8) Lin CC, Yang WC, Lin SJ, et al. Length polymorphism in heme oxygenase-1 is associated with arteriovenous fistula patency in hemodialysis patients. Kidney Int. 2006; 69: 165–72.

9) Lin CC, Liu XM, Peyton K, et al. Far infrared therapy inhibits vascular endothelial inflammation via the induction of heme oxygenase-1. Arterioscler Thromb Vasc Biol. 2008; 28: 739-45.

10) Hsu YH, Chen YC, Chen TH, et al. Far-infrared therapy induces the nuclear translocation of PLZF which inhibits VEGF-induced proliferation in human umbilical vein endothelial cells. PloS one. 2012; 7.

11) Misra S, Fu AA, Puggioni A, et al. Increased shear stress with upregulation of VEGF-A and its receptors and MMP-2, MMP9, and TIMP-1 in venous stenosis of hemodialysis grafts: Am J Physiol Heart Circ Physiol. 2008; 294: H2219–30.

12) Lai CC, Fang HC, Mar GY, et al. Post-angioplasty far infrared radiation therapy improves 1-year angioplasty-free hemodialysis access patency of recurrent obstructive lesions: Eur J Vasc Endovasc Surg. 2013; 46: 726-32.

13) Lin CC, Chang CF, Lai MY, et al. Far-infrared therapy: a novel treatment to improve access blood flow and unassisted patency of arteriovenous fistula in hemodialysis patients. J Am Soc Nephrol. 2007; 18: 985–92.

14) Lin CC, Yang WC, Chen MC, et al. Effect of Far Infrared Therapy on Arteriovenous Fistula Maturation: An Open-Label Randomized Controlled Trial. Am J Kidney Dis. 2013; 62: 304-11.

〈神田怜生　水野真理〉

Ⅳ-B-7. 透析合併症とその管理

A. 貧血

　当初透析患者は頻回の輸血，鉄製剤の使用，アナボリックステロイドなどで，最低限の赤血球濃度を保つことが精一杯であった．それらの治療に伴う鉄過剰（ヘモクロマトーシス），感染，心負荷，抗HLA抗体の産生などの合併症が追い打ちをかけた．しかし，1990年から遺伝子組み換えヒトエリスロポエチン製剤（rHuEPO）が透析患者に，1994年からは保存期のCKD患者にも保険適応となった．

　現在でも貧血は心血管疾患（CVD）発症リスクとも密接に関与しており適切に治療介入を行う必要がある．本稿では透析合併症としての貧血について主に解説したい．

①腎性貧血とは

　貧血の発症については，造血・出血・溶血の3つの因子が関与する．それぞれの因子に対してさらに多数の因子が関与している．貧血の治療においては，これらを考慮して原因に対する介入を行うことが必要である．本稿では，腎性貧血に関して考察する．赤血球が成熟する過程で必要となるエリスロポエチンはおもにアミノ酸からできており，主に腎臓でつくられる 図Ⅳ-59 ．

　腎性貧血とは，腎からのEPO産生量が低下し，Hb値を基準値に維持できなくなった状態でその原因が腎障害以外に考えられない状態である．非腎性貧血の場合（出血や，鉄欠乏）血中EPO濃度は，Hbの低下に応じて上昇するが，腎性の場合EPOの産生が低下するためHbの低下にもかかわらず，EPOは上昇できない．これが本来の腎性貧血の定義である．しかし，広い意味ではEPO産生以外の要因も加味され，腎機能低下という病態全体がもたらす貧血を腎性貧血と呼んでいる．一般的には，CKDステージ4以上で腎性貧血が生じるがそれより良い腎機能を維持していても腎性貧血を伴う場合もある．表Ⅳ-37 に腎性貧血の成因を列挙した．腎不全病態での，EPOの産生抑制に加え，鉄代謝障害，高サイトカイン血症を呈する感染，炎症，心不全，悪性腫瘍，などを介しても貧血を呈する．このような病態は，慢性疾患の貧血（ACD）と称され腎性貧血の大きな要因として注目されている．また，尿毒症病態では赤血球寿命が短縮していることも腎性貧血の大きな要因である 表Ⅳ-38 ．

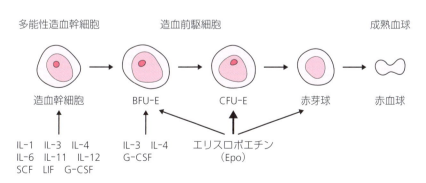

図Ⅳ-59　赤血球の産生

表 IV-37　腎性貧血の成因

1.　赤血球の産生障害	① EPO の欠乏，反応性の低下 ②骨髄造血抑制因子（AI, PTH などの尿毒性毒素など） ③造血に必要な因子の欠乏（鉄，葉酸，ビタミン B6, B12, Hb 産生蛋白） ④赤血球系細胞のアポトーシスの亢進
2.　赤血球寿命の短縮，溶血	①赤血球膜の脆弱性亢進 　（PTH などの尿毒素，透析液クロラミン，炎症性サイトカイン：IL-1, 　TNF-α などによるもの，低栄養による Zn 欠乏など） ②赤血球酵素の代謝障害 　（グアニジン，活性酸素などの尿毒症物質，カルニチンなどの不足） ③内因性 EPO 産生抑制による幼若赤芽球の溶血亢進 　（炎症性サイトカイン：IL-1, TNF-α による）
3.　赤血球の破壊亢進	①脾機能亢進，脾腫
4.　赤血球の喪失	①吐血，下血，②外傷，手術侵襲 ③ダイアライザー残血，④頻回採血，⑤出血傾向
5.　鉄代謝異常	①血清鉄欠乏 ②フェリチン産生亢進 ③肝のトランスフェリン合成低下 ④トランスフェリンレセプターの発現低下 ⑤ヘプシジンの増加（消化管での鉄吸収低下，網内系からの鉄放出抑制）

表 IV-38　腎性貧血の目標値

- 目標 Hb 値
  - 血液透析患者　10 ～ 12g/dL
  - 保存期慢性腎臓病，腹膜透析，腎移植患者　11 ～ 13g/dL
- ESA 製剤を使用している腎性貧血患者に対して
  - フェリチン＜100ng/mL かつ TSAT＜20％の場合には
  - 鉄補充を推奨する.
- ESA 製剤を使用している腎性貧血患者に対して
  以下の条件を満たす場合には鉄補充療法を提案する.
  - 鉄利用率を低下させるような病態が認められない場合
  - フェリチン＜100ng/mL または TSAT＜20％の場合
  - フェリチン値が 300ng/mL 以上となる場合には鉄補充療法は推奨しない

（2015 年度版慢性腎臓病患者における腎性貧血治療ガイドライン）

②腎性貧血の治療

　1990 年，EPO が遺伝子工学により大量生産され，腎性貧血の「特効薬」として驚異的な臨床効果を示したことは腎性貧血の治療に新たな一歩を踏み出させた.

　1990 年に透析患者における腎性貧血の治療に遺伝子組み換えヒトエリスロポエチン製剤（エポエチン α，エポエチン β）の使用が可能となり，1994 年には CKD 患者にも適応が拡大された. 現在で，わが国の臨床で使用可能な ESA としては，上記の 2 剤とエポエチン α の半減期を約 3 倍に延長したダルベポエチン α および既存のエポエチン β に，1 分子の直鎖メトキシポリエチレングリコール（PEG）分子を化学的に結合させることで作用の長時間化を実現したエポエチン β ペゴルとなっている 図 IV-60.

　それら 4 種類の ESA 製剤を調整しながら目標 Hb 値を目指すことが必要となる.

　また腎不全の患者，特に血液透析の患者では残血などで鉄が喪われやすい環境にあり，約 2g

ESA 製剤

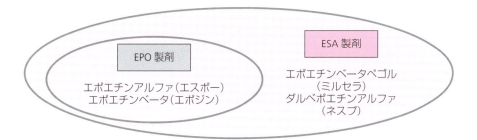

◎エリスロポエチン製剤
　ヒト体内で生産されるエリスロポエチンと同じ構造のもの（糖鎖は異なる）
◎ESA（erythropoiesis stimulating agent）
　エリスロポエチンレセプターに作用し，赤血球造血刺激を行うものの総称

図 IV-60　赤血球造血刺激因子製剤（ESA）

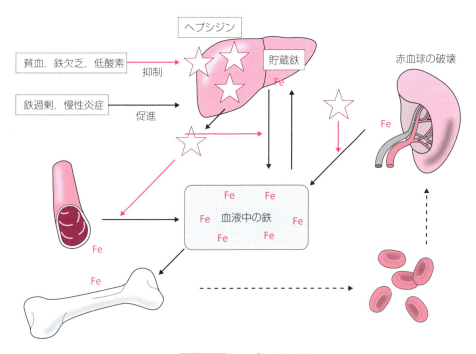

図 IV-61　ヘプシジン増加

前後の鉄が年間で喪失されると言われている．また腎不全では，炎症などによって，ヘプシジンという蛋白質が血液の中で増加し，このヘプシジンは腸からの鉄の吸収を抑制するため，食事中の鉄が吸収されにくいという背景も存在し鉄欠乏も生じやすい．そのため，必要に応じて鉄の補充も行うが，過剰な鉄の補充もまたヘプシジン 図 IV-61 を増加させるため補充に際しては慎重に行う必要がある．

③腎性貧血の治療目標

　成人の HD ならびに PD 患者の場合，維持すべき目標 Hb 値はそれぞれ 10g/dL 以上 12g/dL 未満，11g/dL 以上 13g/dL 未満とされている．鉄補充の基準値は従来通り血清フェリチン値 100ng/mL 未満かつ TSAT20％ 未満であるが，絶対的鉄欠乏の可能性がある場合（血清フェリチン値 50ng/mL 未満），ならびに血清フェリチン値 100ng/mL 未満または TSAT20％ 未満で炎症などの病態が認められない場合に鉄補充を考慮するとされた．

　本邦においては鉄の過剰症に対する問題点が注目され，2008 年ガイドラインにおいては目標フェリチン値を 100ng/mL 以上と欧米に比較して低く抑えられてきた．2015 年のガイドラインでは，目標フェリチンを 300ng/mL 以下と引き上げている．また 2012 年の JSDT 統計調査報告で，血清フェリチン値が 50ng/mL 未満で Hb 値が急激に低下し，ESA 抵抗性指数が上昇する事，TSAT は血清フェリチン値よりも ESA 低反応性に強く影響し，TSAT＜20％ にて急激な反応性の悪化が示されることが明らかとなり，ESA 投与中の場合には血清フェリチン値＜100ng/mL 未満，または，TSAT＜20％ 未満という鉄補充の開始基準に変更された．静注鉄剤の場合には 13 回と区切りをつけられている．血液透析（HD）の場合には週 1 回使用することが推奨されている．

　腎性貧血治療開始においては，ESA 反応性を低下させる要因を精査して，年齢や心血管合併症などの個々の病態を考慮した上で ESA や鉄剤を適切に使用する必要がある．

おわりに

　現在，新たな腎性貧血治療薬として低酸素誘導因子プロリン（HIF-PH）阻害薬が実用化されようとしている．

　HIF-PH 阻害剤は，細胞への酸素供給が不足状態に陥ると誘導されるエリスロポエチン転写因子である低酸素誘導因子（HIF）を安定化させ，エリスロポエチンの産生を増やすとともに，鉄の利用効率を高めて赤血球の産生を増やす効果が期待されている．

　HIF-PH 阻害剤は今までの ESA 製剤と異なり経口剤であること，また ESA 低反応性の患者にも効果がある可能性があり腎性貧血の新たな治療薬として期待が寄せられている．臨床的な問題点は今後さらに検討が進められる事となるが，少なくともわれわれは新たな選択肢を得たといえる．

■参考文献

1) 日本透析医学会. 2015 年版慢性血液透析患者における腎性貧血治療のガイドライン. 透析会誌. 2016; 49: 89-158.
2) Hamano T, Fujii N, Hayashi T, et al. Thresholds of iron markers for iron deficiency erythropoiesis-finding of the Japanese nationwide dialysis registry. Kidney Int. Suppl. 2015; 5: 23-32.
3) Silverberg DS, Wexler D, Blum M, et al. The interaction between heart failure, renal failure and anemia-the cardio-renal anemia syndrome. Blood Purif. 2004; 22: 277-84.
4) Akizawa T, Pisoni RL, Akiba T, et al. Japanese haemodialysis anaemia management practices and outcomes（1999-2006）: results from the DOPPS. Nephrol Dial Transplant. 2008; 23: 3643-53.

〈都川貴代　角田隆俊〉

B. CKD-MBD（chronic kidney disease and mineral bone disorder）

①疾患概念の変遷

腎臓は副甲状腺ホルモン（PTH）や線維芽細胞増殖因子（FGF23）などの調節を受けて Ca や P を尿中に排泄する一方，活性型ビタミン D［1,25 (OH)$_2$D］の産生臓器として，腸管でのカルシウム吸収や骨代謝の維持にも関与している．このため，慢性腎臓病（chronic kidney disease：CKD）患者では，1,25 (OH)$_2$D 低下やリン蓄積とともに，さまざまな骨病変，ミネラル代謝異常が出現する．この病態は主に骨病変に着目され，腎性骨異栄養症（renal osteo dystrophy：ROD）として認識されてきた．その中には，高回転骨の結果である線維性骨炎や腎不全における骨の PTH 抵抗性と低 PTH による低回転骨の結果である骨軟化症，骨回転の止まっている無形性骨，と呼ばれる病態が含まれる．これらは，骨折率を上昇させるとともに CKD 患者の ADL を低下させ，QOL を損なう大きな要因となる．近年，この病態には血管の石灰化が関与することがわかってきた．CKD 患者の血管石灰化は従来，血液中の Ca, P の過飽和に伴い石灰沈着が血管壁に析出することが主な要因と考えられていた．しかし，最近では骨組織，軟骨組織の生理的石灰化と類似したプロセスを経て形成されると考えられている．複数の観察研究により，この病態が血管石灰化を介して死亡リスクの増大に関与していることが示された[1]．データの蓄積を背景に，国際腎臓病診療ガイドライン機構（Kidney Disease：Improving Global Outcome：KDIGO）は「慢性腎臓病に伴う骨ミネラル代謝異常（CKD-mineral and bone disorder：CKD-MBD）」という全身性疾患としての概念を創出し，その管理も生命予後をアウトカムとして行われるようになった[2]．CKD-MBD とは，①Ca, P, PTH などの検査値異常，②骨の異常，③血管石灰化の3つの異常の組み合わせによって構成される．

昨今では，この CKD-MBD の概念に加えて，高 PTH は脂肪細胞や筋肉にも悪影響を及ぼすことがわかってきた．サルコペニア，Protein Energy Wasting, Frail といった栄養障害も合わせて，腎不全による代謝異常の合併症としてとらえられるようになりつつある．

② GFR＜80mL/min から始まるリンの蓄積

腎機能障害の進行により，食事から摂取した過剰なリンの排泄障害による蓄積が始まる[3]．このリンを排泄しようとして2種類のリン調節因子，骨から線維芽細胞増殖因子（FGF23）と副甲状腺ホルモン（parathyroid hormone：PTH）が分泌される[4]．PTH は腎臓に発現する PTH 受容体を介しリン利尿を促進させる．FGF23 は Klotho と FGF 受容体1と結合して腎の近位尿細管に発現するトランスポーター Na-Pi Ⅱb を抑制し，リン排泄を促す．しかし，応答器官であり唯一のリン排泄臓器である腎臓の機能が低下するに従い，血中 FGF23 濃度は上昇する．この FGF23 の上昇が 1α 水酸化酵素活性を阻害し活性型 VitD である 1,25 (OH)$_2$D$_3$ の合成低下を招き，さらにこの低下が PTH の分泌を促進することとなる．

他方，FGF23 上昇にともなう活性型 VitD の低下により生じる低カルシウム（Ca）血症は副甲状腺細胞表面にある Ca 感受性受容体を介して PTH の産生と分泌を亢進させる．この，PTH は骨からの Ca を動員し，同時に骨からのリンの動員も生じ，さらにリンを上昇させてしまう．また，活性型 VitD の低下は腸管からの Ca 吸収を抑制するため，さらに Ca イオン濃度の低下を引き起

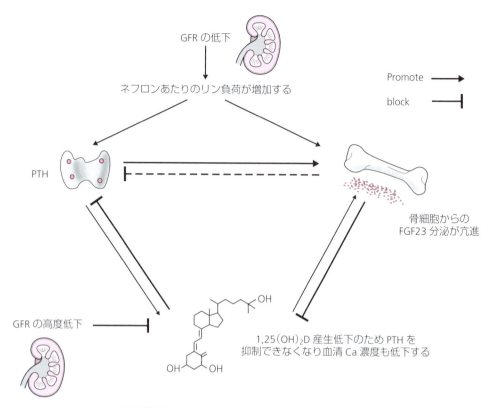

図 IV-62　二次性副甲状腺機能亢進症発症の機序

こす.

　これらのリン，Ca 調節因子はそれぞれ相互にフィードバックがかかる調節機構であるが，腎機能の低下とともに代償機能が破綻して，さらなるミネラル代謝異常が副甲状腺を腫大させ二次性副甲状腺機能亢進症を引き起こす 図 IV-62.

③副甲状腺腫の進展

　副甲状腺が分泌する PTH は破骨細胞を刺激し，骨からの Ca を動員し低 Ca を是正するべく分泌亢進を繰り返し，本来働くはずの Ca イオンや VitD によるフィードバック機構も後述のように破綻し，腺腫はびまん性過形成からついには腫瘍体積 500mm^3 を超える結節性過形成へと腫大する．高 PTH 血症は，骨吸収を促進し，線維性骨炎といった二次性骨粗鬆症の原因となる[5]．

　腎不全の進行はまた VitD に対する反応性の低下を引き起こす．Ca の上昇による PTH 分泌抑制は Ca 感知受容体（Ca SR）を介すが，VDR，CaSR いずれの受容体の数も腺腫の増大とともに減少していく[6]．

④ MBD に対する治療

a. リンのコントロール

　MBD の管理，治療の第 1 段階は P のコントロールである．基本は十分な透析と食事療法である．2007 年日本腎臓学会食事ガイドラインでは，蛋白質：1.0 〜 1.2g/kg DW/day．P：摂取蛋白×15mg/day 以下とされている．高 P 血症では P 摂取制限が必要となるが，P 摂取制限が，実際上蛋白制

限となり，蛋白摂取不足による低アルブミン血症を生じると，予後不良の因子となる．このため P 含有量の多い食品摂取または P/蛋白比率に注意して，適切なカロリー，栄養を得られるような配慮と P 吸着剤が必要となる．日本で使用可能な P 低下薬は P 吸着薬である，①カルシウム系，②ポリマー系，③ 3 価金属含有 P 吸着薬の 3 系統となる．さらに腸管におけるリントランスポーターに作用する薬剤も検討されている．

b. PTH 管理

❶活性型ビタミン D 製剤

わが国では，アルファカルシドール（1981 年〜），カルシトリオール（1986 年〜），ビタミン D 誘導体であるファレカルシトリオール（2001 年〜）の 3 種類の経口型ビタミン D 製剤と静注製剤のビタミン D 製剤としてカルシトリオール（2001 年〜），ビタミン D 誘導体のマキサカルシトール（2000 年〜）が使用可能である．SHPT が進行すると副甲状腺細胞上に発現するビタミン D 受容体（VDR）が減少しビタミン D の感受性が低下し細胞増殖は促進される．静注型活性型ビタミン D 製剤は経口剤に比べて高い血中濃度が得られるために VDR 発現量が減少した透析患者の副甲状腺に対しても PTH 合成，分泌抑制が可能である．これは，活性型ビタミン D の直接効果に加えて，副甲状腺細胞の Ca 感受性の改善によりもたらされる．しかし，VDRA は高 Ca 血症が惹起されるために用量の調節，休薬，カルシウム受容体作働薬との併用などが必要である．

❷カルシウム受容体作働薬

2008 年に，カルシウム偽薬であるシナカルセトが登場する．この薬剤は，副甲状腺における CaSR の 7 回膜貫通ドメインの構造にアロステリックに吸着し，カルシウムが大量に存在するように見せかけ，副甲状腺からの PTH 分泌を抑える薬剤である．シナカルセトと VDRA を併用することで，より良好に CaP 管理を行いながら，PTH を低下させることが可能となった．併用療法で副甲状腺腫が縮小したり，大動脈の石灰化が減少したという報告もあり，副甲状腺細胞の増殖とアポトーシスのサイクルを回し，アポトーシスを誘導していると推測される．この画期的なカルシウム偽薬の登場により，二次性副甲状腺機能亢進症の内科的治療の幅が広がり，国内における副甲状腺摘除術の件数が一時劇的に減少した．

しかし，シナカルセトの経口摂取で嘔気を訴える患者も多く，コンプライアンスの問題が指摘されていた．

2017 年に，カルシウム偽薬の静注製剤であるエテルカルセチドが使用可能となった．これにより，透析終了時に静注することで，薬剤コンプライアンスは担保されるものの，一部の患者にはまだ，悪心嘔吐といった副作用がみられた．

2018 年に，これらの消化器症状をおさえたバイオアベイラビリティーの高いエボカルセトが登場した．これは，経口製剤でありながら副作用である嘔気嘔吐の発現が少ないとされる．また，1mg 単位での患者に合わせた細かい用量調整が可能となっている．

このように，現在では，VDA の経口製剤と静注製剤，カルシウム偽薬の経口製剤と静注製剤，多様なリン吸着薬など多種の治療薬とその組み合わせが選択可能となっている．

❸副甲状腺摘除術

これらの治療薬により内科的副甲状腺摘除術（PTx）が可能となったかのようにも思えるが，治療に抵抗する高リン血症や高カルシウム血症を伴う制御不能な副甲状腺腫の症例には，外科的に副甲状腺摘除術＋自家移植を行うことが，カルシウム，リン管理をたやすくする確実な方法で

表 IV-39　CKD-MBD ガイドラインにおける CKD5D での管理目標

Guideline	P (mg/dL)	Ca (mg/dL)	Ca × P (mg2/dL2)	iPTH (pg/mL)	PTx の適応 (JSDT は PEIT を含む)
① K/DOQI (2003 年)	3.5 〜 5.5	8.4 〜 9.5 (<10.2)	<55	150 〜 300	iPTH>800pg/mL (内科的治療に抵抗)
② JSDT (2006 年)			—	60 〜 180	iPTH>500pg/mL (内科的治療に抵抗)
(2012 年)	3.5 〜 6.0	8.4 〜 10.0		60 〜 240	
優先順位	1	2	—	3	
③ KDIGO (2009 年) (2017 年)	基準範囲内	基準範囲内	—	基準上限値の 2 〜 9 倍	内科的治療に抵抗
優先順位	1	1	1	1	

　ある．これらの治療薬の登場で，副甲状腺切除術の全国の手術件数はシナカルセトの上市された 2008 年以後新薬発売とともに減少しているが，潜在的に外科的な治療を必要とする症例もいまだ多い．

⑤ガイドラインと管理目標値　表 IV-39

　上述のような疾患概念と治療薬の変遷とともに，CKD-MBD ガイドラインも策定と変遷を繰り返している．2017 年の KDIGO のガイドラインでは intactPTH の目標値は 130 〜 585pg/mL，JSDT2012 のガイドラインでは 180 〜 240pg/mL と国内外での差異もみられているが，日本においてはより細かい PTH コントロールが目標とされており，それゆえ良好な長期透析管理が可能となっていると考える[7]．

おわりに

　MBD の中には通常の骨粗鬆症も含まれる．骨粗鬆症治療薬は骨代謝回転の作用部位により骨吸収抑制薬，骨形成促進薬，活性型ビタミン D_3 薬およびその他に分類される．骨吸収抑制薬にビスホスホネート製剤，選択的エストロゲン受容体モジュレーター（selective estrogen receptor modulators:SERM），抗 RANKL 抗体，カテプシン K 阻害薬があり，骨形成促進薬に副甲状腺ホルモン薬，抗スクレロスチン抗体がある．しかし，透析患者に対するエビデンスが少なく確固たる使用方法が確立されていない．今後は，これらの薬剤の使用方法を確立することが必要になると考えられる．

■参考文献

1) Block GA, Klassen PS, Lazarus JM, et al. Mineral metabolism, mortality, and morbidity in maintenance hemodialysis. J Am Soc Nephrol. 2004; 15: 2208-18.
2) Ketteler M, Block GA, Evenepoel P, et al. Executive summary of the 2017 KDIGO Clinical Practice Guideline for the Diagnosis, Evaluation, Prevention, and Treatment of Chronic Kidney Disease-Mineral and Bone Disorder（CKD-MBD）. Kidney Int. 2017; 92: issue 1: 26-36.
3) Nakano C,Hamano T, et al. Combined use of vitamin D status and FGF23 for risk stratification of renal oucome. Clin J Am Soc Nephrol. 2012; 7: 810-9.

4) Isakova T, Wahl P, Gabriela S, et al. Fibroblast growth factor 23 is elevated before parathyroid hormone and phosphate in chronic kidney disease. Kidney Int. 2011; 79: 1370-8.
5) Tominaga Y, Tanaka Y, Sato K, et al. Histopathology, pathophysiology, and indications for surgical treatment of renal hyperparathyroidism. Surgical Oncosogy. 1997; 13: 2.
6) Yano S, et al. Association of decreased calcium-sensing receptor expression with proliferation of parathyroid cells in secondary hyperparathyroidism. Kidney Int. 2000; 58: 1980-6.
7) 日本透析医学会. 慢性腎臓病に伴う骨ミネラル代謝異常の診療ガイドライン. 透析会誌. 2012; 45: 301-56.

〈石田真理　角田隆俊〉

C. 心血管合併症

　　慢性腎臓病（CKD）は，心血管疾患（cardio vascular disease：CVD）の最大の危険因子であり，ミネラル代謝異常の結果，骨・副甲状腺に異常をきたし，さらには血管石灰化など軟部組織の異所性石灰化を介して生命予後に大きな影響を与える．これらの病態は，慢性腎臓病に伴う骨ミネラル代謝異常（chronic kidney disease-mineral and bone disorder：CKD-MBD）と呼ばれる全身疾病としてとらえられている．

　　CKD が顕性化するはるか以前，超微量アルブミン尿の時期から心血管疾患 CVD リスクが上昇する事が示されており，新規透析導入患者において，導入早期の心臓関連死が多いという事実も，末期腎不全に至るまでに心血管合併症が深刻な状態になっている状況証拠といえよう．

　　透析患者のような進行した CKD に合併する CVD では，石灰化病変が特徴的であり，病理としては血管石灰化・弁石灰化が，病態としては心不全が重要である．

① CKD 患者の血管石灰化と CVD の特徴

　　動脈硬化を大別すると，血管内膜粥状硬化型（アテローム硬化型）と血管中膜石灰化型（メンケベルグ型）に分けられる．アテローム硬化型は CKD の進行とともにプラークの性状が変化し石灰化プラークになると考えられている[1]．

　　進行した CKD 患者では両者が混在するが，CKD に特徴的なのはメンケベルグ型動脈硬化で，中膜血管平滑筋細胞が骨芽細胞様変異し血管が骨化したものと考えられている．骨化により弾性が低下した血管は臓器血流増加需要への順応力が低下し，さらに心肥大による心筋酸素需要増大や腎性貧血の影響などが加わり相対的心筋虚血になりやすい状態と考えられる．心筋は外膜側から栄養されているため，心筋内膜側が最も虚血に陥りやすい．実際 CKD では eGFR30mL/min/1.73m^2 以下に低下すると，非 ST 上昇型（内膜下梗塞 – Type Ⅱ梗塞）が主体になる事が報告されている 図Ⅳ-63 [2]．TypeⅡ梗塞では約半数の患者で冠動脈有意狭窄を認めなかったと報告されている[3]．

　　腎機能が悪いグループでは，急性心筋梗塞（AMI）後の再梗塞や冠 event は少ないが心不全入院および死亡が多い[2]と報告され，透析患者（n＝3,049）と非透析患者（n＝534,395）の AMI 臨床像を詳細に検討した米国 US Renal Data System（USRDS）database の報告[4]では，透析患者では胸痛が有意に少なく（透析 44.4％ vs 非透析 68.3％），ST 上昇型梗塞が少なく（19.1 vs 35.9％），入院時 AMI 確定診断が少なく（21.8％ vs 43.8％），Killip 分類Ⅰ（58.4 vs 75.2）が少なかった．つまり透析患者の急性心筋梗塞では症状・心電図所見が非典型的で，心不全症状を前面とした臨床像が主体であると考えられる 表Ⅳ-40．

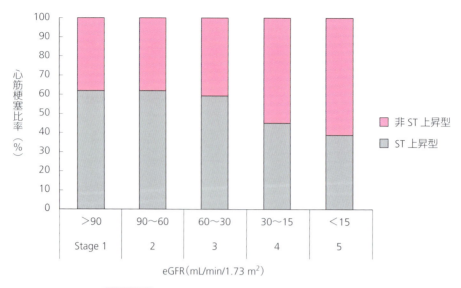

図 IV-63 CKD ステージと急性心筋梗塞のタイプ
(Bae EH, et al. Am J Kidney Dis. 2012; 59: 795-802[2] より引用改変)

表 IV-40 透析・非透析患者の急性心筋梗塞の臨床的特徴

		透析患者（%）	非透析患者（%）	P value
胸痛		44.4	68.3	< 0.0001
ST 上昇		19.1	35.9	< 0.0001
入院時診断	AMI 確定診断	21.8	43.8	< 0.0001
	冠動脈疾患以外の診断	44.8	21.2	
	入院時 Killip I（心不全徴候なし）	58.4	75.2	

(Herzog CA, et al. Circulation. 2007; 116: 1465-72[4] より筆者作成)

透析患者の急性心筋梗塞では，非透析患者と比較して ST 上昇型の心筋梗塞が少ない．入院時に AMI と診断されているものが少なく，症状も胸痛が少なく，心不全徴候が前面になるものの割合が多い（心不全徴候のない Killip I の患者の割合が少ない）．

透析患者の AMI の治療予後を ST 上昇型と非 ST 上昇型で年代ごとに比較調査した報告では，ST 上昇型心筋梗塞では治療の進歩に伴う経時的予後改善効果がみられたが，非 ST 上昇型では発症 1 カ月以内の死亡が多く経時的予後改善は認めなかった[5]．

さらに維持透析患者では冠動脈末梢の微小血管抵抗の指標である冠血流予備能（Coronary flow reserve: CFR）が低下しており，冠動脈に有意狭窄がなくても心筋虚血が生じうる．維持透析患者において冠動脈石灰化が高度であるほど，CFR が不良かつ心事故が多いと報告されている[6]．

②大動脈および弁石灰化

大動脈は弾性に富んでおり心臓から拍出された血液をストックし，拡張期に冠動脈を含む末梢にゆっくりと血液を供給している．大動脈石灰化により弾性が低下すると冠血流の低下を招き，心肥大の合併は心筋酸素需要が増大して，いっそう心筋虚血に陥りやすい．さらに大動脈弁狭窄症では左室内圧上昇とともに，狭く硬い弁に逆らって血液を送り出すため収縮期の延長が起こり

結果的に拡張期が短縮するため冠血流も低下しやすい．透析患者では，大動脈弁狭窄症の石灰化進行が速い事が報告されている．

③貧血と心筋障害

貧血では末梢血管抵抗が低下し，心拍出量が増加，循環血漿量も増加する結果，心筋酸素需要量は増加し，心筋虚血を助長するという悪循環に陥る．CKD 3-5 において，貧血と左室肥大はそれぞれ独立して腎機能悪化と CVD 予後不良の危険因子である[7]．

④FGF23 と心筋障害・心肥大・心不全

FGF23 が直接心筋へ作用する事も明らかになりつつある．FGF23 の血中濃度が高いと心不全発症率が高く[8]，FGF23 が直接的に心肥大を惹起するという報告がされた．心筋は klotho を発現していないが，FGF23 が klotho に依存せず，カルシニューリン NFAT を介し[9]，FGFR4 を介した心筋への直接作用によって心肥大を惹起する事が示唆された[10]．

⑤CKD の心血管合併症の管理

多くの透析導入期患者が早期に心臓死する事は，その成因に保存期の要因が関与していることを示している．では透析管理の立場では何ができ，どのように考えれば良いのだろうか？

介入の糸口としては，①血管石灰化，②心肥大・心不全，③貧血である．

a. 血管石灰化

血管石灰化は CKD 4 以降に急激に合併率が増え，これはそれまで代償されていた電解質異常が顕性化する時期と合致する．血清リン濃度，Ca×P 積高値は血管石灰化を促進させる事は明らかであるが，最も重要と考えられるのはリンである．実験的には血管平滑筋細胞内リン濃度が上昇すると骨芽細胞への形質転換が惹起され中膜石灰化が起きる．この現象は Ca 濃度の上昇によっても惹起されるが，リンの存在下で飛躍的に悪化する[11]．臨床的にも血清リン濃度は冠状動脈石灰化指数（CACS）と相関する．したがって CKD-MBD ガイドラインに従い，早期から，リン，カルシウム，PTH を適切に管理する事が重要である．リン吸着薬に関しては，透析導入 90 日以内に何らかのリン吸着薬を投与した患者では生命予後が良く，血清リン濃度正常範囲の患者においても，リン吸着薬投与が有意に生命予後を改善させたと報告されている．少なくとも高 Ca 血症は避けるべきであり，別の研究ではリン吸着薬の種類は，セベラマーが有意に CACS[12]，死亡率を改善させていた．Calcimimetics に関しては，EVOLVE 試験サブ解析で，Cinacalcet 投与により CVD イベントリスクが有意に低下しており，別の報告で Cinacalcet 投与後に FGF23 が低下した患者では CVD イベント・総死亡リスクが低下した[13]と報告されている．

スタチンに関しては，少なくともメンケベルグ型動脈硬化に対する有効性のエビデンスはなく，効果は保存期 CKD に限定される．

b. 心肥大・心不全への介入

透析導入時評価による冠動脈病変合併率を年代別に検討した報告では，導入期患者の冠動脈病変の有病率は減少しており，ESA 使用および RAS 阻害薬は CKD 患者の冠動脈病変の改善に一定の効果を認めている[14]．高血圧は心肥大増悪因子であるが，透析患者において血圧と生命予後に U 字現象がみられ，収縮期血圧 180/ 以上，110/ 以下では，140 ～ 149/ の患者に比して心血管死亡

は 2.8 倍, 2.0 倍増加すると報告されている. 降圧目標設定に関しては透析患者でのエビデンスに乏しいが, JSDT 血液透析患者における心血管合併症の評価と治療に関するガイドラインに沿った降圧目標（透析前血圧 140/90 未満）を目安に, 患者の状況に合わせて管理する. 心筋肥大は心筋リモデリングの結果であり, 適切なドライウエイト設定に基づく確実な降圧に加え, 透析期においても心筋保護作用を考慮して RAS 阻害薬が選択肢となろう. β 遮断薬に関して現時点でCKD におけるエビデンスはない.

c. 貧血への介入

終末保存期の貧血管理が導入時の心血管系予後に及ぼす影響に関する報告によると, 透析開始6 カ月前までの ESA 不使用による透析開始 1 年後の CVDevent 発生の OR は 2.66 と有意に高かった[15].

CKD 透析導入期ヘモグロビン値が 9.0g/dL 以下になると, 有意に CTR>50％の割合が増加し, 透析導入時の CTR は導入 2 年後の生命予後を予測すると報告されている[16].

ESA 抵抗性は生命予後不良と相関するが, Hb 値にかかわらず EPO 使用量が多いと CVD リスクが増加する[17]. 動物において EPO 反復投与により FGF23 が誘導される事が報告されており[18], 適切な貧血改善を伴う適量の ESA 投与量が求められる. 鉄欠乏が FGF23 の転写を促進し[19], クエン酸鉄投与で鉄欠乏が改善されると FGF23 が著明に低下する事[20] も報告されており, JSDT 腎性貧血ガイドラインに則った治療を行う事が, CKD 患者の心肥大・心不全を予防する上でも妥当であろう.

■参考文献

1) Kono K, Fujii H, Nakai K, et al. Composition and plaque patterns of coronary culprit lesions and clinical characteristics of patients with chronic kidney disease. Kidney Int. 2012; 82: 344-51.
2) Bae EH, Lim SY, Cho KH, et al. GFR and cardiovascular outcomes after acute myocardial infarction: results from the Korea Acute Myocardial Infarction Registry. Am J Kidney Dis. 2012; 59: 795-802.
3) Saaby L, Poulsen TS, Hosbond S, et al. Classification of myocardial infarction: frequency and features of type 2 myocardial infarction. Am J Med. 2013; 126: 789-97.
4) Herzog CA, Littrell K, Arko C, et al. Clinical characteristics of dialysis patients with acute myocardial infarction in the United States: a collaborative project of the United States Renal Data System and the National Registry of Myocardial Infarction. Circulation. 2007; 116: 1465-72.
5) Shroff GR, Li S, Herzog CA. Trends in Mortality Following Acute Myocardial Infarction Among Dialysis Patients in the United States Over 15 Years. J Am Heart Assoc. 2015; 4: e002460.
6) Caliskan Y, Demirturk M, Ozkok A, et al. Coronary artery calcification and coronary flow velocity in haemodialysis patients. Nephrol Dial Transplant. 2010; 25: 2685-90.
7) Chang JM, Chen SC, Huang JC, et al. Anemia and left ventricular hypertrophy with renal function decline and cardiovascular events in chronic kidney disease. Am J Med Sci. 2014; 347: 183-9.
8) Scialla JJ, Xie H, Rahman M, Anderson AH, et al. Chronic Renal Insufficiency Cohort（CRIC）Study Investigators. Fibroblast growth factor-23 and cardiovascular events in CKD. J Am Soc Nephrol. 2014; 25: 349-60.
9) Faul C, Amaral AP, Oskouei B, et al. FGF23 induces left ventricular hypertrophy. J Clin Invest. 2011; 121: 4393-408.
10) Grabner A, Amaral AP, Schramm K, et al. Activation of cardiac fibroblast growth factor receptor 4 causes left ventricular hypertrophy. Cell Metab. 2015; 22: 1020-32.
11) Jono S, McKee MD, Murry CE, et al. Phosphate regulation of vascular smooth muscle cell calcification. Circ Res. 2000; 87: E10-7.
12) Kakuta T, Tanaka R, Hyodo T, et al. Effect of sevelamer and calcium-based phosphate binders on coronary artery calcification and accumulation of circulating advanced glycation end products in hemodialysis patients. Am J Kidney Dis. 2011; 57: 422-31.
13) Moe SM, Chertow GM, Parfrey PS, et al. Evaluation of Cinacalcet HCl Therapy to Lower Cardiovascular Events（EVOLVE）Trial Investigators. Cinacalcet, Fibroblast Growth Factor-23, and Cardiovascular Disease in Hemodialysis: The Evaluation of Cinacalcet HCl Therapy to Lower Cardiovascular Events（EVOLVE）Trial. Circulation. 2015;

132: 27-39.

14) Iwasaki M, Joki N, Tanaka Y, et al. Declining prevalence of coronary artery disease in incident dialysis patients over the past two decades. J Atheroscler Thromb. 2014; 21: 593-604.

15) Nishimura M, Watanabe K, Kitamura Y, et al. Possible inhibitory effect of erythropoiesis-stimulating agents at the predialysis stage on early-phase coronary events after hemodialysis Initiation. Cardiorenal Med. 2016; 7: 21-30.

16) Ito K, Ookawara S, Ueda Y, et al. A higher cardiothoracic ratio is associated with 2-year mortality after hemodialysis initiation. Nephron Extra. 2015; 5: 100-10.

17) McCullough PA, Barnhart HX, Inrig JK, et al. Cardiovascular toxicity of epoetin-alfa in patients with chronic kidney disease. Am J Nephrol. 2013; 37: 549-58.

18) Coe LM, Madathil SV, Casu C, et al. FGF-23 is a negative regulator of prenatal and postnatal erythropoiesis. J Biol Chem. 2014; 289: 9795-810.

19) David V, Martin A, Isakova T, et al. Inflammation and functional iron deficiency regulate fibroblast growth factor 23 production. Kidney Int. 2016; 89: 135-46.

20) Yokoyama K, Hirakata H, Akiba T, et al. Ferric citrate hydrate for the treatment of hyperphosphatemia in nondialysis-dependent CKD. Clin J Am Soc Nephrol. 2014; 9: 543-52.

〈小俣百世〉

D. 末梢動脈疾患（PAD）・フットケア

①透析患者 PAD の特色

　　末梢動脈疾患（peripheral arterial disease：PAD）は，大動脈・冠動脈以外の動脈に進行性の狭窄・閉塞，瘤状拡張を認める疾患の総称であるが，そのうち閉塞性動脈硬化症（arteriosclerosis obliterans：ASO）が圧倒的に多く，狭義には PAD は ASO を指す．透析患者における PAD は頻度が高い合併症であり，透析導入期の約 20%[1]，透析維持期の 30 〜 40% に PAD の合併が報告されている[2]．透析患者の PAD の特徴として，①膝関節以下の末梢の動脈の狭窄・閉塞を伴い，血管の石灰化が高度なため血管内治療やバイパス手術が難しいことが多い．②血管内治療で狭窄や閉塞を解除しても，再狭窄・再閉塞率が高い．③尿毒症や体液過剰，低栄養，免疫機能の低下などのために創傷治癒が遷延しやすい．などがあげられる．また，PAD を有する透析患者では全身の約 50% に心血管障害を認め，約 20 〜 30% に脳血管障害の合併があると報告されており[3]，PADと診断した場合には他の血管障害の合併についても留意しなければならない．

　　2016 年度診療報酬改定で「透析患者の下肢動脈疾患指導管理加算」が設定され，透析施設において，定期的な生理検査を含めた下肢動脈疾患に関するリスク評価と重症化が疑われる場合に専門医療機関と連携することによって，患者 1 人あたり毎月 100 点の管理加算が算定できるしくみが制定された．そのため，下肢動脈疾患の管理やフットケアに注力する透析施設が増えている．

② PAD の診断

　　PAD は下肢虚血による症状あるいは臨床所見から診断される．症状としては初期には冷感，間欠性跛行がみられ，重症化すると安静時の疼痛がみられ，潰瘍が形成される．症状による重症度分類として Fontaine 分類が広く用いられており，症状と機能検査結果を組み合わせた Rutherford 分類も診断・治療方針の決定に使われている **表 IV-41**．重症下肢虚血（critical limb ischemia：CLI）は，Fontaine 分類Ⅲ，Ⅳ度，Rutherford 分類[4] 4, 5, 6 に相当し，安静時疼痛または潰瘍・壊疽を伴い，血行再建治療なしでは組織の維持時や疼痛の解除が行えない病態をいう．透析患者においては，高齢化により歩行自体が困難な場合や，症状をうまく伝えられない患者も増えており，

表 IV-41　PAD の重症度分類（Fontaine 分類と Rutherford 分類）

Fontaine 分類		Rutherford 分類			
重症度	臨床症状	重症度	細分類	臨床症状	客観的所見
I	無症状	0	0	無症状～有意な閉塞性病変なし	運動負荷試験正常
IIa	軽度の跛行（最大歩行距離 ≧ 200m）	I	1	軽度の間欠性跛行	運動負荷試験完遂可能；負荷後足関節圧が 50mmHg より高いが，安静時より 20mmHg 以上の低下
IIb	中等度～重度の跛行（最大歩行距離＜ 200m）		2	中等度の間欠性跛行	細分類 1 と 3 の間
			3	重度の間欠性跛行	運動負荷試験完遂できない；負荷後足関節圧が 50mmHg 未満
III	虚血性安静時疼痛	II	4	虚血性安静時疼痛	安静時の足関節圧 40mmHg 未満，足趾圧 30mmHg 未満足関節または足背の脈波が測定できない
IV	潰瘍形成または壊疽	III	5	小範囲の組織欠損～足全体の虚血を伴う潰瘍，限局性壊疽	安静時の足関節圧 60mmHg 未満，足趾圧 40mmHg 未満足関節または足背の脈波が測定できない
			6	広範囲の組織欠損～中足骨部より高位に拡大し，足部の機能回復が望めない	

重傷下肢虚血（CLI）

(Rutherford RB, et al. J Vasc Surg. 1997; 26: 517-38[4]) より引用，一部改変)

発見が遅れ CLI に至って発見されることも珍しくない．

　PAD のスクリーニングは足関節上腕血圧比（ankle-brachial pressure index：ABI）検査が一般的であり，検査の簡便さから透析施設で広く普及している．基準値は一般には 0.9 ～ 1.4 とされているが，透析患者では血管石灰化が強いため足関節圧は高く，一般の基準値で評価すると偽陰性となる可能性があるので注意しなければならない．ABI の次に普及しているスクリーニング検査として，足趾上腕血圧比（toe-brachial pressure index：TBI）と皮膚灌流圧（skin perfusion pressure：SPP）検査がある．TBI は足関節以下の虚血の評価が可能である．SPP は，血管石灰化の影響を受けにくいため，微小血管の評価に適しているおり，重症度の評価や肢切断部位の決定や治療効果判定にも用いられる．

　2016 年に新設された「透析患者の下肢動脈疾患指導管理加算」では，ABI 検査 0.7 以下または SPP 検査 40mmHg 以下の患者で PAD が疑われる症例を適切に専門医療機関へ紹介していることが施設基準に含まれている．その他，専門機関においては，経皮酸素分圧（transcutaneous oxygen tension：TcPO$_2$），近赤外分光法（near infrared spectroscopy：NIRS），トレッドミル運動負荷 ABI などの検査を実施している施設もある．さらに，血管病変の形態評価や局在診断には超音波，造影 CT あるいは MR アンギオグラフィー，血管造影検査などの画像検査を用い，後述する血行再建術などの治療方針が判断される．

③予防とフットケア

PADのリスク因子として，原疾患（腎不全・糖尿病），喫煙，高血圧，透析中の血圧変動，慢性炎症，低栄養，酸化ストレス，カルシウム・リン代謝異常，脂質代謝異常，などは動脈硬化進展の一因と考えられる．リスク因子の管理を受けているPAD患者の予後は，受けていない患者より予後が良好であるという報告や[5]，透析患者においては鎌倉分類などの足病変のリスクを評価した上で，多職種でフットケアの介入をすることで潰瘍形成や下肢切断のイベント減少につながったという報告もあり[6]，リスク因子を管理していくことが予後の観点からも重要と考えられる．それには医師のみならず，看護師，臨床工学技士，栄養士など多職種で連携しチームとしてフットケアに取り組むことが望まれる．

透析患者の高齢化にともない，患者自身で足を観察することが難しい症例が増えており，透析室でのフットケア・フットチェックの重要性が増している．透析患者に多く見られる足病変として，虚血によるチアノーゼや潰瘍，爪白癬，肥厚爪・陥入爪（巻き爪），足趾間の皮膚白癬，鶏眼，胼胝，角化症・亀裂，足の変形などがあげられる．PADを有する症例のフットチェックおいては，虚血と感染の有無を評価することが特に重要である．軽微な創であっても，透析患者においては創傷治癒の遷延により蜂窩織炎などの感染が重症化し下肢切断に至るケースもあり，重症化が予想された場合は専門科・専門機関へ速やかに紹介することが重要である．また，傷ができた場合は速やかにスタッフに申し出るよう，日頃から患者さんに教育しておくことも大切である．

④治療

Non-CLI（Fontaine 分類 1～2 度）では薬物治療や運動療法が第一選択となり，CLI（Fontaine 分類 3～4 度）では血行再建治療が必須となる．

a. 薬物治療

薬物治療のうち，エビデンスがあり広く使われているのがシロスタゾールである．SPPの改善，歩行距離の改善に加えステント治療後再狭窄予防にも有効性が報告されている[7]．ただし，シロスタゾールは心拍数増加作用を有するため，心仕事量の増加や発作性心房細動のリスクになる．頻脈性不整脈，虚血性心疾患，弁膜症などの心疾患を有する患者においては，投与を慎重に判断しなければならない．次に用いられている薬物治療としてプロスタグランジン I_2 アナログ，サルポグレラートがあり，シロスタゾールと同等のSPP改善効果が示されている[8,9]．また冠動脈疾患合併例ではアスピリン，クロピドグレルなどの抗血小板薬が推奨されている[10]．

b. 運動療法

運動療法については，跛行症状を有するPAD合併透析患者で，跛行出現距離や最大歩行速度が改善されたという報告や[11]，運動習慣がある患者はない患者に比べて生命予後がよいという報告もあり[12]，禁忌のない限りPADの発症や重症化予防に有効と考えられ，積極的に奨めるべきである．禁忌としては，CLI，不安定狭心症，有症状のうっ血性心不全，大動脈弁狭窄症，重症の慢性閉塞性肺疾患（chronic obstructive pulmonary disease：COPD），コントロール不良の重症糖尿病などがあげられる．週3回以上，1回30分以上の運動が理想であるが，週3回の透析療法に加えて行うのは現実的には困難なケースも多い．2018年に腎臓リハビリテーションガイドラインが発行され，透析中のセラバンドを用いたレジスタンストレーニングやエルゴメーターを用いた有酸素運動などが推奨されており，透析治療中の運動療法に取り組んでいる施設も増えている[13]．

c. 血行再建治療

　血行再建治療には血管内治療（endovascular therapy：EVT）と外科的血行再建術がある．総大腿動脈領域においては内膜摘除術などの外科的血行再建術が第一選択となり，腸骨動脈以遠で10cm未満の限局した病変には血管内治療が第一選択となる．血管内治療では十分な効果が得られない場合や，長区域閉塞病変や複雑病変には外科的バイパス術（surgical bypass grafting：SBG）が考慮される．血管内治療は外科的血行再建術に比べ侵襲が低いが，膝下病変においては特に再狭窄率が高いという課題がある[14]．血管内治療における再狭窄については薬剤溶出ステントなどのデバイスの開発により開存期間の延長が期待されている[15]．血管内治療と外科的治療の選択については，生命予後や下肢切断には差がないという報告がある一方で[16]，外科的血行再建術症例は術後30日以内の心血管イベントによる死亡率が高いという報告もある[17]．いずれの治療においても下肢の切断回避生存率は十分とはいえず，専門家により病変や患者背景などを総合的に勘案した上で，治療選択の判断が必要とされる．

d. その他の治療

　血行再建術のみで虚血症状の改善が望めない場合，LDLアフェレーシスが有効という報告がある．LDLアフェレーシスはLDL低下効果以外に，血管拡張作用，レオロジーの改善，抗炎症作用の報告があり，微小循環の改善が期待される[18]．脂質代謝異常を伴うPAD患者で他の薬物治療や外科的治療が困難な症例に対して，3カ月間に限り10回を限度として保険適応がある．その他に，局所酸素分圧の改善を目的とした高気圧酸素治療（hyperbaric oxygen therapy：HBOT）がある．設備を備えている施設に限りはあるが，重症感染症や骨髄炎に効果が期待されている．

　創の処置に関しては，血流が確保されている場合は，創傷治癒を促す目的で外用薬や被覆剤による湿潤環境が推奨される．感染創や血流が確保できない創に関しては乾燥させて感染拡大を予防する選択肢や，局所陰圧閉鎖療法などの創傷被覆材を用いる場合もある．

　壊死・感染創に対しては抗菌薬投与や外科的デブリドマンを行う．生物学的デブリドマンとして蛆虫を用いたマゴットセラピーが試みられている施設もあり，壊死・感染組織の除去のほかに皮膚の再生を促進するという報告もある（保険適応外）[19]．

　残念ながら，下肢血流改善が望まれず感染や疼痛のコントロールができず壊疽に至る症例においては下肢切断が考慮される．切断部位の決定にはSPPやTcPO$_2$により血流を評価した上で，整形外科医と連携し慎重な判断が必要とされる．

おわりに

　透析患者のPADの対策は，早期発見と予防が重要である．下肢切断例の生命予後はきわめて不良であり1年生存率56%，5年生存率15%と報告されている[20]．適切なタイミングで専門医療機関へ紹介し治療に繋げることで，下肢切断を回避し生命予後の改善が期待される．それには日頃より多職種の透析室スタッフが連携し，フットケアに取り組むことが重要である．

■参考文献

1) 石岡邦啓, 本田謙次郎, 岡真知子, 他. 透析導入期における下肢末梢動脈疾患（PAD）合併頻度の検討. 透析会誌. 2009; 42（suppl）: 525.

2) Okamoto K, Oka M, Maesato K, et al. Peripheral arterial occlusive disease is more prevalent in patients with hemodialysis: comparison with the findings of multi-detector-row computed tomography. Am J Kidney Dis. 2006; 48: 269-76.

3) Ohtake T, Oka M, Ikee R, et al. Impact of lower limbs' arterial calcification on the prevalence and severity of PAD in patients on hemodialysis. J Vasc Surg. 2011; 53: 676-83.

4) Rutherford RB, Baker JD, Ernst C, et al. Recommended standards for reports dealing with lower extremity ischemia: revised version. J Vasc Surg. 1997; 26: 517-38.

5) Cacoub PP, Abola MT, Baumgartner I. Cardiovascular risk factor control and outcomes in peripheral artery disease patients in the Reduction of Atherothrombosis for Continued Health（REACH）Registry. Atherosclerosis. 2009; 204: e86-e92.

6) 愛甲美穂, 日高寿美, 石岡邦啓, 他. 透析患者における末梢動脈疾患—リスク分類（鎌倉分類）を用いたフットケア介入による重症下肢虚血進展防止に対する有用性—. 透析会誌. 2016; 49: 219-24.

7) Ishii H, Kumada Y, Toriyama T, et al. Cilostazol improves long-term patency after percutaneous transluminal angioplasty in hemodialysis patients with peripheral artery disease. J Am Soc Nephrol. 2008; 3: 1034-40.

8) Ohtake T, Sato M, Nakazawa R, et al. Randomized pilot trial between prostaglandin I2 analog and anti-platelet drugs on peripheral arterial disease in hemodialysis patients. Ther Apher Dial. 2014; 18: 1-8.

9) Hidaka S, Kobayashi S, Iwagami M, et al. Sarpogrelate hydrochloride, a selective 5-HT（2A）receptor antagonist, improves skin perfusion pressure of the lower extremities in hemodialysis patients with peripheral arterial disease. Ren Fail. 2013; 35: 43-8.

10) Norgren L, Hiatt WR, Dormandy JA, et al. Inter-Society Consensus for the Management of Peripheral Arterial Disease（TASC II）. J Vasc Surg. 2007; 45（Suppl S）: S5-67.

11) Fabbian F, Manfredini F, Malagoni AM, et al. Exercise training in peripheral vascular arterial disease in hemodialysis patients: A case report and review. J Nephrol. 2006; 19: 144-9.

12) Matsuzawa R, Matsunaga A, Wang G, et al. Habitual physical activity measured by accelerometer and survival in maintenance hemodialysis patients. Clin J Am Soc Nephrol. 2012; 7: 2010-6.

13) 日本腎臓リハビリテーション学会. 腎臓リハビリテーションガイドライン. 東京: 南江堂; 2018. p.41-5.

14) Iida O, Soga Y, Kawasaki D, et al. Angiographic restenosis and its clinical impact after infrapopliteal angioplasty. Eur J Vasc Endvasc Surg. 2012; 44: 425-31.

15) William AG, Koen K, Soga Y, et al. A polymer-coated, paclitaxel-eluting stent（Eluvia）versus a polymer-free, paclitaxel-coated stent（Zilver PTX）for endovascular femoropopliteal intervention（IMPERIAL）: a randomised, non-inferiority trial. Lancet. 2018; 392: 1541-51.

16) Shiraki T, Iida O, Takahara M, et al. Comparison of clinical outcomes after surgical and endovascular revascularization in hemodialysis patients with critical limb ischemia. J Atheroscler Thromb. 2017; 24: 621-9.

17) Georgopoulos S, Filis K, Vourliotakis G, et al. Lower extremity bypass procedures in diabetic patients with end-stage renal disease: is it worthwhile? Nephron Clin Pract. 2005; 99: 37-41.

18) 佐藤元美, 松本芳博, 依馬弘忠, 他. 末梢動脈疾患を有する透析患者における LDL アフェレシスの長期成績. 日本アフェレシス学会誌. 2003; 22, 51-6.

19) Sun X, Jiang K, Chen J, et al. A systematic review of maggot debridement therapy for chronically infected wounds and ulcers. Int J Infect Dis. 2014; 25: 32-7.

20) Serizawa F, Sasaki S, Fujishima S, et al. Mortality rates and walking ability transition after lower limb major amputation in hemodialysis patients. J Vasc Surg. 2016; 64, 1018-25.

〈菅野靖司　角田隆俊〉

IV-B-8. 超高齢社会での血液透析療法

A. サルコペニア・フレイルを防ぐために：栄養管理と運動指導

　超高齢社会を反映して，高齢の透析患者の割合が増加している．超高齢社会では，サルコペニア・フレイルが大きな問題となっており，血液透析患者でも例外ではない．
　サルコペニアやフレイルは，認知症や転倒・疾病による機能障害に陥って介護が必要になる「直前の段階と正常との中間の」心身状態を示す疾病概念である．CKD患者ではサルコペニアやフレイルの割合が高く，病状の進行や日常生活動作（activity of daily living：ADL）の低下，死亡率の増加にもつながっており，大きな社会問題となってきている．本稿では，CKD患者におけるサルコペニア・フレイルの実態とその対策について概説する．

① CKD患者におけるサルコペニア，フレイル

　サルコペニアは，1989年にRosenbergが加齢に伴い骨格筋量の減少が起こることの重要性に着目して提唱した概念である[1]．Asian Working Group for Sarcopenia（AWGS）では，①筋肉量減少（dual energy X-ray absorption（DXA）を用いて測定した場合は，skeletal muscle mass index（SMI）が男性7.0kg/m^{2}未満，女性5.4kg/m^{2}未満，bioelectrical impedance analysis（BIA）を用いた場合は，男性7.0kg/m^{2}未満，女性5.7kg/m^{2}未満），②筋力低下（握力で男性26kg未満，女性18kg未満），③身体機能の低下（歩行速度0.8m/sec未満）のうち，①ならびに②または③があればサルコペニアと診断する[2]．

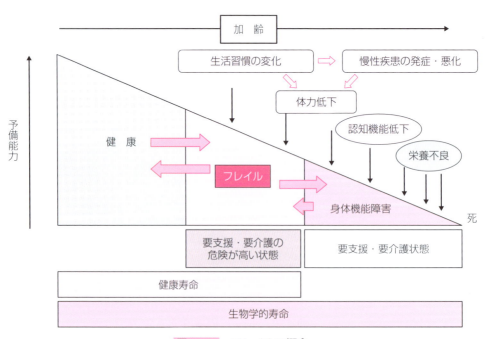

図 IV-64　フレイルの概念

（上月正博．透析ケア．2017; 23: 465-8[3]より）

フレイルは，もともと欧米で使用されていた frailty が日本語で「虚弱」「衰弱」などと訳されていたものを，日本老年医学会が「フレイル」と呼ぶことを提唱したものである 図IV-64 [3]．Fried らは身体的 frailty の定義として，①体重減少（半年間で意図しない 2～3kg の体重減少），②疲労感（この 2 週間にわけもなく疲れた感じがある），③活動量の低下（散歩などの運動を週 1 回以上していない），④歩行速度の遅延（以前に比べて歩く速度が遅くなってきたと思う），⑤筋力低下（握力で男性 26kg 未満，女性 18kg 未満）の 5 項目のうち 3 項目以上当てはまればフレイル，

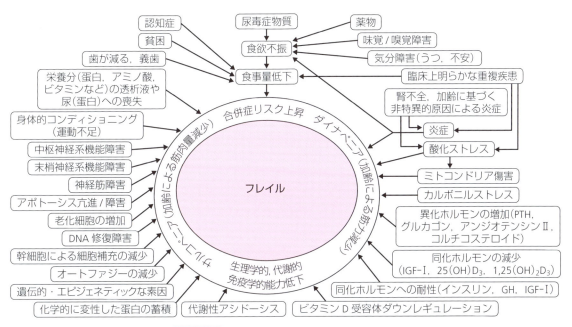

図 IV-65 CKD 患者におけるフレイルの原因
(Fahal IH. Nephrol Dial Transplant. 2014; 29: 1655-65[7] を一部改変)

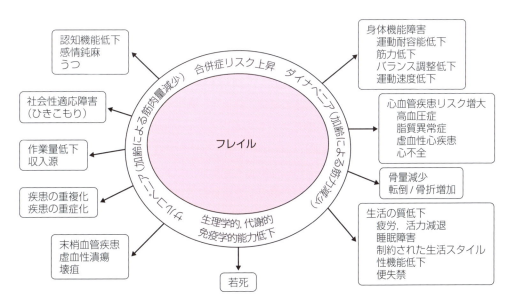

図 IV-66 CKD 患者におけるフレイルがもたらす結果
(Fahal IH. Nephrol Dial Transplant. 2014; 29: 1655-65[7] を一部改変)

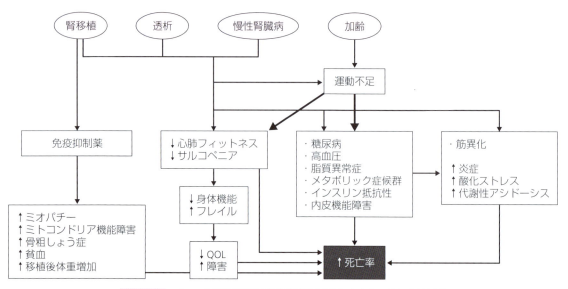

図 IV-67 CKD と重複障害が運動不足や死亡率上昇に及ぼす影響
(Zelle DM, et al. Nat Rev Nephrol. 2017; 13: 152-68[8]) より)

1〜2項目ならプレフレイルとした[4]．CKD 患者におけるフレイルは，透析，入院，死亡のそれぞれ独立した危険因子である[5]．また，eGFR が低いほどサルコペニアやフレイルの割合が多くなる[6,7]．

　CKD 患者の食思不振や食事制限による栄養摂取不足はサルコペニア・フレイルの大きな要因である．しかし，尿毒症，全身性の炎症，糖尿病や心血管病などの併存疾患，代謝性アシドーシスやインスリン抵抗性などの代謝・内分泌的異常もサルコペニア・フレイルの発症に関与している[7]．さらに，透析患者では，透析による栄養素の喪失（アミノ酸や蛋白質の透析液中への流出）や透析治療に関連した因子（透析液中のエンドトキシンや透析膜の生体適合性など）も加わり，サルコペニア・フレイルを非常にきたしやすい 図 IV-65 [7]．サルコペニア・フレイルは感染症，心血管疾患，虚弱や抑うつなどを引き起こし，さらにこれらの合併症がサルコペニア・フレイルを増悪させる要因となる 図 IV-66 [7]．

　CKD やその重複障害は運動不足や死亡率上昇に影響を及ぼす[8]．運動不足はフィットネスの低下やサルコペニア・フレイルを引き起こし，病状の進行，日常生活動作（ADL）の低下，死亡率の増加にもつながる．さらに，運動不足は，高血圧，糖尿病，脂質異常症，血管内皮機能の異常を助長し，直接あるいは炎症や酸化ストレスなどを介して間接的にも死亡率を高める 図 IV-67 [8]．CKD 保存期患者では，CKD の進行に伴って心血管疾患の発症率は加速的に高まり，末期腎不全に至るよりも心血管系の合併症で死亡する患者が多い[9]．

　運動耐容能の低い透析患者や運動習慣のない透析患者の生命予後は悪く，透析患者にとっての運動不足は，低栄養や左室肥大と同程度の生命予後短縮の要因となっている[10]．保存期 CKD 患者でも，歩行速度が遅く，6 分間歩行距離が短く，握力の小さい患者などでは死亡率が高い[11]．

②腎臓リハビリテーション

　腎臓リハビリテーションは，腎疾患や透析医療に基づく身体的・精神的影響を軽減させ，症状を調整し，生命予後を改善し，心理社会的ならびに職業的な状況を改善することを目的として，

表 IV-42　透析患者における運動療法の効果

1. 最大酸素摂取量の増加
2. 左心室収縮能の亢進（安静時・運動時）
3. 心臓副交感神経系の活性化
4. 心臓交感神経過緊張の改善
5. PEW (protein energy wasting) の改善
6. 貧血の改善
7. 睡眠の質の改善
8. 不安・うつ・QOL の改善
9. ADL の改善
10. 前腕静脈サイズの増加（特に等張性運動による）
11. 透析効率の改善
12. 死亡率の低下

（上月正博, 編著. 腎臓リハビリテーション. 第2版. 東京: 医歯薬出版; 2018[12] を改変）

運動療法，食事療法と水分管理，薬物療法，教育，精神・心理的サポートなどを行う，長期にわたる包括的なプログラムである[12]．腎臓リハビリテーションの中核である運動療法は，透析患者に対して運動耐容能改善，PEW 改善，蛋白質異化抑制，QOL 改善などをもたらすことが明らかにされている **表 IV-42**[12]．サルコペニア・フレイル予防・治療のターゲット臓器とゴールは骨格筋とその機能維持であり，骨格筋量，筋力，身体機能は栄養素としては蛋白質摂取量に強い関連があるため，蛋白質の重要性が注目される．

a. 栄養管理

　栄養管理は腎臓リハビリテーションの基本的構成要素であり，重要な役割を担っている．保存期 CKD 患者では腎機能低下予防としての蛋白質摂取制限があり，これがサルコペニア・フレイルを招きやすい理由の一つになっている．低栄養が存在すると，サルコペニアにつながり，活力低下，筋力低下・身体機能低下を誘導し，活動度，消費エネルギー量の減少，食欲低下をもたらし，さらに栄養不良状態を促進させるというフレイル・サイクルが構築される．

　基本的に十分なエネルギー摂取量確保が不可欠である．良質な蛋白質・アミノ酸（ロイシンなどの必須アミノ酸），ビタミン D，カルシウムなどの摂取が重要である．エネルギーが不足すると，身体中の蛋白質が分解されエネルギー源になり（異化作用），体内の尿素窒素が増えるため，蛋白質を多く食べたことと同じ状態になり，保存期 CKD 患者では蛋白質を制限する意味がなくなってしまう．蛋白調整ごはん・パン・もち，でんぷん加工製品など，治療用特殊食品も市販されているので，積極的に利用する．

　一方で，CKD 患者では，栄養治療として工夫された食事を摂取しても，摂取した蛋白質やアミノ酸は筋蛋白の合成には利用されにくい．筋蛋白合成の最大の刺激因子は運動であり，これがなければ筋蛋白としてではなく体脂肪として蓄積され，窒素は尿素に分解されてしまう．CKD 患者に栄養治療を行う際には，適切な運動量を確保することがきわめて重要である．

b. 運動療法

❶透析患者に対する運動療法

　透析患者に対する運動療法の標準的なメニューは，原則として，非透析日に週3〜5回，1回に 20〜60 分の歩行やエルゴメータなどの中強度あるいは Borg スケール 11（楽である）〜13（ややきつい）での有酸素運動が中心となる．通常は運動施設か自宅で行う．また，運動前後のスト

表 IV-43　CKD 患者に推奨される運動処方

	有酸素運動 (Aerobic exercise)	レジスタンス運動 (Resistance exercise)	柔軟体操 (Flexibility exercise)
頻度 (Frequency)	3 〜 5 日 / 週	2 〜 3 日 / 週	2 〜 3 日 / 週
強度 (Intensity)	中等度強度の有酸素運動［酸素摂取予備能の 40 〜 59 ％，ボルグ指数 (RPE) 6 〜 20 点 (15 点法) の 12 〜 13 点］	1-RM の 65 〜 75 ％［1-RM を行うことは勧められず，3-RM 以上のテストで 1-RM を推定すること］	抵抗を感じたりややきつく感じるところまで伸長する
時間 (Time)	持続的な有酸素運動で 20 〜 60 分 / 日，しかしこの時間が耐えられないのであれば，3 〜 5 分間の間欠的運動曝露で計 20 〜 60 分 / 日	10 〜 15 回反復で 1 セット．患者の耐容能と時間に応じて，何セット行ってもよい．大筋群を動かすための 8 〜 10 種類の異なる運動を選ぶ	関節ごとに 60 秒の静止 (10 〜 30 秒はストレッチ)
種類 (Type)	ウォーキング，サイクリング，水泳のような持続的なリズミカルな有酸素運動	マシーン，フリーウエイト，バンドを使用する	静的筋運動

RPE : rating of perceived exertion (自覚的運動強度), 1-RM : 1 repetition maximum (最大 1 回反復重量).

運動に際しての特別な配慮

1) 血液透析を受けている患者
   ・運動は非透析日に行うのが理想的である
   ・運動を透析直後に行うと，低血圧のリスクが増えるかもしれない
   ・心拍数は運動強度の指標としての信頼性は低いので，RPE を重視する．RPE を軽度 (9 〜 11) から中等度 (12 〜 13) になるようにめざす
   ・患者の動静脈シャントに直接体重をかけない限りは，動静脈接合部のある腕で運動を行ってよい
   ・血圧測定は動静脈シャントのない側で行う
   ・運動を透析中に行う場合は，低血圧を防止するために，透析の前半で行うべきである
   ・透析中の運動としては，ペダリングやステッピングのような運動を行う．
   ・透析中には動静脈接合部のある腕の運動は避ける．
2) 腹膜透析を受けている患者
   ・持続的携帯型腹膜透析中の患者は，腹腔内に透析液があるうちに運動を試みてもよいが，不快な場合には，運動前に透析液を除去して行うことが勧められる
3) 腎移植を受けている患者
   ・拒絶反応の期間中は，運動自体は継続して実施してよいが，運動の強度は軽くする

(American College of Sports Medicine, 編. ACSM's Guidelines for Exercise Testing and Prescription. 10th Edition, 2017[13] より)

レッチング，関節可動域維持訓練，低強度の筋力増強訓練（レジスタンストレーニング）を追加することが望ましい 表 IV-43 [13]．

　最近は，透析の最中に下肢エルゴメータなどの運動療法を行う施設も増加してきた．透析中に運動療法を行う場合は，低血圧反応を避けるために，その運動は治療の前半中に試みられるべきである[13]．また，週 3 回の透析の際に運動療法を行ってしまうことで，透析以外の時間帯に改めて長い運動時間を設定しなくてよい．

❷ CKD 保存期患者に対する運動療法

　腎不全患者の運動処方の考え方としては，透析患者の場合と同様である 表 IV-43 [13, 14]．筋力増強運動も健康のために重要である[13]．CKD 保存期患者が運動療法を行うことで腎機能 (eGFR) が改善すること[15, 16]，運動療法としての歩行が 10 年間の全死亡リスクを 33 ％，透析などの腎代替療法移行率を 22 ％低下させ，週当たり運動実施回数が多いほどそれらのリスクをより低下させ

表 IV-44　糖尿病性腎症生活指導基準における運動の考え方

病期		運動			
		2012-2013	2014-2015	2016-2017	2018-2019
第1期（腎症前期）		■原則として糖尿病の運動療法を行う	■原則として糖尿病の運動療法を行う	■原則として糖尿病の運動療法を行う	■原則として糖尿病の運動療法を行う
第2期（早期腎症期）		■原則として糖尿病の運動療法を行う	■原則として糖尿病の運動療法を行う	■原則として糖尿病の運動療法を行う	■原則として糖尿病の運動療法を行う
第3期（顕性腎症期）	第3期A（顕性腎症前期）	■原則として運動可 ■ただし病態により，その程度を調節する ■過激な運動は不可	■原則として運動可 ■ただし病態により，その程度を調節する ■過激な運動は不可	■原則として運動可 ■ただし病態により，その程度を調節する ■過激な運動は避ける	■原則として運動可 ■ただし病態により，その程度を調節する
	第3期B（顕性腎症後期）	■運動制限 ■体力を維持する程度の運動は可			
第4期（腎不全期）		■運動制限 ■散歩やラジオ体操は可	■運動制限 ■散歩やラジオ体操は可 ■体力を維持する程度の運動は可	■体力を維持する程度の運動は可	■原則として運動可 ■ただし病態により，その程度を調節する
第5期（透析療法期）		■原則として軽運動 ■過激な運動は不可	■原則として軽運動 ■過激な運動は不可	■原則として軽運動 ■過激な運動は不可	■原則として運動可 ■ただし病態により，その程度を調節する

(日本糖尿病学会編. 糖尿病治療ガイド 2018-2019, 東京: 文光堂; 2018[18] を改変)

ることが報告されている[17].

　糖尿病治療ガイド 2012-2013 から 2018-2019 にある糖尿病性腎症生活指導基準の運動の項を**表 IV-44** にまとめた[18]. この数年の間に第3期, 第4期の運動から「制限」の文字がなくなり, むしろ運動を「推奨」する方向に変化してきたことが明らかである. もちろん, CKD 患者の運動能力は個人差が大きいため, 具体的な運動の実施は個々の身体機能を考慮したうえで設定すべきである. 極度に激しい運動は腎機能の悪化を招く可能性があり, 特に腎機能が重度低下している患者やネフローゼ症候群などの蛋白尿が多い患者には不適当であるとされる.

③世界初の診療報酬化に成功

　日本腎臓リハビリテーション学会は腎臓リハビリテーションに関する世界初の学術団体である. 腎臓リハビリテーションに関しては, わが国が世界に先駆けて対処・解決する役割が期待されている.

　診療報酬に関して, 日本腎臓リハビリテーション学会が中心になって要求してきた「慢性腎臓病運動療法料」は保存期糖尿病性腎症の患者のみならず, CKD 保存期患者一般や透析患者をも

IV

血液透析療法の理論と実際

表 IV-45　患者の運動療法・食事療法の継続に役立つことばの例

▼ファースト，ムービング（出典不詳）
First Moving，まず取り掛かりなさい．という意味だ．千里の道も一歩より．夢も，運動も同じである．どんなに大きな事業でも語るだけでは永遠に実現しない．身近なことを少しずつ頑張っていくことからはじまる．あまりあれこれ考えずに，まず一歩を踏み出して始めよう．
これを3日でやめずに7日続けよう．そうすればもはや習慣になり，行うのも苦にならなくなるし，うまく事が運んできているので意欲が増している．さらに努力を重ねていけば成功はもう目の前だ．

▼人生，頑張っても結果に繋がらないことの方が多いが，ダイエットは頑張った分100％結果に繋がるんだから，こんなに面白いもんないだろ．（ビートたけし）
確かに，受験勉強，就職活動，仕事などではやったぶんだけ結果がでるとは限らないが，ダイエットに関しては頑張れば頑張った分だけ，自分の体に成果となって現れてくる．こんなに単純で成果が目に見えるものは他にない．とにかくもうちょっとだけ頑張ろう．もうちょっとなら頑張ってみようかなと思えるだろう．もうちょっとが何回か続くうちに，自分が思っていたよりも長い時間続けられていることが多くある．

（上月正博．名医の身心ことばセラピー．東京: さくら舎; 2017[22] より一部引用）

含む出来高であったが，平成28年度診療報酬改定では，糖尿病性腎症の患者が重症化し，透析導入となることを防ぐため，進行した糖尿病性腎症の患者に対する質の高い運動指導を評価するために新たに腎不全期患者指導加算（月1回　100点）が設定され，さらに，2018年度の診療報酬改定では，「高度腎機能障害患者指導加算」として eGFR 45mL/min/1.73m² 未満まで対象が拡大された[19]．腎臓リハビリテーションの運動療法に関する保険収載は世界初である．今後も透析患者の運動療法・リハビリテーション料の収載を粘り強く行っていく．

④世界初の腎臓リハビリテーションガイドラインと腎臓リハビリテーション指導士制度

具体的な運動内容，禁忌，中止基準などに関しては，世界初の「腎臓リハビリテーションガイドライン」2018年版などを参考にされたい[20]．本ガイドラインは，英文化するとともに，今後も大規模臨床試験，疫学研究の成績に基づいて改訂する予定でおり，運動療法に携わる多くの方々に活用されることを願っている．また，世界初の腎臓リハビリテーション指導士に関しては第1回の試験を2019年3月に行い365名の指導士が誕生した．

⑤運動療法や栄養療法を継続する秘訣

CKD患者は高齢の場合が多く，長年の人生から得た生活習慣に執着し，新たな指導になじめない場合も少なくない．運動療法や栄養療法に関わるスタッフは，患者の価値観や認識，患者の望む生活を把握しながら，運動療法や栄養療法を行うこと，すなわち，コンコーダンス重視が求められる．患者のコンコーダンスを高めるための手順・方法として，筆者はAIDE-SP2を提唱している[21]．そのうちでも筆者が特に強調したいのはP2，すなわち，Passion & Praise（熱意と賞賛）である．運動療法や栄養療法の関係者の熱意の関与がきわめて重要であり，さらに，患者が達成・継続できた場合きちんと賞賛することを忘れてはならない．Passion & Praise をどのように伝えたらわからないと思う読者もいるかもしれない．筆者はそのための殺し文句も考えた．**表IV-45** にその一部を示す[22]．

おわりに

運動不足はCKD患者の腎障害を悪化させるのみならず，生命予後を悪化させる「疾患」とみ

なさなければならない．「運動制限から運動療法へ」という 180°の転換を果たしたこの領域に，サルコペニア・フレイルの予防・改善，生命予後改善，透析導入予防などの役割という大きな役割が期待されている．2011 年に職種を超えた学術団体である日本腎臓リハビリテーション学会が設立され，学術集会も充実し，Nature Review にも紹介されている[8]．今後の腎臓リハの普及・発展を願うとともに，関係者の積極的な参加を期待する．

B. 認知症を防ぐための方策

認知症とは，生後いったん正常に発達した種々の精神機能が，慢性的に減退・消失することで，日常生活・社会生活が営めなくなる疾患である．厚生労働省は認知症の患者が 2025 年には 700万人になると予想している[23]．2025 年には，じつに 65 歳以上の 5 人に 1 人が認知症になると推定されている[23]．超高齢社会を反映して，高齢の透析患者の割合が増加しており，血液透析患者でも認知症は大きな問題となっている．本稿では，認知症の実態とその対策について概説する．

① CKD 患者における認知症

CKD における認知機能障害に関与する因子としてはさまざまな因子が指摘されている．古典的因子として性別，加齢，人種，糖尿病，高血圧，心血管合併症，学歴など，非古典的因子としてアルブミン尿，eGFR，貧血，高ホモシステイン血症，低栄養・炎症，尿毒症物質，ビタミンD など，また，透析関連因子として透析法や限外濾過などの関与が考えられている[24]

透析患者での認知機能障害は以前から指摘されていたが，CKD 保存期患者においても高頻度に認知機能障害が存在することが明らかになった．米国人を対象としたコホート研究では，CKD患者の認知機能障害のリスクは 23％上昇し，推定糸球体濾過量（eGFR）が $10mL/min/1.73m^2$ 低下するごとに認知機能障害の発症リスクが 11％上昇する[25]．また，アルブミン尿も認知機能障害と相関があり，尿中アルブミン・クレアチニン比（UACR）10mg/gCre 以下の群と比較すると，30～ 300mg/gCre 群で 31％，300mg/gCre 以上群で 57％認知機能障害リスクが上昇することが報告されている[26]．

② 認知症の予防

加齢は，心血管疾患，血管障害，アルツハイマー病に関係し，脳血管機能低下，脳血流低下，脳萎縮を招き，臨床的に認知機能低下，神経変性，認知症の発症を招く．運動療法は認知機能を高めるが，これはさまざまな血管の生理機能を修飾することで生じると考えられている[27]．

2011 年にはアメリカ心臓協会（American Heart Association）のステートメントでは，高い身体活動は認知機能低下を予防すると結論づけている[28]．例えば，18 歳の時の持久力（運動耐容能）が高いほど 42 歳時に認知症になりにくいとされている[29]．また，1 回に 15 分以上の運動を週に 3回以上行ったグループでは，認知症の発症率が 34％も少ないと報告されている[30]．年齢の高低や学歴の有無に関係なく身体活動量が多いほど認知機能低下や認知症発症の危険は小さい．透析患者においてもフレイルは認知機能低下の独立した危険因子であると報告されている[31]．

③認知症の治療

認知症の主要なタイプとしては，約60％がアルツハイマー型認知症（Alzheimer's disease：AD），約20％が脳血管型認知症，残りがレビー小体型認知症，前頭側頭型認知症である．現状ではADに対する根治的治療法はなく，せめて症状を軽くできればという考えで，薬物療法や非薬物療法が行われている[32]．薬物療法としては，アセチルコリンエステラーゼ阻害薬とメマンチンが使われているが，効果は限定的である[33-35]．

一方，非薬物療法は，認知機能の改善を目的とする有害作用が少ない治療法と考えられている[36,37]．非薬物療法の中でも，運動療法や身体活動の増加は，認知症の進行抑制に最も効果的であると報告されている[38,39]．Grootらは，18のランダム化比較対照試験のデータをメタアナリシスして，運動療法が認知症患者の認知機能へ与える影響を検討した[40]．その結果，運動療法群では対照群に比較して，有意に認知機能が高かった（$P<0.01$）[40]．運動療法の認知機能への効果を認知症タイプ別に分析すると，ADでも，ADにそれ以外の認知症を加えたものでも有効であった 図IV-68 [40]．また，運動療法の認知機能への効果を運動療法のタイプ別に分析した結果，有酸素運動に非有酸素運動を加えた場合でも有効であったが，非有酸素運動のみの場合には有効でなかった 図IV-69 [40]．さらに，運動療法の認知機能への効果を運動療法の頻度別に分析したところ，高頻度の場合でも，低頻度の場合でも有効であった[40]．すなわち，メタアナリシスの結果では，運動療法群では対照群に比較して，有意に認知機能が高く，これは認知症の病型，運動療法の頻度にはかかわらなかった．ただし，運動療法のタイプとしては有酸素運動を含む必要があった．このように，運動療法は低コストで認知機能を高める良好な治療法として考えられるべきものと示唆されている．

筆者らも，音楽療法，美術療法，園芸療法，紙工芸，レクリエーション療法，健康体操，笑い療法，活動療法を組み合わせた多要素認知プログラム（MCP）を中等度から重度のAD高齢者に対して，1日2回，1回60分，週5日，6カ月間実施した[41]．筆者らは，MCPを1日2回から1回に減らす代わりにエルゴメータを用いた下肢運動プログラム（Kohzuki Exercise Program：KEP）を1日1回，1回60分，週5回，6カ月間を行うと，中等度から重度のAD高齢者の認知機能の改善に有効であることを示した[41]．

④超高齢者はリハビリテーションの適応

高齢者は1人で多くの疾患を有している場合が多い．ただ，高齢だからというだけで，手術の適応でないことはあってもリハビリテーションの適応でないことはない．高齢者に対するリビリテーションの効果は，若年者の場合と比較しても効果に遜色ないことも明らかにされている[42,43]．さらに，筆者らの研究では，85歳以上の超高齢者が，65〜74歳の前期高齢者より，KEPによるリハビリテーションによる運動機能の改善が大きいことが明らかになった[44]．すなわち，高齢でもあきらめずに，きちんとしたリハビリテーションプログラムを行うと大きな効果がある．

ただ，高齢者では，その特徴を踏まえたリハビリテーションが必要である．高齢者に対するリハビリテーションのポイントを 表IV-46 に示した[45]．すなわち，高齢者は，運動機能や生活機能に個人差が大きく出る．また，理解力が低下している人もいることを念頭に置く必要がある．減塩や禁煙，水分制限，カロリー制限，運動など日常生活習慣の修正が必要な場合でも，生活習慣を大きく変容させると，高齢者の生きがいを奪ってしまうことにもなりかねない．患者の現在の

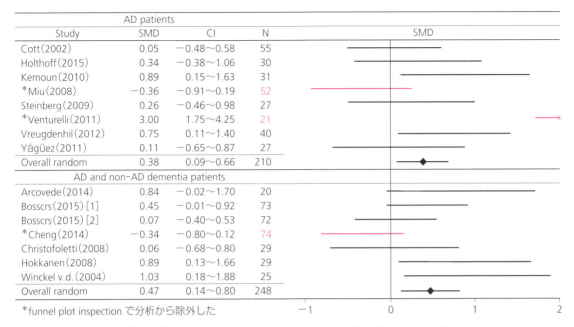

図 IV-68 運動療法が認知症タイプ別にみた認知機能に及ぼす効果

(Groot C, et al. Ageing Res Rev. 2016; 25: 13-23[40] より引用)

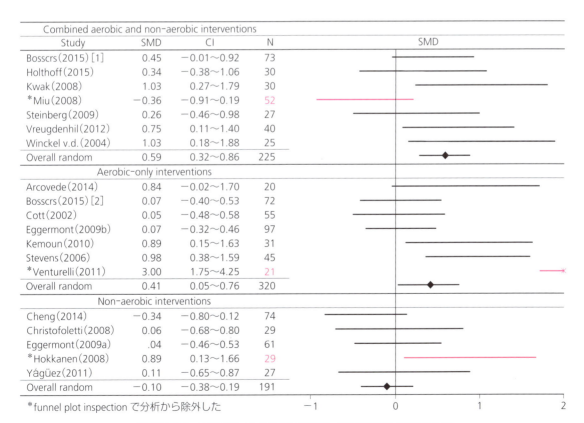

図 IV-69 運動療法タイプ別に認知症の認知機能に及ぼす効果

(Groot C, et al. Ageing Res Rev. 2016; 25: 13-23[40] より引用)

表 IV-46　高齢者に対するリハビリテーションのポイント

1) 個人差が大きい.
　　➡ 対応策: 高齢者に対しては1人ひとりテーラーメイドされた対応が求められる.

2) 1人で多くの疾患を有する.
　　➡ 対応策: 運動負荷試験を厳密に行う.
　　　　　　 高強度運動よりも低～中強度運動で, 時間と頻度を漸増する.

3) 疾患の病態が若年者と異なる.
　　➡ 対応策: 老年医学や臓器障害に対する十分な知識を備えておくとともに, 問診の腕を磨く.

4) 重篤な疾患があるのに明瞭な臨床症状を欠くことが多く, 診断の遅れを招くことがある.
　　➡ 対応策: 自覚症状の有無を過信しない.
　　　　　　 血圧, 脈拍数, 酸素飽和度, 血液生化学検査, 尿検査, 心電図などを頻回に測定する.

5) 認知機能低下, 認知症, 難聴, 構語障害, 失語症, うつ状態, 意識障害, せん妄などのために問診しにくいことが多い.
　　➡ 対応策: 大きな声で, はっきり, ゆっくり, 丁寧に, 対応する.
　　　　　　 教材に工夫をして「わかりやすさ」を徹底する.
　　　　　　 患者さんに加えて, 家族に教育を徹底する.

6) 侵襲的な検査を行い難い.
　　➡ 対応策: 確定診断にどうしても必要か, どうしても確定しなければならないかを十分考え,
　　　　　　 インフォームドコンセントでもわかりやすく説明する.

7) 1つの疾患の治療が他の疾患に影響を与えやすい.
　　➡ 対応策: 常に全身状態を考慮し, 全人的医療を行う.

8) 検査値の正常値が若年者と異なる.
　　➡ 対応策: 検査値に対する十分な知識を備えておく.

9) 本来の疾患と直接関係のない合併症を起こしやすい.
　　➡ 対応策: ウォームアップやクールダウンを長めにとる.
　　　　　　 運動強度の進行ステップには時間をかける.

10) 廃用症候群を合併しやすい.
　　➡ 対応策: 加齢に伴う基礎体力の低下に対して早めにリハを開始し, 継続する工夫をこらす.

11) 薬剤に対する反応が若年者と異なる.
　　➡ 対応策: 体重, 血圧, 検査データ, 薬剤の変更, 脱水の有無などに気を配る.

12) 疾患の完全な治癒は望めないことが多く, いかに社会復帰させるかが問題となることが多い.
　　➡ 対応策: 完璧なADL改善のために長期間入院を強いるのではなく, 入院によりある程度ADLの改善がみられた段階で, 在宅でいかにリハを継続させるかのシステム作りを行う.

13) 治療にあたりQOLに対する配慮がより必要となる.
　　➡ 対応策: インフォームドコンセントを十分行うことはもちろん, 患者さんの現在の生活習慣とその生きがいなどを十分聴取し, さらに, 正しいこととできることのギャップを常に念頭において, 落とし所を考える.

14) 疾患の発症・予後に医学的な要素とともに, 心理的, 社会的, 環境的な要素がかかわりやすい.
　　➡ 対応策: 心身機能・構造（機能障害）のみならず, 健康状態, 個人因子, 環境因子, 活動（能力障害）, 参加（社会的不利）を考え, それぞれに対応策を練る.

(上月正博. 臨床リハ. 2011; 20: 57-64[45] より)

生活習慣とその生きがいなどを十分聴取し, さらに, 「正しいこと」と「できること」のギャップを念頭において, 相手のプライドを傷つけないように注意する. 多疾患, 予備力低下を念頭に, 高強度運動よりも低～中強度運動で, 時間と頻度を漸増することが必要である. また, 患者教育に関して, 医療スタッフがどれだけ説明したかより, 患者さんや家族に説明がどれだけ伝わったかが, より重要である. 筆者らは患者向けの心臓リハビリテーション解説書をイラスト入りで作

成したところ，好評で，中国語訳も出版された[46]．このように，教材に工夫をして「わかりやすさ」を徹底することが，リアルワールドではとても重要であろうと考えられる．

おわりに

　認知症の高齢者は，転倒や骨折の危険性が高く，うつ状態になっている割合も高いことから，体の動きが急速に悪くなったり，介護負担が増大したりしやすい状態にある．したがって，将来の介護負担を減らす意味でも，認知症患者の運動療法は重要である．透析患者においてもフレイルは認知機能低下の独立した危険因子である．ただ，透析患者の認知機能低下予防や認知症改善の介入研究がなく，今後の早急なエビデンスの構築が望まれる．

■参考文献

1) Rosenberg IH. Summary comments. Am J Clin Nutr. 1989; 50: 1231-3.
2) Chen LK, Liu LK, Woo J, et al. Sarcopenia in Asia: consensus report of the Asian working group for sarcopenia. J Am Med Dir Assoc. 2014; 15: 95-101.
3) 上月正博.「サルコペニア」「フレイル」～安静が招くこと～. 透析ケア. 2017; 23: 465-8.
4) Fried LP, Tangen CM, Watson J, et al. Cardiovascular health study collaboratibe research group: Frailty in older adults: evidence for phenotype. J Gerontol A Biol Sci Med Sci. 2001; 46: M146-M156.
5) Roshanravan B, Khatri M, Robinson-Cohen C, et al. A prospective study of frailty in nephrology referred patients with CKD. Am J Kidney Dis. 2012; 60: 912-21.
6) Foley RN, Wang C, Ishani A, et al. Kidney function and sarcopenia in the United States general population: NHANES III. Am J Nephrol. 2007; 27: 279-86.
7) Fahal IH. Uraemic sarcopenia: aetiology and implications. Nephrol Dial Transplant. 2014; 29: 1655-65.
8) Zelle DM, Klaassen G, VanAdrichem E, et al. Physical inactivity: a risk factor and target for intervention in renal care. Nat Rev Nephrol. 2017; 13: 152-68.
9) 日本腎臓学会, 編. CKD 診療ガイド（改訂版）. 東京; 東京医学社: 2013.
10) O'Hare AM, Tawney K, Bacchetti P, et al. Decreased survival among sedentary patients undergoing dialysis: results from the dialysis morbidity and mortality study wave 2. Am J Kidney Dis. 2003; 41: 447-54.
11) Roshanravan B, Robinson-Cohen C, Patel KV, et al. Association between physical performance and all-cause mortality in CKD. J Am Soc Nephrol. 2013; 24: 822-30.
12) 上月正博, 編著. 腎臓リハビリテーション. 第 2 版. 東京: 医歯薬出版; 2018.
13) American College of Sports Medicine, 編. ACSM's Guidelines for Exercise Testing and Prescription. 10th Edition, 2017.
14) 上月正博. 高齢の CKD 患者において, サルコペニア・フレイル・protein-energy wasting（PEW）対策をどうとるか. 内科. 2015; 116: 941-5.
15) Baria F, Kamimura MA, Aoike DT, et al. Randomized controlled trial to evaluate the impact of aerobic exercise on visceral fat in overweight chronic kidney disease patients. Nephrol Dial Transplant. 2014; 29: 857-64.
16) Greenwood SA, Koufaki P, Mercer TH, et al. Effect of exercise training on estimated GFR, vascular health, and cardiorespiratory fitness in patients with CKD: a pilot randomized controlled trial. Am J Kidney Dis. 2015; 65: 425-34.
17) Chen IR, et al. Association of walking with survival and RRT among patients with CKD stages 3-5. Clin J Am Soc Nephrol. 2014; 9: 1183-9.
18) 日本糖尿病学会, 編. 糖尿病治療ガイド 2018-2019, 東京: 文光堂; 2018.
19) 厚生労働省ホームページ. 平成 30 年度診療報酬改定について. http://www.mhlw.go.jp/stf/seisakunitsuite/bunya/0000188411.html
20) 日本腎臓リハビリテーション学会, 編. 腎臓リハビリテーションガイドライン. 東京: 南江堂; 2018.
21) 上月正博. 重複障害のリハビリテーション. 東京: 三輪書店; 2015.
22) 上月正博. 名医の身心ことばセラピー. 東京: さくら舎; 2017.
23) 厚生労働省. 認知症施策推進総合戦略（新オレンジプラン）～認知症高齢者等にやさしい地域づくりに向けて～（概要）. http://www.mhlw.go.jp/kokoro/speciality/detail_recog.html
24) Lu R, Kieman MC, Murray A, et al. Kidney-brain crosstalk in the acute and chronic setting. Nat Rev Nephrol. 2015; 11: 707-19.
25) Kurella Tamura M, Xie D, Yaffe K, et al. Vascular risk factors and cognitive impairment in chronic kidney disease:the Chronic Renal Insufficiency Cohor（t CRIC）study. Clin J Am Soc Nephrol. 2011; 6: 248-56.
26) Kurella Tamura M, Muntner P, Wadley V, et al. Albuminuria, kidney function, and the incidence of cognitive impair-

ment among adults in the United States. Am J Kidney Dis. 2011; 58: 756-63.

27) Brown AD, McMorris CA, Longman RS, et al. Effects of cardiorespiratory fitness and cerebral blood flow on cognitive outcomes in older women. Neurobiol Aging. 2010; 31: 2047-57.

28) Gorelick PB, Scuteri A, Black SE, et al. Vascular contributions to cognitive impairment and dementia: a statement for healthcare professionals from the American Heart Association/American Stroke Association. Stroke. 2011; 42: 2672-713.

29) Nyberg J, Aberg MA, Schioler L, et al. Cardiovascular and cognitive fitness at age 18 and risk of early-onset dementia. Brain. 2014; 137: 1514-23.

30) Larson EB, Wang L, Bowen JD, et al. Exercise is associated with reduced risk for incident dementia among persons 65 years of age and older. Ann Intern Med. 2006; 144: 73-81.

31) McAdams-DeMarco MA, Tan J, Salter ML, et al. Frailty and cognitive function in incident hemodialysis patients. Clin J Am Soc Nephrol. 2015; 10: 2181-9.

32) Chiappelli F, Navarro AM, Moradi DR, et al. Evidence-based research in complementary and alternative medicine III: treatment of patients with Alzheimer's disease. Evid Based Complement Alternat Med. 2006; 3: 411-24.

33) Trinh NH, Hoblyn J, Mohanty S, et al. Efficacy of cholinesterase inhibitors in the treatment of neuropsychiatric symptoms and functional impairment in Alzheimer disease: a meta-analysis. JAMA. 2003; 289: 210-6.

34) Birks J. Cholinesterase inhibitors for Alzheimer's disease. Cochrane Database Syst Rev. 2006; 25: CD005593.

35) Tsoi KK, Hirai HW, Chan JY, et al. Time to Treatment Initiation in People With Alzheimer Disease: A Meta-Analysis of Randomized Controlled Trials. J Am Med Dir Assoc. 2015; pii: S1525-8610 (15) 00533-2.

36) Takeda M, Tanaka T, Okochi M, et al. Non-pharmacological intervention for dementia patients. Psychiatry Clin Neurosci. 2012; 66: 1-7.

37) Olazarán J, Reisberg B, Clare L, et al. Nonpharmacological therapies in Alzheimer's disease: a systematic review of efficacy. Dement Geriatr Cogn Disord. 2010; 30: 161-78.

38) Ahlskog JE, Geda YE, Graff-Radford NR, et al. Physical exercise as a preventive or disease-modifying treatment of dementia and brain aging. Mayo Clin Proc. 2011; 86: 876-84.

39) Bherer L, Erickson KI, Liu-Ambrose T. A review of the effects of physical activity and exercise on cognitive and brain functions in older adults. J Aging Res. 2013; 657508: 1-8.

40) Groot C, Hooghiemstra AM, Raijmakers PGHM, et al. The effect of physical activity on cognitive function in patients with dementia: A meta-analysis of randomized control trials. Ageing Res Rev. 2016; 25: 13-23.

41) Kim MJ, Han CW, Min KY, et al. Physical Exercise with Multicomponent Cognitive Intervention for Older Adults with Alzheimer's Disease: A 6-Month Randomized Controlled Trial. Dement Geriatr Cogn Dis Extra. 2016; 6: 222-32.

42) 循環器病の診断と治療に関するガイドライン 2011 年度合同研究班報告. 心血管疾患におけるリハビリテーションに関するガイドライン 2012 年改訂版. http://www.j-circ.or.jp/guideline/pdf/JCS2012_nohara_h.pdf.

43) 上月正博. 高齢者の心臓リハビリテーションの特異性と注意点. 心臓リハ. 2011; 47: 31-4.

44) Cho CC, Han CW, Sung M, et al. Six-month lower limb aerobic exercise improves physical function in young-old, old-old, and oldest-old adults. Tohoku J Exp Med. 2017; 242: 252-7.

45) 上月正博. 高齢者の特徴とリハビリテーションの重要性. 臨床リハ. 2011; 20: 57-64.

46) 上月正博, 伊藤 修, 原田 卓, 編. イラストでわかる患者さんのための心臓リハビリテーション入門. 第 2 版. 東京: 中外医学社; 2019.

〈上月正博〉

MEMO 7

透析療法における管理栄養士の役割

保存期を含めた CKD 患者の現状

保存期 CKD ステージ G3 以上では，腎機能の低下予防のため，十分なエネルギー摂取量を確保しつつ，蛋白質と塩分の摂取量制限が必須である．

尿毒症症状に伴う食欲不振，過剰な食事制限による経口摂取量の減少などから，低栄養状態をきたしやすい状態にある．

低蛋白食事療法を継続実行している患者，蛋白質の量が多すぎたり，極端な制限でエネルギー量が不足している患者，突然腎機能が低下し全く食事療法を行っていない患者，透析導入に至るまでの経緯により，食事内容はさまざまである．

透析導入時の栄養指導

透析導入時の栄養指導は，治療を円滑に行うために「透析食の基本」を説明することが中心だった．

しかし現在は，導入時入院日数の縮小から，透析療法について十分な指導を受けていないまま通院透析を開始する患者が少なくない．保存期治療を継続してきた患者は，腎臓病や透析についてある程度理解できているが，それ以外の多くの患者は難しい．

外来透析施設での透析導入指導が必要となっている．透析導入年齢は平均 69.4 歳と高齢化しているため，状況に応じた個別指導を行うことが求められている．そこで，現在の食事・生活背景の聞き取りが重要になる．当院の確認内容を表1に示す．

透析食と現在の食事の相違点を探し，修正を行う．塩分と水分，リン，カリウムといった基本的なポイントは，優先順位を決め何回かに分け説明し，まとめとして「透析食の基本」を指導している．老老介護・高齢独居で，食事の確保ができていない患者が多くみられ，従来の腎臓病食品交換表を利用した，栄養計算・献立作成が困難になっている場合が多い．

実行可能な，中食（コンビニ・スーパーなどのお弁当・惣菜），外食を活用した献立作成や，配食サービスの利用，間食の習慣を，提案している．

サルコペニア・フレイル　現状と改善方法

CKD 患者は，筋蛋白分解の亢進に加え，CKD ステージ進行による食欲低下や身体機能低下から透析に至る前にサルコペニアになりやすい．サルコペニアから栄養障害（protein-energy-wasting）の悪循環が繰り返されて起こるフレイルは，通院透析を困難にさせる大きな要因であるとともに生命予後にも影響する．早期にフレイルを予防するためには，栄養状態の評価を定期的に行い，栄養補助食品の利用を含めた十分なエネルギー量の確保を提案している．また筋肉量や筋力の維持を目的とした運動療法も取り入れていく．当院ではリハビリ施設が併設されており，理学療法士の指導

表1　栄養指導チェックリスト

年　　月　　日

氏　名	様	歳　身長　　cm　体重　　kg	
〈食事時間〉	朝　　時	昼　　時	夕　　時
〈摂取状況〉	主食		
	主菜 （肉・魚・卵・豆・乳）		
	間食　　　時	間食　　　時	間食　　　時

〈食事摂取状況〉 　栄養指導有無・飲水	透析食・保存期腎不全食・糖尿病食 飲水量　　　　mL/日
外食・中食・宅配食	外食 中食　　　　コンビニ食品　　　弁当　　　　惣菜　　　　カップ麺　　　冷凍食品 宅配食　　　透析食弁当　　　店屋物
主　食	飯　　　　g（炊飯・炊飯しない・レトルト御飯） パン　　　菓子パン　　　　麺　玉　　　　切り餅50g×　ケ
間　食	果物　　　スナック菓子　　　和菓子　　　洋菓子　　　飲み物
アルコール	酒　　　ビール　　　焼酎　　　ワイン　　　　　　量　　　　回/週
特殊食品 　サプリメント	低蛋白食品　　　減塩食品　　　高カロリー食品
調理方法	油脂の使い方　　　　　揚げ物・炒め物・ドレッシング・マヨネーズ・バター 野菜の茹でこぼし有無
〈生活環境〉 　家族・調理・買い物	家族の協力　　　独居　　　調理担当　　　買い物担当　　　ヘルパー
〈身体機能〉	歯（抜歯・治療中・義歯）　　　口内炎　　　味覚障害 介護度1 2 3 4 5

のもと運動を勧めている.

おわりに

　体重増加量・検査データを経時的に観察し，食嗜好を考慮しながら，制限ばかりで食欲を落とすことがないよう，食べたい食品の種類を少なくさせることないように，栄養状態を維持できる食事を継続して説明していくことに努めたい.

〈杉村紀子〉

MEMO 8

透析運動療法におけるトレーナーの役割

透析運動療法におけるトレーナー（健康運動指導士）の役割

　透析患者は身体機能低下やサルコペニア，フレイル予防の一環として運動療法を行う重要性が高まっている．透析患者全員を運動療法の対象として考え，トレーナーとしてそれぞれのADLに合わせた運動療法を考案していくことが必要と考える．患者全体の信頼を獲得しながら運動療法を進めて行くために，日々患者に寄り添って治療を行っているスタッフ（医師，看護師，技師，医療事務，栄養士など）と共に病院全体を巻き込んで運動療法を行う必要性がある．そこで，患者への運動療法を導入する前にスタッフ教育から運動の必要性を実感してもらい，他職種からなる運動療法チームを作成して運動療法を進めて行くことが重要である．また，運動療法を広めていくために学会発表や論文を通してエビデンスを増やし，講演などで理解を深めることも大切と考える．

運動強度について

　透析患者は健常者と比べ，心肺機能や運動機能が低下しやすいことがわかっている．安全な運動強度としてAT以下の運動強度が望ましいとされている．透析患者では日常生活動作にあたる3METs程度の運動強度でもATを超えてしまうことが報告されている．このため，透析患者に対する運動強度はより低く設定することが望ましい．実際の運動強度においては，自覚的運動強度を用いることが多く，透析患者に対して旧ボルグ指数10～13で行うことを推奨する報告が多い．

透析中に可能な運動　図1　図2

　透析中は上肢が回路に繋がれているため，腹部から下肢を中心とした運動となる．

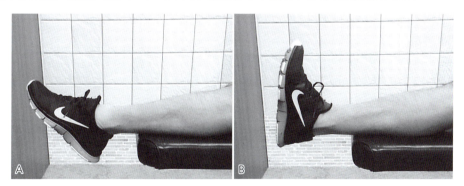

図1　足関節底背屈運動：足関節の可動域改善，下肢攣り予防と改善を目的とする
〈運動方法〉
①つま先を脛へ向かって近づけていく，②つま先を脛から遠ざけるように伸ばしていく
〈動作のポイント〉
・可能な限り大きく動かすように意識する
・動作中に膝関節が屈曲しないよう注意する
※ A, B 参照

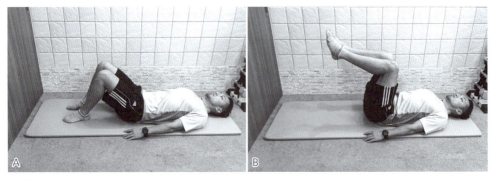

図2 お腹の運動（リバースクランチ）：腹筋群，股関節屈筋群の強化を目的とする

〈運動方法〉
①膝を屈曲した状態で足裏を床へ着ける，②両膝を腹部へ近づける，③ゆっくりとコントロールしながら足裏を床へ降ろしていく

〈動作のポイント〉
・可能な限り大きく動かすように意識する
・戻す際に膝関節が伸展しないよう常に同じ膝の角度で行う
※ A, B 参照

非透析時に可能な運動　図3

非透析時では透析中に実施できない立位や座位での運動を中心とし，上肢の運動や身体全体を使用した運動となる．

運動回数の目安

・まずは10回を1セットとして2〜3セット行うことを目安とする
・年齢や性別，過去の運動経験により個人差があるため，回数やセット数を自分の体力に合わせて加減して行う
・1つの種目に偏り過ぎず，全身の筋肉に刺激を入れるには色々な種目を行うことが大切である
・一度に多くの種目を行う必要はなく，1日1種目からでも良い

運動の注意点

・正しいフォーム（形や姿勢）を意識して運動を行う
・運動を行っても良いか医師に相談をしてから開始する
・使用している筋肉を意識して行う
・動作中は呼吸を止めずに行う
・自分のペースで無理をせずに行う
・運動は長期的に継続していくことで効果が最大限に発揮される
・休息日を設けて身体を休めることも大切である

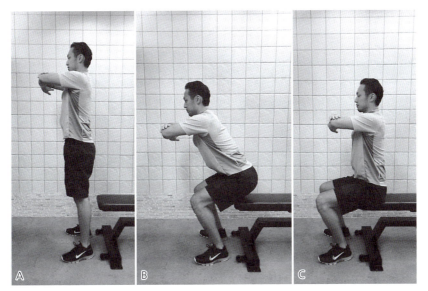

図3 シーテッドスクワット：大腿部や臀部の筋力向上，体幹の安定性向上，バランス能力の向上を目的とする

〈運動方法〉
①肩幅と同じくらいの幅で両足を開いて立つ
②頭から臀部までを一直線にし，臀部を後方へ引くように座る
③両足で床を押すように立ち上がる

〈動作のポイント〉
・沈む時にコントロールしながら座るようにする
・つま先や踵が床から離れずに行う
・つま先が極端に外旋しすぎないよう注意する
※ A, B, C 参照

〈大山高史〉

V

透析の中断を，どのように考えるのか（中止時期の最近の考え方・国際比較）

V-1. 透析継続中止という議論はいつから始まったか

　Neu & Kjellstrand らが「Stopping long-term dialysis」という衝撃的なタイトルで維持透析患者の治療中断に関する論文を報告したのは 1986 年であった[1]．彼らは 1,766 名の維持透析患者を追跡し，死亡した 155 名（8.8%）の中で 22% の患者は透析中断による死亡であったと報告した．その上で，透析患者の高年齢化を懸念し，高齢者で重篤な合併症を持つ患者の透析中断は今後さらに増えるだろうと予測した．それから 8 年経過した 1994 年，Hirsch らは「患者または家族に対し維持透析非導入を助言する病態とは」というタイトルで透析を開始しない条件を提示した[2]．最後まで患者の救命に全力を尽くすことが一般常識であるわが国の医療者にとっては，にわかには信じがたい内容であった．しかし，わが国でも維持透析患者の平均年齢は 60 歳を超え，患者の高齢化という問題に直面するようになった．1995 年大平は，「透析の拒否・継続・中止」を分担執筆し，これを嚆矢としてわが国でも透析の非導入や中止をテーマとする議論も行われるようになった[3]．1999 年にはアメリカ RPA（Renal Physicians Association）とアメリカ腎臓学会（ASN）が協同して，「透析導入に関する意思決定」という勧告を公表した[4] 表 V-1．この勧告の背景にはアメリカで 1991 年に「患者の自己決定権法」が制定されたことが色濃く反映され，勧告には「not mandatory（強制的ではない）」と注記されている．治療法の選択において，医療サイドの恣意的な姿勢によるのでなく，患者側の意向重視の傾向が読み取れる内容である．

表 V-1　RPA/ASN が提示した「適正な透析開始および中止における意思決定」（抜粋）

勧告-5

透析の非導入および透析の中止が容認される条件：

1) 意思決定の能力を有し，十分な情報が与えられ，自発的な選択ができる患者が，透析を拒否するまたは透析の中止を要請する場合
2) もはや意思決定はできないが，過去に口頭または書面で透析の拒否を表明している場合
3) もはや意思決定はできないが，適正に指定された法的代理人が透析を拒否するか透析の継続中止を要請する場合
4) 思考，感覚，目的行動または自己および周辺の認知を欠くような不可逆的で重篤な神経学的障害にある場合

勧告-6

きわめて予後不良な患者であるか，あるいは，透析が安全に実施できない状態の患者であれば，透析の断念を考慮する（→低血圧，重度認知症，非腎性疾患の末期状態など）

（Moss AH. Am J Kidney Dis. 2001; 37: 1081-91 より）

Renal Physicians Association: Clinical practice guideline second edition shared decision making in the appropriate initiation and withdrawal from dialysis (2010)

http://thaddeuspope.com/images/RPA_-_2010_no_dialysis_PVS_or_dementia.pdf

V-2. 透析非導入とした場合の治療選択ならびに用語の統一

　患者の意向が尊重される欧米諸国では，特に高齢者において，透析を開始しないかわりに積極的に保存療法を行うという maximum conservative treatment が末期腎不全患者の治療法として認識されるようになった[5]．この保存療法に関する臨床研究で，さまざまな合併症を有する高齢者では，保存療法を行った群の方が透析導入群よりも生存率が高い，あるいは QOL が高いという結果が示された[6]．これらの報告は，透析非導入という一見非倫理的に思われる医療判断に対して，その正当性を担保させるようなものであり，欧米とわが国との死生観の違いが背景にあると推測される．カナダやオーストラリアからの報告によると，60 歳以上では透析を選択しない患者が増えていることが報告されている[7,8]．

　高齢多死社会が喫緊な問題となる社会的背景，限りある医療資源の有効利用，透析導入が患者の人生に与える不利益などを勘案するならば，透析非導入・継続中止という議論は避けられない問題となりつつある．そして，用語として非導入（withholding），継続中止（withdrawal：以後 WD と略）という用語で統一されつつあるが，この実態に関する研究は少ない[9]．

V-3. 透析治療を取り巻く環境変化と EOL/ACP キャンペーン

　核家族化は家族による介護支援が期待できない状況をもたらし，特定疾患療養制度の廃止は慢性期病院のみならず急性期病院での社会的入院を不能化させ，それに伴う在宅への患者移動は透析医療機関への通院手段確保という問題を引き起こした．このように透析治療を必要とする患者を取り巻く環境はとても厳しく，透析導入時には患者ならびに家族に十分な説明が必要である．医療資源の利用にも制約がある中で，人生の最終段階を迎える時に，どのような医療を選択するか（end of life care：EOL）ということは，透析患者だけでなく国民全体の関心事になりつつある．厚生労働省は「人生の最終段階における医療をどうするかという問題の普及・啓発の在り方」を国民に理解してもらう手段として，ACP（advanced care planning）という概念の普及に注力している．ACP とは，患者の今後の治療・療養について，患者・家族と医療者があらかじめ話し合い，患者の望みを医療者や家族がよく理解し，患者が意思決定に至る過程を共有することを意味する．どのような医療を受けるかを選択することは，いかなる場合であっても，患者に帰する権利（＝選択権）であるが，医療に関する知識が患者より明らかに多い医療者は，患者が誤った知識により偏った判断を下すことを避けるために，あらかじめ病気に関して十分説明を行い，患者がそれを理解・納得した上で話し合うことが重要である（説明と同意）．これを基盤にして，患者・家族・医療者が三位一体となり，意思決定過程を共有する過程が重要である．この一連の過程を共有された意思決定過程（shared decision making）と呼び，その過程は日本透析医学会の提言にも示された[10] 図V-1．この場合，患者の同意ではなく，合意かもしれない．

V-4. 透析継続中止ということが意味するもの

　透析患者の高齢化・重症化は顕著であり，透析に携わる医療者にとって，WD という問題は喫緊の課題である．しかし，わが国では塩化カリウム製剤や筋弛緩剤などの投与による**積極的安楽**

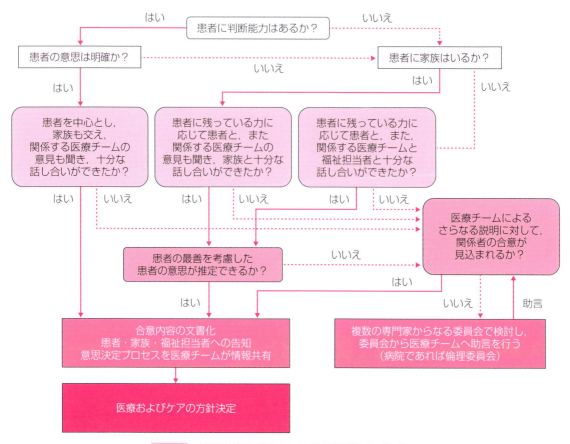

図 V-1 維持血液透析見合わせ時の意思決定プロセス

死は，たとえそれが患者の極度の苦痛を除去する目的で行われるとしても，法的に許されていない．もし，これらの行為を医療者が単独の判断で実施するならば，それは殺人罪にも等しい行為である．死の迎え方には，他にも患者の苦痛除去のためには生命の危険があっても麻薬投与を躊躇しないという**間接的安楽死**や，極度の苦痛を除去するために，医師が致死量の薬物を処方して，患者が自己の意思で内服するという**自殺幇助**というものがある．自殺幇助もわが国では法的に認められていない．人工呼吸器の電源を抜くという行為は積極的安楽死に類するものと思われ，これを行うことは，たとえ患者ならびに家族も納得の上とはいえ，医療者への精神的負担は大きいのではなかろうか．透析は間欠的治療であることから，透析をやらずにいる時間は当然ある．その中止期間が長くなれば数日から週の単位で自然に死を迎えることになる．このような観点から，透析の WD は**消極的安楽死**という範疇に分類されるべきで，**尊厳死，自然死，平穏死**とも呼ばれるものであり，医療者への精神的負担は軽減される．ただ，尊厳死が法的に認められていないわが国では，医療者の免責はない．WD を行う際には，日本透析医学会の提言に記載されたように，複数の多職種が関わる中で，患者ならびに家族とよく話し合い，意思決定過程を共有化するという過程を経た上で行われるべきであるし，その経過を詳しく診療録に記載する必要がある．

V-5. どのような状況で透析継続中止が行われるのか

　提言をまとめる段階で一番議論が多かったのがこの部分である．**表 V-2** に示すように五つの条件を文章で規定した．透析を実施することが困難な条件として 2 つの条件を指定した．

　脱血操作ができない，体外循環維持ができないということは，誰の目から見てもそのように判断できる場合であり，医学的な判断ということで透析見合わせについて明言した．一方，重篤な脳疾患を合併して植物状態となる，完治不能な合併症が出現し死が近いと判断される時など，延命目的のみで透析を継続すべきかどうか悩まされる場面は臨床の現場でよく遭遇する．このような場面での WD の医学的判断に関しては，医療者の免責が確保されていない状況下では明言すべきでないとする意見もあった．しかし，医療現場での精神的葛藤への一助となる提言をまとめたいという意見もあり，患者の全身状況がきわめて不良で，かつ維持血液透析の見合わせに関して，患者自身の要望が明示されている，または家族が患者の意思を推定できる場合に限定して，3 つの条件を提示した．現時点で透析患者から事前指示書をもらっている割合は低いと推測される．そのような十分な説明と同意がない状況で，WD を考慮すべき合併症が出現したとしても，医療者側が安易に WD を誘導すべきではないというのが委員会の意見である．この点に関して是非ともご理解いただきたい．

表 V-2　維持血液透析療法の見合わせを医療チームが検討すべき状態

① 透析が困難で，患者の生命を著しく損なう危険性が高い場合
　1) 生命維持がきわめて困難な循環・呼吸状態などの多臓器不全や持続低血圧など，維持血液透析実施がかえって生命に危険な病態の存在
　2) 透析療法実施のたびに，器具による抑制および薬物による鎮静をしなければ，安全に体外循環を実施できない場合

② 患者の全身状況がきわめて不良で，維持血液透析の見合わせに関して，患者自身の要望が明示されている，または家族が患者の意思を推定できる場合
　1) 脳血管障害や頭部外傷の後遺症など，重篤な脳機能障害のために透析療法や療養生活に必要な理解が困難な場合
　2) 悪性腫瘍などの完治不能な疾患を合併し，死が確実にせまっている状態
　3) 経口摂取が不能で，人工的水分栄養補給によって生命を維持する状態を脱することが長期的に難しい状態

(日本透析医学会, 2014 年)

V-6. 世界の現状

　透析療法が一般的な治療として供給される中，透析治療が適切に行われているかどうかは医療の費用対効果に敏感な欧米諸国では古くから議論され[11]，透析非導入という決定は予想外に多く行われてきた．透析非導入の実数に関する論文は少ないが，古くは 1992 年のアメリカの腎臓医に対する質問で，直近 1 年間で 1 例以上の経験があると報告したものが 90%，6 例以上あると報告したものが 30% あったとされる[12]．Hirsch らはカナダでの前向き研究で透析が必要として紹介された患者の内で約 25% が非導入であったと報告した[2]．オーストラリアの観察研究では stage 5 の 80 歳以上の腎不全患者の中で 65% が積極的保存療法を選択し，14% は透析非導入を選択したと報告した[13]．腎臓医が接触する前段階での非導入も報告されていて，アメリカのヴァージニア

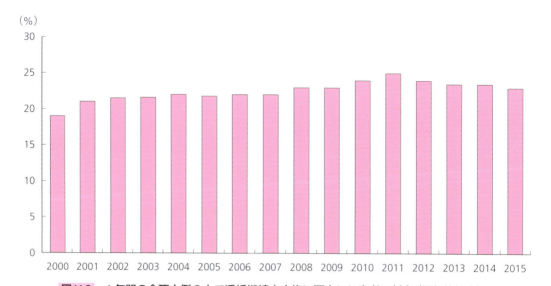

図 V-2 １年間の全死亡例の中で透析継続中止後に死亡した患者の割合（経年的観察）

2000年に19％であったが2011年に25％で最高となったが，2015年では23％と，最近ではWDの割合が増加していない．年齢別に見ると85歳以上は20～44歳の患者と比べて4倍近くWDの頻度が高く，白人で最も多く，地域差としてはアメリカ北西部は南東部と比べて倍近くWDが選択されている

では76件中20件（26％）の診療所で少なくとも1人以上非導入を決定し，腎臓医に紹介しなかったとされ[14]，フリーアクセスのわが国では考えられない状況がある．

　WDの頻度に関しては，アメリカのUSRDSの統計で2014年では24％と報告され，心血管病，感染症に次ぐ3番目に多い死因とされている[15]．イギリスでは867例の患者の12年間にわたる観察で93例（11％）がWDを選択した[16]．Murphyは1966年では3/1,000患者・年であったWDが2010年には48.6/1,000患者・年に増加したと報告した[17]．このように欧米でWDが漸増している背景には，人生の最終段階を迎える際に，ホスピスを終の棲家として利用している欧米特有の事情がある．WDを選択した理由は合併症の存在がほとんどで，糖尿病胃腸症，糖尿病性末梢神経障害，悪性新生物，外科的手術を必要とする病態出現，脳神経疾患による廃用，QOLの低下，我慢できない痛みなどがWD選択の背景理由としてあげられている．

　ただ，増える一方ともいえない状況もある．実際USRDSの統計ではWDの増加傾向は止まり，漸減している図 V-2．死亡する直前にICUを利用する率や人工呼吸器を装着する割合も増加しているのも現実である．欧州各国の腎臓専門医に対して行われたアンケート調査でも，42％もの医師がWDを経験しているとアンケートに回答したが，明らかな地域差が存在すると結論付けられている[18]．つまり，WD選択に関して，国民性の違い，人種の違い，教育や宗教観の違いがあると考えられる．アメリカの統計からみると，白人に比べ黒人ではWDの選択をする人が少なく，アメリカ北部と南部でも差がみられる．

おわりに

　人生を生きるに際し，生命の質（QOL）を重視する西洋的思想と，生命の神秘性を無量寿として考える東洋的思想とは，生命の価値観を捉えるにあたって大きな違いがある．受療行動はフリーアクセスで，治療内容も保険診療でカバーされているわが国の状況は世界の中では特殊なも

のである．欧米諸国がそうであるから，わが国でも WD が大手を振って歩けるわけではない．一人一人の患者が自分の人生の最終段階をどのようにしたいのかによって，その希望を叶えて差し上げるのが医療の1つの目標ではないかと私は考える．将来どのような状態が起こりうるのか，医療者は容易に想像できても，患者は知識が不足していて想定できない．であるから，十分な説明を行い，自分であらかじめ治療内容を決めておく事前指示書が重要な役割を果たすと思う．意思を明示できなくなった患者の代わりに家族に意思決定させることは，残された家族の悔いを招くことにもつながりかねない．それを避けるためにも日頃から話し合うことが重要ではないだろうか．また，患者の権利を認めるならば，患者の意思決定に沿う医療判断に関して，医療者は免責されるべきである．国民の間に人生の最終段階の迎え方に関してコンセンサスが醸成されることを強く願う．医師のパターナリズム，説明と同意，shared decision making と医療現場の対応は変遷しているが，患者の誤った意思決定に対して，我慢強く説明を加える姿勢もわれわれ医療者にとって大切であるということを付け加えたい．

■参考文献

1) Neu S, Kjellstrand CM. Stopping long-term dialysis: An empirical study of withdrawal of life-supporting treatment. N Engl J Med. 1986; 314: 14-20.
2) Hirsch DJ, West MI, Cohen AD. Experience of not offering dialysis to patients with a poor prognosis. Am J Kidney Dis. 1994; 23: 436-66.
3) 大平整爾．透析の拒否・継続・中止．前田貞亮，大平整爾，三木隆己，編著．高齢者の透析．1995: 212-21．日本メディカルセンター．東京
4) Moss. AH. Shared decision-making in dialysis: the new RPA/ASN guideline on appropriate initiation and withdrawal of treatment. Am J Kidney Dis. 2001; 37: 1081-91.
5) Carson RC. Juszczak M, Davenport A, et al. Is maximum conservative management an equivalent treatment option to dialysis for elderly patients with significant comorbid disease？ Clin J. Am Soc Nephrol. 2009; 4: 1611-9.
6) Reindl-Schwaighofer R, Kainz A, Kammer M, et al. Survival analysis of conservative vs. dialysis treatment of elderly patients with CKD stage 5. PLos One. 2017; 12: e0181345.
7) Sparke C, Moon Lynelle, Green F, et al. Estimating the total incidence of kidney failure in Australia including individuals who are not treated by dialysis or transplantation. Am J Kidney Dis. 2013; 61: 413-9.
8) Hemmelgarn B, James MT, Manns BJ, et al. Rates of treated and untreated kidney failure in older vs younger adults. JAMA. 2012; 307: 2507-15.
9) Koncicki HM, Mailloux LU. Withdrawal from and withholding of dialysis. Up ToDate. https://www.uptodate.com/contents/withdrawal-from-and-withholding-of-dialysis
10) 日本透析医学会血液透析療法ガイドライン作成 working グループ．透析非導入と継続中止を検討するサブグループ：維持血液透析の開始と継続に関する意思決定プロセスについての提言．透析会誌．2014; 47: 269-85.
11) Russ AJ, Shim JK, Kaufman SR. The value of "life at any cost"：Talk about stopping dialysis. Soc Sci Med. 2007; 64: 2236-47.
12) Singer PA. Nephrologists' experience with and attitudes towards decisions to forego dialysis. The End-stage Renal Disease Network of New England. J Am Soc Neprol. 1992; 2: 1235-40.
13) Morton RL, Turner RM, Howard K, et al. Patients who plan for conservative care rather than dialysis: a national observational study in Australia. Am J Kidney Dis. 2012; 59: 419-27.
14) Sekkarie MA, Moss AH. Withholding and withdrawing dialysis: the role of physician specialty and education and patient functional status. Am J Kidney Dis. 1998; 31: 464-72.
15) United States Renal Data System. 2017 USRDS Annual Data Report: Epidemiology of kidney disease in the United States. National Institutes of Health, National Institute of Diabetes and Kidney Diseases, Bethesda, MD 2017.
16) Aggarwal Y, Baharani J. End-of-life decision making: withdrawing from dialysis: A 12-year retrospective single center experience from the UK. BMJ. Support. Palliate Care. 2014; 4: 368-76.
17) Murphy E, Germain MJ, Cairns H, et al. International variation in classification of dialysis withdrawal: a systematic review. Nephrol Dial Transplant. 2014; 29: 625-35.
18) Van Biesen W, van de Luijtgaarden MW, Brown EA, et al. Nephrologists' perceptions regarding dialysis withdrawal and palliative care in Europe: lessons from a European Renal Best Practice Survey. Nephrol Dial Transplant. 2015; 30: 1951-8.

〈渡邊有三〉

索 引

あ行	
アウトブレイク	118
悪性高血圧症	26
悪性腎硬化症	26
アクセス閉塞	45
足病変	205
アセスメント	179
アテローム硬化型	199
アドヒアランス	177
アナボリックステロイド	191
アニオンギャップ	10
アルファカルシドール	197
アレルギー反応	172
アンジオテンシン変換酵素阻害薬	73
安全機能付き穿刺針	116
イオン交換装置	86
医学モデル	134
維持血液透析ガイドライン	103
維持血液透析療法の見合わせ	229
イスタンブール宣言	57
イソプロパノール	147
医療ソーシャルワーカー	133
医療チームでの透析管理	45
インターロイキン仮説	74
インフォームド・コンセント	133, 178
インフルエンザ	117
インフルエンザワクチン	117, 123
運動制限から運動療法へ	215
栄養指導チェックリスト	222
液交換	46
液体透析液の特徴	77
壊死性乳頭炎	19
エタノール	147
エリスロポエチン	191
炎症性サイトカイン	75, 181
エンドトキシン補足フィルタ	62
黄色ブドウ球菌	124
オーバーナイト透析	104, 112
オフライン HDF 装置	64
オンライン HDF	72
オンライン HDF 装置	64

か行	
介護サービス	133
介護支援専門員	133
介護老人保健施設	134
拡散	39, 91
拡張ポリテトラフルオロエチレン	150
過剰濾過	56
家族調整	133
活性酸素種	1
活性炭	60
活性炭濾過装置	86
カテーテル固定部分（内部）	47
ガドリニウム造影剤	7
カフ型カテーテル	137
かぶれ	173
カルシウム・リン代謝異常	159
カルシウム受容体作働薬	197
カルシトリオール	197
環境整備	124
間欠的血液浄化	45
間欠的血液透析	12
間歇補充型 HDF	72
看護師	178
間接的安楽死	228
感染対策マニュアル	118
感染予防	52
開存率	137
管理栄養士	221
聴き取り	179
虐待	133
急性腎障害	1, 3
急性腎不全	1
急性尿細管壊死	7
吸着性能	42
虚血性腸炎	157
クロラミン	60
クロルヘキシジングルコン酸塩	147
継続中止	227
経皮的血管形成術	180
血液浄化器機能分類	67, 68
血液浄化器の性能評価法 2012	71
血液浄化業務指針	79
血液透析	31, 53

血液透析器	66
血液透析ライフへの移行	54
血液媒介感染	118
血液濾過（HF）	53, 92
血液濾過透析（HDF）	31, 92, 98
血液濾過透析器	66
血液濾過透析装置	64
血管石灰化	199, 201
血管中膜石灰化型	199
血管痛	166
血管内治療	206
血管内膜粥状硬化型	199
血管内留置カテーテル	40
血管壁石灰化	159
血管壁の損傷	180
血行再建治療	206
結合残留塩素	86
血清カリウム	159
血清シスタチンC	15
結節性糖尿病性糸球体硬化症	19
血中溶質・体液の変化	47
限外濾過	39, 91
原疾患	30
献腎移植	57
抗ウイルス療法	121
高額医療費	45
抗血栓性	42
国際小児腎臓病研究班分類	24
高サイトカイン血症	191
高度腎機能障害患者指導加算	214
高齢透析患者	130
高齢独居	133
高齢ドナーの健康問題	56
高齢夫婦世帯	133
心のケア	128
個人防護具	115
個人用RO装置	89
個人用透析装置	63
骨粗鬆症	198
骨ミネラル代謝異常	199
こむら返り	155, 169

さ行

在宅血液透析	65
サルコペニア	208, 221
残存腎機能早期喪失	45
残留塩素	60
シェアストレス	180
止血操作	164

止血不良	163
自己血管内シャント（AVF）	35, 41, 180
自殺幇助	228
自然死	228
持続血液濾過透析	12
実施スケジュール	40
シナカルセト	197
紫斑病性腎炎	22
死亡原因	32
社会資源	134
社会復帰	133
シャント音	146, 181
シャント感染	165
シャントトラブルスコアリングシート	181
シャント閉塞	166
シャント閉塞対策	180
重度心身障害者医療費助成制度	134
手根管症候群	16
手指衛生	115
主体的実施管理	52
循環不全	45
純水作成	43
消極的安楽死	228
常染色体優性多発性囊胞腎	27
常染色体劣性遺伝多発性囊胞腎	28
食事・飲水量の自己管理	46
食事管理	51
心・循環系負荷	51
心筋障害	201
心血管合併症	199
心血管疾患	199
腎硬化症	30
人工血管移植時の外科的損傷	180
人工血管に対する生体非適合性	180
腎細胞癌	16
腎性骨異栄養症	195
腎性全身性線維症	7
腎性貧血	191
腎臓リハビリテーション	210
腎臓リハビリテーションガイドライン	214
腎提供後長期フォロー	56
心電図	159
浸透圧物質	
心理教育（サイコエデュケーション）	131
心理的負担	52
推算糸球体濾過量	13
水質管理	89
水質基準	43
水腎症	29

スタンダード・プリコーション	114
スチール症候群	166
スリル	146
生活課題	134
生活の質	134
生活モデル	134
精神的負担軽減	54
生体腎移植	56
生体腎ドナー適応ガイドライン	56
生体腎マージナルドナー	56
生体適合性	42, 73
赤血球造血刺激因子製剤	193
接触感染	118, 123
セルフケア	178
線維芽細胞増殖因子	195
穿刺針	145
全身倦怠感	18
専用機器設備投資	45
ソアサム症候群	166
造影剤腎症	7
瘙痒症	163, 173
粗死亡率	32
尊厳死	228

た行

ダイアライザ	66
体液コンロトール	54
対象喪失と疾病受容のプロセス	128
対話	133
ダグラス窩留置	47
多剤併用	176
多職種	133
多職種連携	133
多臓器不全	5
多糖体イコデキストリン	48
多尿期	9
多人数用透析液供給装置	59, 61
多嚢胞化萎縮腎	16
単純性腎嚢胞	29
蛋白結合率	95
地域共生社会	134
地域包括ケアシステム	134
地域ケア会議	134
地域包括支援センター	133
チーム医療	133
中性透析	48
中分子除去	54
蝶型陰影	10
長期植え込み型静脈カテーテル	137

長期透析合併症	45
超高齢少子多死社会	134
長時間血液透析	103, 107
通院困難	45
通常透析用監視装置	62
定期保守	126
低血圧	167
低血糖	173
適正な透析開始および中止における意思決定	226
手袋着用	124
電解質の急激変化	46
電話相談	133
盗血症候群	166
糖鎖異常 IgA1 型	22
透析運動療法	223
透析液	46, 92
透析液供給システム	59
透析液水質清浄化	35
透析液の特徴	77
透析液の必要条件	43
透析合併症	191
透析継続中止	226
透析者	133
透析食	221
透析処方ガイドライン	103
透析腎	15
透析スケジュール	51
透析中低血圧	45
透析低血圧	152
透析導入期	128
透析導入に関する意思決定	226
透析の中断	226
透析非導入	227
透析不足	52
透析膜	93
透析膜の種類	66
透析歴	32
糖尿病	34
糖尿病性腎症	17
糖尿病性腎臓病	21, 30
動脈硬化リスク	159
動脈表在化	137
特別養護老人ホーム	134
ドナー高齢化	56

な行

内シャント	136
内部障害	134
軟水化装置	59

軟性プラスチックバッグ	48
二次フィルタ	60
日本腎臓リハビリテーション学会	213
乳酸と重曹の両方を用いる透析液	48
尿毒症	1
尿毒症性肺	1
尿毒症による酸化ストレス	180
尿毒症物質	94
認知症	215
認知症高齢者	133
脳卒中	172
ノミくい腎	26
ノロウイルス	115, 124
ノンアドヒアランス	177

は行

肺炎球菌ワクチン	117, 123
ハイパフォーマンス膜	53
ハイフラックス膜	93
パウダー透析液の特徴	79
バスキュラーアクセス	35, 136, 180
バスキュラーアクセストラブル	110
針刺しによる血液・体液曝露	116
悲哀の仕事	128
皮下トンネル中間部分（外部）	47
微小炎症	15
ビスフェノール A	74
ビタミン-E コーティング PSf 膜	75
悲嘆のプロセス	128
被嚢性腹膜硬化症（EPS）	52
飛沫感染	118, 121
標準血液透析	103, 104
標準予防策	114
頻回血液透析	103
頻回短時間血液透析	103, 110
頻回長時間血液透析	103, 107
頻回標準時間血液透析	103
貧血	201
ファウリング	72
ファレカルシトリオール	197
夫婦間移植	56
不均衡症候群	45, 168
腹腔コンパートメント接続回路	46
副甲状腺機能亢進症	159
副甲状腺腫	196
副甲状腺摘除術	197
副甲状腺ホルモン	195
腹痛	157
腹膜	46

腹膜傷害の低減効果	48
腹膜透析	31, 46
腹膜透析固有の合併症	52
腹膜劣化	52
服薬管理	174
浮腫	18
不整脈	171
復帰不能限界点	21
フットケア	203
ブドウ糖	48
不眠症	174
ブラッドアクセス（VA）	144
ブラッドアクセス感染	165
ブラッドアクセス関連疼痛	166
フレイル	208, 221
ブロモクレゾールグリーン法	71
分子量	95
分布容積	95
平穏死	228
平均血圧	6
併用療法	53
ベッド配置	120
ヘノッホ・シェーンライン紫斑病	23
ヘパリン起因性血小板減少症	41
ヘプシジン増加	193
ヘモグロビン尿症	12
ヘモダイアフィルタ	66
ペルオキソ一硫酸水素カリウム	116
弁石灰化	200
便秘症	174
保険制度	54
ボタンホール	150
ポビドンヨード	147
ポリアクリルニトリル膜	75
ポリウレタン	150
ポリオレフィン・エストラマー・ ポリエステル	150
ポリビニルピロリドン	74
ポリファーマシー	176
本態性高血圧	25

ま行

マージナルドナー基準	56
末期腎不全	15
末梢腎不全患者	30
末梢動脈疾患	203
慢性糸球体腎炎	30
慢性腎臓病	1, 2
慢性腎不全透析導入基準	17

ミオグロビン尿症	12
むずむず足症候群	169
無尿	8
メンケベルグ型	199
喪の仕事	128

や行

薬剤師	176
遊離残留塩素	86
ユニバーサルワクチネーション	122
予後への悪影響	55

ら行

リドカイン・プロピトカイン配合クリーム	149
リドカインテープ	149
良性腎硬化症	25
療法の多様性	39
療養型病院	134
緑膿菌	124
臨床工学技士による準備	126
臨床工学士	45
リンの蓄積	195
ルビスタ	115
老々介護	130
濾過性能	42

欧文

α 固定	148
ACP (advanced care planning)	227
acquired cystic disease of the kidney (ACDK)	16
acute kidney injury (AKI)	1, 3
acute renal failure (ARF)	1
acute tubular necrosis (ATN)	7
AIDE-SP2	214
AKIN 分類	4
AN69®	73
anion gap	10
anuria	8
arteriovenous fistula (AVF)	136, 180
arteriovenous graft (AVG)	136
autosomal dominant polycystic kidney disease (ADPKD)	27
autosomal recessive polycystic kidney disease (ARPKD)	28
β_2 MG	54
benign nephrosclerosis	25
butterfly shadow	10
CAPD	48

cardio vascular disease (CVD)	199
carpal tunnel syndrome	16
CCPD type I	48
CCPD type II	48
chlorhexidine gluconate (CHG)	147
chronic kidney disease (CKD)	1, 2
chronic kidney disease-mineral and bone disorder (CKD-MBD)	195, 199
CKD-MBD ガイドライン	198
CKD 患者に推奨される運動処方	212
continuous hemodiatofiltration (CHDF)	12
contract induced nephropathy (CIN)	7
diabetic kidney disease (DKD)	21
diabetic nephropathy (DN)	17
dialysis kidney	15
Dialysis Outcomes and Practice Patterns Study (DOPPS)	34
disequilibrium syndrome	168
E-APD	50
end stage kidney disease (ESKD)	15, 30
end of life care (EOL)	227
endovascular therapy (EVT)	206
EPO	192
ESA 製剤	193
essential hypertension	25
estimated GFR (eGFR)	13
EVAL 膜	70
expanded polytetrafluoroethylene (e-PTFT)	150
Fast PET	48
FGF23	195, 201
Firapy (Far-infrared Therapy)	184
flea-bitten kidney	26
Fontaine 分類	204
fractional sodium excretion (FENa)	9
galactose deficient IgA1 (Gd-IgA1)	22
HBs 抗原陽性者	120
HBV	115
HBV DNA 陽性者	120
HBV 関連検査	118
HB ワクチン	117
HCV	115
HCV RNA 陽性者	120
HCV 関連検査	119
HDF	31
hemodialysis (HD)	12
Henoch-Schöenlein purpura (HSP)	23
heparin-induced thrombocytopenia (HIP)	41
high transporter	48
HIV	116

hydronephrosis	29	personal protective equipment（PPE）	115
IgA 血管炎	22	pitting edema	18
IgA 腎症	22	PMMA 膜	70, 75
intradialytic hypotention（IDH）	152	point of no return	21
ISKDC 分類	24	polyolefin-elastomer-polyester（PEP）	150
JSDT2012 ガイドライン	198	polyurethane（PU）	150
KDIGO ガイドライン	198	polyuria	9
KDIGO 分類	5	PTH 管理	197
Kimmelstiel-Wilson 症候群	19	QOL	230
Kt/V	95	reactive oxygen species（ROS）	1
low transporter	48	renal cell carcinoma	16
malignant hypertension	26	renal osteo dystrophy（ROD）	195
malignant nephrosclerosis	26	restless legs syndrome（RLS）	169
MDRP	124	RIFLE 分類	4
microinflammation	15	RO 装置	60, 85
MRSA	124	RO 膜	87
MSW	133	RO 膜劣化	86
multiple organ failure（MOF）	5	Rutherford 分類	204
Na 排泄率	9	Seldin 分類	13
necrotizing papillitis	19	shared decision making	178, 227
nephrogenic systemic fibrosis（NSF）	7	simple renal cyst	29
NIPD	48	spKt/V（single-pool Kt/V）	93
nodular diabetic glomerulosclerosis	19	stopping long-term dialysis	226
Ω固定	148	uremia	1
On-line HDF	100	uremic lung	1
PAD	203	uremic toxin	1
PAD 重症度分類	204	US Renal Data System（USRDS）	34
Passion & Praise	214	vascular access（VA）	136
PD holiday	53		
PD last	54		
PD カテーテル感染症	53		
percutaneous transluminal angioplasty（PTA）	180		
peripheral arterial disease（PAD）	203		
peritoneal equilibrium test（PET）	48		

数字

12 誘導心電図検査	159
2016 年度版日本透析医学会水質基準	84
2016 年版透析液水質基準達成のための手順書	84
2 つのセルフケア	55
8050 問題	133

血液透析の理論と実際　　　　　　　　　ⓒ

発　行	2019 年 7 月 1 日	1 版 1 刷

編著者	富　野　康日己

発行者	株式会社　中外医学社
	代表取締役　青　木　　滋

〒162-0805　東京都新宿区矢来町 62
電　話　　　（03）3268-2701（代）
振替口座　　00190-1-98814 番

印刷・製本/三和印刷（株）　　　　　＜SK・MU＞
ISBN978-4-498-22448-3　　　　　Printed in Japan

JCOPY ＜（株）出版者著作権管理機構 委託出版物＞
本書の無断複製は著作権法上での例外を除き禁じられています.
複製される場合は，そのつど事前に，（社）出版者著作権管理機構
（電話 03-5244-5088，FAX 03-5244-5089，e-mail: info@jcopy.
or. jp）の許諾を得てください.